中国医学导读

医学向何处去

——未来医学与中西医结合医学

主编 李 恩 吴以岭 李振江 武密山

世界图书出版公司

图书在版编目（CIP）数据

医学向何处去：未来医学与中西医结合医学 / 李恩
等主编 . -- 北京：世界图书出版公司 , 2019.5
ISBN 978-7-5192-6238-9

Ⅰ . ①医… Ⅱ . ①李… Ⅲ . ①中西医结合疗法 — 研究
Ⅳ . ① R45

中国版本图书馆 CIP 数据核字 (2019) 第 090074 号

书　　　名	医学向何处去：未来医学与中西医结合医学
（汉语拼音）	YIXUE XIANG HECHU QU：WEILAI YIXUE YU ZHONGXIYI JIEHE YI XUE
主　　　编	李　恩　吴以岭　李振江　武密山
总 策 划	吴　迪
责 任 编 辑	韩　捷
装 帧 设 计	刘　陶
出 版 发 行	世界图书出版公司长春有限公司
地　　　址	吉林省长春市春城大街 789 号
邮　　　编	130062
电　　　话	0431-86805551（发行）　0431-86805562（编辑）
网　　　址	http：//www.wpcdb.com.cn
邮　　　箱	DBSJ@163.com
经　　　销	各地新华书店
印　　　刷	长春市卓奥印业有限公司
开　　　本	787 mm×1092 mm　1/16
印　　　张	25.5
字　　　数	255 千字
印　　　数	1—5 000
版　　　次	2019 年 10 月第 1 版　　2019 年 10 月第 1 次印刷
国 际 书 号	ISBN 978-7-5192-6238-9
定　　　价	88.00 元

谨以此书献给

中华人民共和国成立 70 周年

医学向何处去
——未来医学与中西医结合医学

主编简介

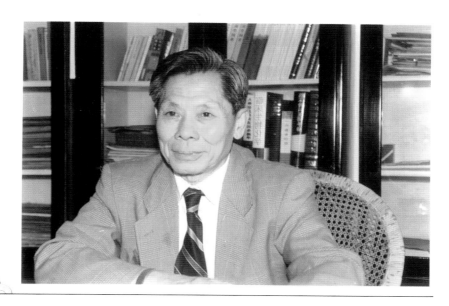

  李恩，男，1929 年 12 月 29 日出生在河北省武清县。1957年毕业于河北医学院医学系，先后任河北医科大学生物化学教研室、中西医结合基础理论研究室主任、教授，中西医结合博士生导师，中西医结合研究所所长，中西医结合博士点和博士后科研流动站学科带头人，河北自强中西医结合学院院长，河北医科大学第二医院骨质疏松门诊主任、省管优秀专家，享受政府特殊津贴。

  李恩教授曾先后任中国中西医结合学会常务理事，基础理论研究专业委员会主任委员，教育工作委员会主任，中国科协"三大""五大"代表，河北省科学技术协会常务委员，河北省中西医结合学会会长，河北省医学辩证法研究会理事长，河北省中西医结合学会主办的《现代中西医结合杂志》名誉主编和《疑难病杂志》顾问。

李恩教授曾受聘国家自然科学基金委员会第五、六届中医中药学科评审组成员，卫生部医学视听教材高等医学教育中医学学科专家组组长，河北省科技专利资产评估事务所国家级专家评委，天津市中西医结合研究院学术委员会委员，河北沧州中西医结合医院顾问，沧州老年大学名誉校长，河北省食品专家咨询委员会顾问，河北省专家献策服务团顾问。先后任《中国中西医结合杂志》《生物化学与分子生物学学报》《中医研究》《中国中医基础医学杂志》《中国中西医结合急救杂志》《中国骨质疏松杂志》《中国临床医生》《中国全科医学》等杂志编委，《河北中医》杂志副主编。

40 年来，李恩教授主要从事中西医结合思路与方法和理论研究，提出了中西医结合内涵和中西医结合医学模式为"生物－自然－社会－心理－个体"医学模式，作为中西医结合研究的指导思想；进行中医肾本质有关"肾主骨生髓，髓生血，髓通脑，脑为髓之海"的"肾—骨—髓—血—脑"一体论相关疾病基础与临床研究，培养硕士生、博士生和博士后人才 57 人；并致力于中西医结合教育体系理论与实践探讨。

李恩教授主编和编著图书 45 种，五千余万字，其中《临床医学问答》被译成维吾尔文，并获科技著作奖。

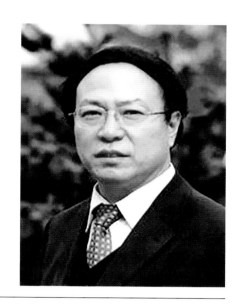

吴以岭，男，1949 年生，河北医科大学教授、博士生导师。中国工程院院士，络病研究与创新中药国家重点实验室主任，河北医科大学附属以岭医院名誉院长，河北医科大学医药研究院院长，河北医科大学副校长，著名中医心血管病专家，国家人事部博士后科研工作站导师，全国政协委员、全国政协教科文卫体委员会委员，河北省政协常委。

吴以岭教授为中医络病学学科创立者和学科带头人，国家"973"计划项目首席科学家，国家心血管病中心专家委员会副主任委员，国家中医药管理局络病重点研究室主任，中国中西医结合学会副会长，中华中医药学会副会长，世界中医药学会联合会副主席，中华中医药学会络病分会主任委员，中华中医药学会糖尿病学会副主任委员，第三、第六批全国名老中医。《疑难病杂志》总编，《河北中医》杂志副主编，享受国务院政府特殊津贴专家。

20 多年来，吴以岭教授一直从事中医络病理论研究，继承创新，首次形成"络病证治"体系和"脉络学说"，创立中医络病学新学科，以络病理论为指导开辟心血管疾病治疗新途径。擅长中医络病理论及冠心病、心律失常、慢性心衰、脑中风等各种心脑血管病诊治。承担国家课题 6 项和省部级课题 20 项，培养博士后、博士、硕士 20 余人；主编医学专著 8 部，其中主编《络病学》《脉络论》等专著，其中《络病学》专著获中华中医药学会学术著作一等奖；主编新世纪全国高等中医药院校创新教材《络病学》（在国内 40 余家高等医学院校开课）；发表论文 100 余篇；以第一完成人获国家技术发明奖二等奖 1 项、国家科学技术进步奖二等奖 3 项、省部级一等奖 5 项及何梁何利基金科学与技术创新奖。

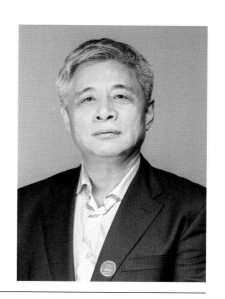

李振江，男，河北石家庄人，1956年7月出生，研究生学历，高级经济师，现任神威药业集团有限公司董事局主席。

李振江致力于中医药现代化及国际化发展，在对传统中医药进行深入研究的基础上，突破制约中医药发展的技术和学术难点，系统地引进、消化、吸收、应用现代制药技术，形成了现代中药技术体系和产业化体系，将传统中药"丸、散、膏、丹"等剂型，改为现代中药注射剂、软胶囊、颗粒剂、中药配方颗粒等创新剂型，实现了中药规范化、现代化和智能化生产，引领中医药行业全面转型升级，推动中药产业的面貌发生了根本性转变。

李振江主持并参与完成5项国家级重点科研项目，以第一发明人的身份获得8项国家发明专利，主持的科研项目"中药注射剂全面质量控制及在清开灵、舒血宁、参麦注射液中的应用"以及"益气活血法治疗糖尿病肾病显性蛋白尿的临床与基础研究"先后获得国家科学技术进步二等奖。他主持研发的五福心脑清软胶囊、清开灵软胶囊、小儿清肺化痰颗粒、滑膜炎颗粒等产品在心脑血管用药、抗病毒用药、儿科用药、骨科用药等多个治疗领域占市场主导地位。同时，他还率先将代表现代中药最高技术水平的中药注射剂生产技术与质量控制理念全面应用于中药配方颗粒研发、生产，成为中药配方颗粒理论体系的建立者和完善者。

李振江带领神威药业锐意创新，秉承"立匠心、做匠人、制匠品、铸匠魂，倾心匠制做中药，一生一世一辈子"的理念，历经近四十年的风风雨雨，将神威药业从一家只有一台拖拉机、两口大缸、三排平房、四亩地的校办工厂发展成为集中药材种植、现代中药研发、生产、销售、医药流通、医药零售、中医诊疗康复、保健品、中药配方颗粒、生物制剂于一体，拥有"神威""五福""神苗"三大中国驰名商标的综合性企业集团，形成了从中药农业、中药工业、中药商业到中医药服务业的中医药大健康产业体系，成为新中药产业价值引领者。

李振江是第十届、第十一届、第十二届全国人大代表，全国劳动模范，"五一"劳动奖章获得者，省管优秀专家，河北省高端人才、河北省巨人计划领军人才，享受国务院政府特殊津贴。先后被授予全国非公有制经济人士优秀中国特色社会主义事业建设者、改革开放 40 年医药产业功勋人物、李时珍医药创新奖、中国医药十大风云人物、中国医药 60 年 60 人、中国最具社会责任企业家、中国医药行业十大创新人物、中国医药经济年度人物等荣誉称号，并兼任中国中药协会副会长、中国医药物资协会常务副会长、中华中医药学会第六届理事会常务理事、中国非处方药物协会副会长等职务。

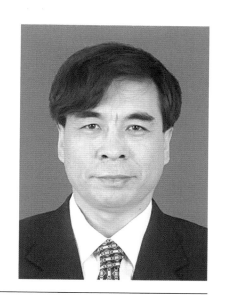

武密山，男，出生于 1966 年，医学博士，博士生导师。河北中医学院研究生学院副院长，河北中医学院方剂学教研室主任，二级教授、主任医师，九三学社副主委，国家自然科学基金委员会医学科学领域学科评审组会议评审专家，国家科学技术奖励评审专家（专家证书编号 NO：200823326），河北省自然科学基金评审专家，河北省卫生计生委中医医师证考官，《解放军医学杂志》理事会成员，《中国组织工程研究与临床康复》杂志社执行编委、审稿专家，《中西医结合学报》杂志社审稿专家，《河北中医》杂志社审稿专家、编委。河北省高等学校教师高级任职资格评委会评委，河北省中西医结合学会第六届理事会常务理事，河北中医学院学术委员会委员，河北中医学院学报编辑委员会委员，河北中医学院教育指导委员会委员，河北中医学院学位评定委员会委员，河北省研究生教育指导委员会医学分委员会委员。发表"中国科学引文数据库（CSCD）来源期刊"和核心期刊论文 60 多篇，主编普通高等教育"十三五"规划教材，全国高等医学院校中医药类系列教材《方剂学》，获得河北省科学技术进步奖三等奖。科研业绩入选《中国中西医结合开拓者》。

武密山一直执着于"中西医结合医学"理论体系的建立，曾经到日本富山大学和汉医药学综合研究所（Institute of Natural Medicine University of Toyama）化学应用专业留学，多年来围绕"肾本质研究"、中药归经（the channel-tropism of herbal drugs）和肾通于脑（the kidney communicating to the brain），参加过国家自然科学基金资助项目（39422001，30920005）、国家科委"九五"重点攻关课题（969060501）、国家中医药管理局课题（96F004），主持完成了国家自然科学基金资助项目（30472200，81073074）。标志性成果："肾本质"是"肾、骨、髓、血、脑"相关，"肾"不局限在内分泌各种激素及骨组织局部的细胞因子，中枢神经系统（central nervous system，CNS）存在雌激素受体（estrogen receptor，ER）。CNS 是雌激素的靶器官，下丘脑是 ER 重要靶器官，ER 在下丘脑主要分布于视上核、室旁核、视前区和腹内侧核等核团。ER 两种亚型 ER α/β 在靶器官分布以及与外源性雌激素亲和力差异导致效应存在差别。下丘脑是神经和内分泌网络调节的交汇点，脊髓是脑与周围神经间的通路，背根神经节（dorsal root ganglion，DRG）是重要的初级感觉神经元，是参与骨代谢神经肽的区域。雌激素和雌激素受体介导的信号传导（"肾"）、神经系统（脑、髓）、骨代谢之间密切相关。通过"神经、内分泌、生殖、骨骼系统"之间的联系，揭示了中医"肾"科学内涵，这与《素问·阴阳应象大论》"肾主骨生髓"，《灵枢·经脉》"人始生，先成精，精成而脑髓生"，《灵枢·海论》"脑为髓之海"的理论相吻合。骨骼是内分泌器官，骨细胞分泌的Lipocalin-2（LCN2）蛋白，能够诱导胰岛素分泌，穿过血脑屏障（blood-brain barrier，BBB），作用于下丘脑的黑皮质素4受体（MC4R），骨骼和大脑之间不是"鸡犬之声相闻，老死不相往来"，揭示了骨骼和大脑之间的"信号通路"。中药归经（the channel-tropism of herbal drugs）与细胞信号传导通路（cell signal transduction）相关性的探索，补肾方药（山茱萸、何首乌、地黄）在5种动物模型上对脑有保护作用，补肾中药单体或总成分（地黄有效成分梓醇、山茱萸有效成分环烯醚萜苷、淫羊藿有效成分总黄酮）在3种细胞模型的效果较好，丰富了"肾通于脑"药效物质基础。

毛泽东同志关于"西医学习中医离职班"批示①（1958 年 10 月 11 日）

尚昆同志：

此件很好。卫生部党组的建议在最后一段，即今后举办离职学习中医的学习班，由各省市自治区党委领导负责办理。我看如能在 1958 年每个省、市、自治区各办一个 70—80 人的西医离职学习班，以两年为期，则 1960 年冬或 1961 年春，我们就有大约 2000 名这样的中西结合的高级医生，其中可能出几个高明的理论家。此事请与徐运北同志一商，替中央写一个简短的指示，将卫生部的报告转发给地方党委，请他们加以研究，遵照办理。指示中要指出这是一件大事，不可等闲视之。中国医药学是一个伟大的宝库，应当努力发掘，加以提高。指示和附件发出后，可在人民日报发表。

毛泽东
十月十一日

1958 年 10 月 11 日毛泽东同志关于举办西医离职学习中医学习班批示手迹

① 1958 年 10 月 11 日，毛泽东同志在卫生部党组《关于西医学习中医离职班情况成绩和经验给中央的报告》上作的重要批示。

中医药学凝聚着深邃的哲学智慧和中华民族几千年的健康养生理念及其实践经验，是中国古代科学的瑰宝，也是打开中华文明宝库的钥匙。深入研究和科学总结中医药学对丰富世界医学事业、推进生命科学研究具有积极意义。

——习近平出席皇家墨尔本理工大学中医孔子学院授牌仪式讲话（人民网：2010年6月21日）

21世纪医学发展的方向是中医，在继承的基础上，结合现代科学技术，开创祖国医学的美好明天。

医学的方向是中医现代化，而不存在什么途径，西医也要走到中医道路上来。

——钱学森

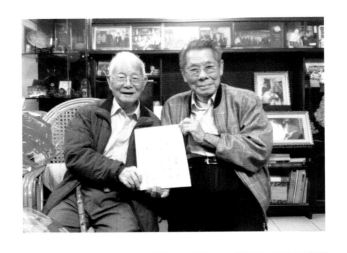

中西医结合
之先行者

二〇一七年秋

百岁叟

邓铁涛

邓铁涛题词

祝李恩教授新论出版：

勿忘过去，迎接未来。只取
传统中医精华、博采西医与
其它科学新知。提倡"保"变"得
画，形成更完整的中国新医
药学，展现在世界科学之林。
祝新著早日与读者见面！

二〇一九年三月

吴咸中志

吴咸中题词

序

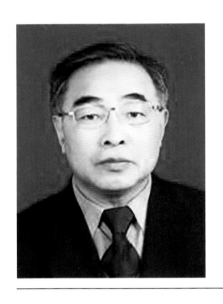

  自有人类以来，健康、疾病、医学就以某种形式存在并发展着。除中医药学外，古埃及、古印度、古希腊都有自己的古代医学。而古代医学又与当时的社会、人文、环境、心理等领域的知识相互影响，融合发展。毋庸置疑，古代医学具有深厚的时代内涵和民族文化底色，这也是不同民族古代医学存在差别的根本原因。

  不同的医学体系有其独特的认知模式，其实质是反映了人们看待健康和疾病的思维、概念、逻辑及诊疗行为的方式。从医学发展史中可以看到，医学认知模式随着经济社会科技的发展也在演变发展着，不论是古代神灵医学模式、自然哲学医学模式，还是几个世纪前西方的机械论医学模式，都代表着不同历史时期、不同文化影响下的医学认知水平。

现代西方医学的认知模式是受到古希腊哲学和近代还原论思维的影响，以人体解剖学为构架，形成了以病理生理学、病原微生物学、药理学等为基础的生物－医学模式，在现代又引进物理学、化学、分子生物学等先进技术，发明了显微镜、X光射线、超声波、核磁等先进设备，研发了抗生素、疫苗、维生素等药物，推动了现代医学科学的进步，显著延长了人类寿命，为保障人类健康做出了重大贡献，但其本质的认知方法却并没有根本改变。

中医药学的认知模式是受中国古代哲学思想的深刻影响，以"阴阳五行"的自然哲学为基础，强调"天人相应"，注重"形神一体""五脏相关"的整体思维，运用"司外揣内、取象比类"的意象思维，在长期临床实践积累经验的过程中，逐渐发展形成了一套完整的医学体系。

中医药学在几千年发展过程中，不断吸收当代的先进技术方法为我所用，并注重积累经验，促进自身进步，历久弥新，学术长青，为中华民族的繁衍昌盛做出了重要贡献，在现代社会仍然发挥着重要作用，尤其是在养生保健治未病、慢性复杂性疾病、老年退行性疾病的防治中都显示出了确切的疗效和学术优势。

英国科学技术史专家李约瑟博士曾说："中国人以他们的特殊天才发展起了中国的医学，这种发展所循的道路和欧洲迥然不同，其差别之大可能超过了任何其他领域"。

确实如此，中西医学理论的不同，源于中西医学在认识和对待世界事物的态度和方法论上有很大不同。在哲学认识论上，中国人主张天人合一、道法自然，西方人则坚持主客对立，控制万物。中国人擅长以气化循环来解释生生不息的世界事物的自然层面，而西方人则偏重用各种形态的实体来说明万物的形态构成，以分解还原为认识的起始点。因此，在不同世界观和方法论的指导下，中医学把握的是人的生命过程整体关系规律，西医学认识的是关于人体形态构成方面的规律。中医学以气化学说解释生命，而西医则以有形的物质构造为生命活动的依据。两种医学各有特色、各有优势，都在传承发展中逐渐完善。但两者也有各自的短板，不但阻碍了在维护人类健康中作用的发挥，也制约了自身的发展，优势互补融合发展也是呼之欲出的发展趋势。

20世纪末，医疗费用恶性膨胀引发了全球医疗危机，迫使人们对医学的目的和价值进行了反思。WHO研究小组进行了三年的调查研究，最后在《迎接21世纪的挑战》的报告中指出，21世纪的医学不应该仅以疾病为研究领域，应该把人类的健康作为医学研究的主要方向。健康是人的基本权利，医学的目的是发现和发展人的自我健康能力。

现在的疾病谱主要是慢性非传染性疾病，而慢性非传染性疾病难以治愈，需要长期服药、终身治疗，这就形成了巨大的医疗负担。医改成为世界性的难题。我国的人均GDP是美国的1/30，底子薄、基础差，地区发展不均衡。在有限的医疗条件下，要满足13亿人口的基本医疗需求，必须要走中国式的道路。李克强总理提出要用中国式的办法解决世界性的医改难题。什么是中国式办法？国家卫生健康委员会王国强副主任说："中国式办法离不开中医药。"钟南山院士说过"从技术层面指导思想层面搞中西医结合，这是中国的优势，也能体现'中国式办法'。"而我要强调的，就是要全面贯彻"中西医并重，预防为主"的既定方针。总之离不开中医药，这是当前可行之策，也是探索未来医学发展的有益实践，具有重要意义。

未来医学向何处去？这是关系到全人类健康的重大命题，不得不重视，不得不研究。实际上，在世界范围内，有很多医生、科学家、社会学家、政治家都在不同层面上，从不同角度去探索这个时代命题。河北医科大学李恩教授近几十年来一直在关注、研究这个问题，不断有论文发表。最近，李恩教授将其研究成果整理成册，著成《医学向何处去——未来医学与中西医结合医学》一书，并即将付梓。有幸先睹，认真学习，颇有感悟。

李恩教授年近九旬，虽耄耋之年，但精神矍铄，思维敏捷，兢兢业业，勤奋工作在第一线。我认识李教授三十余年，他是我最尊敬的前辈、长者，在中西医结合学科建设、河北中医学院恢复重建、中医经典理论研究等过程中，更感受到他无私奉献的敬业精神、勇于创新的开拓实践、勤于思索的战略思维，以及淡泊名利的学者气质，令人肃然起敬，钦佩不已。特别是，李恩教授善于以世界视野俯观古今，站在整个医学学科之上，身处学科前沿思考未来发展，战略科学家形象令人仰止。诚如他的座右铭所言："困难应该使人坚强，你走路没有别人快，但你的思想会比别人跑得快"。这本著作又深刻诠释了李恩教授战略思维的能力和睿智。

　　该书共分为六篇，从世界医学发展历史入手，总结了医学发展过程中出现的几种医学模式，在此基础上重点分析了中医学、西医学、中西医结合医学三种医学的形成、发展、贡献和面临的挑战。重点介绍了中西医学优势互补，则可以将单独存在的"危机"转化为"机遇"，并以自身的实践，提出了：以中医形象思维为指导，以中医基础理论为"体"，以现代科学技术方法为"用"，以临床疾病为切入点，以"法"求"理"，发展未来中西医结合医学理论体系。

　　前年在西安召开的全国整合医学大会上我也曾放言：中医药学的思维加上西医学的技术，可能就是未来医学的方向。以上所谈到的未来医学模式虽然会有不同的意见，但这是有益的前瞻性探索。诚如李恩教授所言，不求共识，只求发展。此书恰是"理过其辞，淡乎寡味"，在朴素论述中，蕴含着深奥的哲理，启人思考，发人深省，确实值得认真研读。也如陶公谓："奇文共欣赏，疑义相与析。"

　　书将付梓，蒙不弃晚生拙浅，允以感悟为序，亦颂敬意。

　　　　　　　中 国 工 程 院　　院士
　　　　　　　中国中医科学院　　院长
　　　　　　　天津中医药大学　　校长
　　　　　2018 年冬月于津·团泊湖畔

前言

医学向何处去？这是一个大问题，不仅医生要了解，人民群众也应知道。因为它关系到人类健康和疾病防治，属于世界性的问题。

我国现代医学的背景是"中西医并存""中西医并重"，又产生了一个嫁接产物——中西医结合医学。如何认识这三个医学在未来医学中的地位和作用，乃是一个重要的思考问题。对于医学生来讲，不管是西医还是中医，都要树立大医学观。这就是为什么要编写这部书的目的。

该书，首先从科学发展总规律和医学发展历史的几个医学模式，从宏观上谈了对医学的认识。在此基础上，分析了中医学（传统医学）、西医学（现代医学）和中西医结合医学（整体医学）三个医学的形成、发展、贡献和面临的挑战。

从对"三个医学"的性质、地位和作用的分析不难看出，中医和西医都是以中方和西方文化为背景产生的，各有优缺点。如果进行中西医互补，发挥各自优点，可把单独存在的"危机"转变成"机遇"，并把"以西方文化为主流"的时代转变为"以中方文化为主流"的新时代。

本书重点回答了什么叫中西医结合？为什么搞中西医结合？怎么搞中西医结合？论述了中西医结合不是单纯的两者相加。早在 100 年前，于 1918 年张锡纯出版了《医学衷中参西录》，作为中西医结合的启蒙，明确了中西医结合的指导思想，而是以"中道为纲，西医为目"，即以中医思想和内容为纲，统领以结构为主的西医学，把中医的"藏象"与西医"脏器"结合起来，完善中医"藏象"理论，并为西医"脏器"发现新功能。

中西医结合的思维模式，根据作者对"中医肾本质"研究的总结和启发，提供了思路与方法。提出了：以中医形象思维思辨学为指导，以中医基础理论为"体"，以现代科学技术方法为"用"，以临床疾病为切入点，以"法"求"理"，达到遵古而不泥古，创新而不离宗，发展中西医结合医学。

未来中西医结合医学理论体系，应体现五个方面的特点和统一，即：人体组织器官相互依存和制约的整体性；人体生理功能自稳态的动态性；人与人之间的个体差异性；人与自然天人合一的相应性；人体潜在功能的超常性。所谓"五性"，可作为今后医学教材的编写和教学方法的指导思想和方法。

科学研究的基本思想，在于坚持和经常怀疑。只有这样，才能发现事物的规律和不断地创新。作者在本书中，提出了一些新的观点，期望能与同行共识，或不求共识，只求发展。此书的编写得到了国医大师吴咸中院士和张伯礼院士作为挚友的鼓励和支持，并为该书题词和作序，再次表示衷心的感谢！李伯淳院长对该书的原稿曾提出宝贵的建议，在此一并表示感谢！我们将满怀信心地去迎接引领未来医学的中西医结合医学的发展，为人类健康服务。

作者：李　恩

2018 年 9 月 9 日

目录
Contents

第一篇

医学的历史与现状

发展的规律

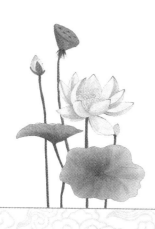

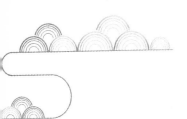

第一章　医学科学发展的规律

一、科学技术是推动人类社会进步的重要原动力

科学技术的历史与人类文明的历史密切相关。随着科学技术的发展，人类的生活方式发生了变化，并促进了社会文明和生态文明的日益发展。现代科学技术已成为社会生产力中最活跃和最关键的因素，科学技术被誉为"第一生产力"。

科学技术发展的历史，可分为古代科学技术、近代科学技术和现代科学技术三个阶段。

1. 古代科学技术

经历了原始社会、奴隶社会和封建社会三个大的历史时代，孕育着科学萌发状态。如石器的磨制、火的利用、农牧业的产生、金属工具的出现。

古代的巴比伦、埃及、印度和中国成为照亮人类进步道路上的四盏明灯，创造了最早的人类文明。中国科学技术的发展，出现了举世闻名的四大发明，处于世界科学技术的领先地位，直至15世纪后半叶。因此，可以说古代科学技术的中心在中国。

2. 近代科学技术

始于15世纪后半叶，至19世纪末，历经400余年。科学技术从宗教神学的禁锢下解放出来，获得了突飞猛进的发展，此时期经历了两个阶段。

15世纪下中叶至18世纪为形成时期；19世纪得到了全面发

展。近代自然科学建立在实验基础之上，因此人们把近代科学称之为实验科学时代。

近代科学技术出现两次大的革命：第一次以蒸汽机的发明为标志；第二次技术革命以电力的应用为标志。技术革命带动了生产方式的巨大变革，创造了巨大的生产力。

近代科学技术时代曾发生三次大的转移。

15 世纪下中叶至 17 世纪初，由于资本主义生产关系首先在意大利萌生并得到迅速发展，文艺复兴运动也首先在意大利兴起，首先出现了科学文化繁荣。如果说古代科学技术的中心在中国，那么近代科学技术中心第一个是在意大利。

近代科学技术中心出现了三次大转移，如图 1-1。

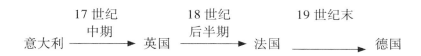

意大利 → （17 世纪中期）英国 → （18 世纪后半期）法国 → （19 世纪末）德国

图 1-1 近代科学技术中心三次大转移

3. 现代科学技术

始于 19 世纪末 20 世纪初。19 世纪末出现了以发明创造为专门任务的集体实验研究机构，许多垄断企业建立了自己直属的工业实验室。社会主义制度的建立，更需要科学技术发展生产力。

现代科学技术是由物理学的三大发现——X 射线、放射元素和电子作为开端的。物理学革命的主要成就是相对论和量子力学的建立，这不仅使物理学有了很大的发展，而且使化学、生物学、天文学、地质学等都获得了长足的发展。20 世纪 40 年代以后，发动了以原子能、电子计算机和空间技术为标志的第三次技术革命。

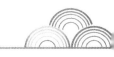

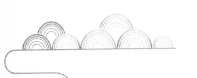
在现代科学技术中，二战以后，美国现代科学技术整体化趋势的发展取代了德国，占据了现代科学技术的中心地位。

二、科学发展规律的四大原则

从科学发展所走过的"三个时代"，不难看出，可归纳为四大原则：继承发扬、互相渗透、引进借鉴和本身的自生殖性（派生）。

1．继承发扬

科学的发展都是在前人研究的基础上，随着时代进步提出的新问题，又需要新的思维和新的技术和方法，求得自身的发展。

继承是前提，发扬是目的。欲想科学有所发展，决不能固守已有的结论而故步自封。如中医药学是中国的传统医学，历经了几千年，有着丰富的理论和经验，为了适应社会发展的需要，必须与时俱进，同现代科学同步发展，才能得到发扬。

2．互相渗透

世界的事物是一个整体，事物之间既相互依存，又相互制约。如近代物理科学的发展，带动了化学、生物学、天文学、地质学的发展。

由于科学之间互相渗透，边缘科学不断产生，更加深入了对事物本质的认识。

3．引进借鉴

科学家是有国籍的，而科学是没有国界的。任何国家的科学成果，都可以引进借鉴，为我所用和借鉴，促进科学发展的国际化，为人类造福。

中西医结合医学，就是根据中国传统医学的特色，吸收了西方医学的理论和现代技术，两者的有机结合而创建的一门新的医学。

4．本身的自生殖性

科学的发展自身越来越丰富，派生出新的分支成为专门学科。例如，随着生物化学的发展和研究的深入，派生出分子生物学、基因组学等。因此，科学的门类越来越多。科学家也要不断学习，以适应时代的要求。

三、医学的发展与三个时代的相应性

1．古代科学技术时代与经验医学

根据上述古代科学技术的特点，主要靠人们简单的劳动和观察方法，以经验为主。中医学就是产生于此时代的经验医学。

因此，中医学属于经验医学，靠长时期的经验积累而形成的一门医学。

2．近代科学技术时代与实验医学

近代科学技术以实验为主，所以又称实验科学时代，把实验的研究方法，引入到对人体结构和功能的研究，采用方法是分析方法。由于实验科学首先在西方兴起，产生的实验医学称为西医学，已成为现代医学的主流医学。

3．现代科学技术时代与整体医学

实验科学采用的是还原论的分析方法，促进实验医学的发展。人是一个复杂的有机体，并与环境构成一个统一体。科学研究把人分割，用还原论的分析方法，有一定的局限性，这就使医学从经验医学时代向实验医学时代和整体医学时代发展，中西医结合医学就产生在此时代。因此，中西医结合医学，将成为引领一个医学新时代的主流医学。

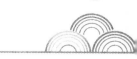

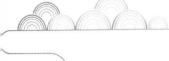

四、科学发展的"三个时代"和中心转移的启示

科学发展，经历了古代科学技术、近代科学技术和现代科学技术三个时代，科学技术中心发生五次大的转移（图1-2），即古代科学技术中心在中国，近代科学技术中心首先从中国转移到意大利，后又从意大利转移到英国和法国。到了现代科学技术时代，中心从法国转移到德国，二战以后，又从德国转移到美国。现代科学技术中心仍然在美国。

科学技术的发展说明一个国家不可能永远先进，也不可能永远落后。科学技术发展的快慢是与该国家的政治体制、经济状况、思想文化等多种因素的综合实力有关。

当前世界经济之争，主要靠科学技术，因此是科技之争，而科技的发展靠人才，所以归根结底是人才之争，而人才的培养在教育。尊重人才、重视科学研究，是科学技术发展的关键。

从世界科学发展现状来看，中国的科学技术在航天等的一些新的领域处于领先地位，就大多数科学技术方面还处于追赶先进国家的阶段。随着我国经济的发展和对科学技术的重视和资金的投入，在21世纪让世界科学技术中心"回老家"应成为我国科学家为之而奋斗的目标。

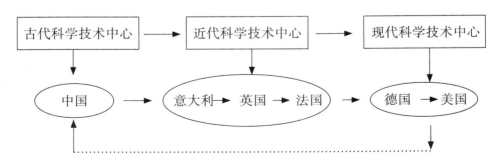

图1-2 世界科学技术中心五次转移

第二章　医学发展模式的演变与当代医学模式

一、历史上几种主要医学模式的演变

模式（model）是指人们观察事物和解决问题的一种思维方式，是一种观念形成的哲学概括。

医学模式是对健康和疾病观的一种高度的哲学概括，是一种观念形态。科学研究，首先要有一个正确的思维去指导，所以思维决定科学研究的命运。医学模式的演变与科学发展的"三个时代"与当时各国社会的政治、经济、科技、文化等多种因素有关。从经验医学时代、实验医学时代到整体医学时代的进程，三个时代曾先后产生五种医学模式。

1. 神灵主义医学模式（spiritualism medical model）

由于生产力和科学技术水平较低，人类对健康和疾病的认识，只能做超自然的理解。认为疾病是鬼神作怪，治病多依赖于祈祷和巫术。

2. 自然哲学医学模式（nature philosophical medical model）

社会的发展，科学水平的提高，对宇宙和世界万物有了粗浅的认识和理性的概括，对健康和疾病的解释，如古代的中医学有气、阴阳五行生克观，国外有"四体液"学说，都包含了朴素唯物论和自然辩证法的成分。注意力在全面认识自然现象，解释自然现象上，医哲交融，于是产生了"自然—哲学"医学模式。

以上两种医学模式产生于经验医学时代，仅以感官和实地观

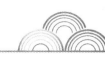

察，依靠思辨性的推测，补充观察的不足，难免产生谬误。

3. 机械论医学模式（mechanistic medical model）

随着文艺复兴运动，带来了工业革命和商业繁荣，推动了科学进步。机械论医学模式把生命运动等同于机械运动，认为疾病就是机械零件失灵，需要修补，医生的任务就是修补机器，这就形成了机械论的医学模式，忽视了人体的社会性和生物本身的复杂性。

机械论医学模式，在现代的医学中，头疼医头，脚痛医脚，仍有着影响。

4. 生物医学模式（biomedical model）

十九世纪下半叶，开拓了细菌时代，认为传染疾病是宿主、环境、病因三者之间动态平衡的破坏，医学就是维护这种动态平衡，所以生物医学模式又称生态医学模式（ecological medical model）。

5. "生物—心理—社会"医学模式（bio-psycho-social medical model）

健康和疾病并非单因单果，而是多因多果，有的疾病与社会因素有明显的关系。在 20 世纪 40—50 年代心理学特别是实验心理学的研究，医学心理学和社会心理学有了很大的进步，疾病谱也发生了根本变化，向医学提出了新问题，促进医学模式转变。

1977 年，美国精神病学、内科学教授恩格尔（Engel GL）于《科学》杂志发表了向生物医学模式挑战的论文，提出了超越于生物医学模式的新模式，即："生物—心理—社会"医学模式，是"超越"而不是"否定"，更能全面地认识和解决社会的医疗保健问题，把医学的生物属性和社会属性更好地结合起来，具有重要的指导作用。

二、现代医学模式——"生物—自然—社会—心理—个体"医学模式

（ bio-nature-socal-psycholog-individ medical model ）

　　"生物—心理—社会"医学模式突出了社会因素和心理因素在致病和治疗疾病中的作用，发挥了重要指导作用，但随着社会的发展也给自然环境变化带来了生态环境的污染，对人类的健康产生了严重的影响。

　　人类基因组计划的完成，从基因变化对人类的生命健康和疾病的影响，决定了个体的差异性带来了治疗个体化的问题。

　　随着中西医结合的研究和实践，基于上述情况，作者对恩格尔的"生物－心理－社会"医学模式做了修改和补充，增加"自然"和"个体"，并把"心理"和"社会"位置做了调整，成为"生物—自然—社会—心理—个体"医学模式，并体现了"天人合一"的自然观，"形神统一"的整体观，辨证施治的治疗观（图2-1）。收录于2000年由孔德娟等主编，中国医药科技出版社出版的《李恩学术论文选——论中西医结合思路与方法》书中。

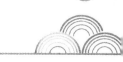

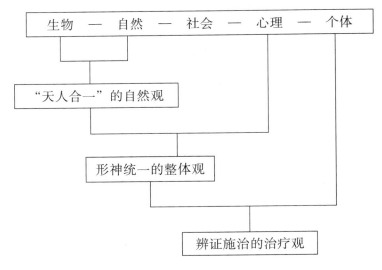

图 2-1 现代医学模式

【说明】

生物的进化演变和灭亡，首先是自然环境的影响，适者生存。代谢类型决定物种的生存和进化。

当前生态环境的变化，特别是 $PM_{2.5}$ 的增高，直接威胁到人类的健康，已成为全球关注的热点问题。因此，研究人类的生命、健康和疾病，要研究中医有关"天人合一""天人相应"的理论，也就是人与自然的关系。人的生存离不开自然环境，保护好人们赖以生存的地球村是全世界的事。

人类具有生物属性，更具有社会属性。人类在社会交往中，要处理人际关系，影响到人的心理变化，对人的健康起着首要的作用。正如世界卫生组织一位专家所说的："从现在到 21 世纪中叶，没有任何一种灾难像心理冲突那样带给人们深刻而持久的痛苦"。

人类的基因只有 1% 的差异，就是这 1% 决定了不同人的体质、性格、社会行为和对某些疾病的易感性。同一种病在不同人身上有不同反应，同一种药物对不同患者有不同效果，出现了个体差异。因此，在治疗上，中医提出"同病异治""异病同治"的治疗个体化，突出了辨证施治的治疗观。

随着人口谱老龄化，疾病谱以代谢性疾病为主，社会的进步，生活方式的变化，自然环境日趋复杂化。运用天人合一的自然观，形神统一的整体观，以及辨证施治的治疗观，指导医学研究和临床应用，不仅可以促进医学沿着正确的道路发展，也避免临床治疗中的误诊、误治、过度诊断和过度治疗给人们造成的伤害。

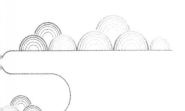

第三章　重新认识医学是一门什么科学

一、医学的一般概念

医学发展的历史，经历了经验医学时代、实验医学时代到整体医学时代，是随着科学发展而形成的。

1.　"医"是什么概念——从古代"醫"字解读，说明含义

首先看上半部的"医"，外边这个"匚"，读音为"方"，说明要弄懂医学，就一定要弄懂医理。"匚"是方，指医理要方正；里面的"矢"是箭，有两种说法，一种是中了外伤，还有一认为箭就是医疗手段里面的针灸。上面这个"殳"（读音为"书"）是一种武器，就像古代中医里所说的"用药如用兵"。下半部"酉"是"成就"的意思，"酒"字就"水"旁边加上这个"酉"，是把万物成就的东西放在水里去沤，去发酵。所以，古代的酒就是最原始的药。

通过"醫"字分解为匚、矢、殳、酉有机结合，从文化的视角涵盖了古代医学手段的多样性和对疾病的态度等。

2.　医学的含义

医学被认为是研究以保护和增进人体健康、预防和治疗疾病的科学，已成为一般的概念，主要从医学的任务给予的一种概念。

二、医学的属性

于光远曾指出：医学不是单纯的自然科学，也不是单纯的社

会科学，而是这两大门类相结合的一门科学。

医学研究的对象是人，人具有生物属性，更有社会属性，是单纯自然科学和社会科学都包括不了的。更有人认为"医学科学的核心是社会科学"（诺尔曼）。

中医学的阴阳、五行学说，本属于哲学范畴，是一种认识事物的思维方式。但当把它运用到人的症状中，如肾阴虚、肾阳虚，五行的金、木、水、火、土的特性又与五脏的肺（金）、肝（木）、肾（水）、心（火）、脾（土）的相生相克联系在一起成了中医的理论。医哲交融为一体，这在其他自然科学是罕见的。

三、从人体科学观认识医学

钱学森作为一位具有前瞻性思想的伟大科学家和思想家，晚年从事中医学、气功学和人体潜能的特异功能的研究，由此启发，提出了"人体科学学说"，把人体科学作为一门独立的科学部门而立于当代科学之林，可以与自然科学和社会科学平起平坐。也就是说，现在科学分为自然科学和社会科学两大类，包容不了人体科学，而在科学分类中产生了一个新的类别，就是人体科学。

人体科学已成为钱学森晚年科学思想体系的三大部分（系统科学、思维科学和人体科学）的重要组成成分之一。在人体科学方面做出的贡献，将为下一个科学革命的实现载入史册。

医学是一门"有意识的、复杂的、开放的巨系统"，是研究生命的重要范畴。

下面对钱学森提出的"人体科学"思想简单加以介绍。

人体科学是研究人的，人类是一个复杂的、开放的巨系统，它研究的是把握物质与精神、客观与主观、大脑与意识的辩证关系，这是人体科学的又一核心思想。

人体还有许多奥秘未被揭示和认识，需要科学家去探讨。如一提到人体"特异功能"的研究，不少人还有心悸，认为是"伪科学"。随着现代科学技术的进步、信息科学的发展，如果能进行深入地研究，将促进生命科学的发展。科学应允许人们去探索。

对于医学的发展，钱学森认为应从治疗医学、预防医学、康复医学向智力医学层次去发展。21世纪世界科学的发展将成为智力之争，提高民族的智商是医学的一大任务。

1. "人体科学"提出的时代背景

被誉为"航天之父"的钱学森，不仅是一位伟大的科学家，而且是一位思想家。他勤于学习，善于思考，勇于提出创新性理论。

钱学森为什么介入到医学领域，特别是中医药学范畴，这与他的系统科学思想与中医联系和学习了解，以及自身的医疗体会等多方面因素的影响而形成的。

（1）**系统科学与中医学**。系统科学是钱学森在科学方法论中的重大创新。他的系统科学思想具有丰富的内涵，对科学方法论具有重大的指导作用。例如，中共中央党校哲学教学部2005年在招收马克思主义哲学专业博士研究生时，章红宝研究生在导师钱俊生教授指导下，博士论文选题就是《钱学森开放复杂巨系统思想研究》，从五个方面进行了研究：钱学森开放复杂巨系统思想形成的主客观条件、复杂性科学研究、钱学森开放复杂巨系统思想的形成、开放复杂巨系统理论及其方法论以及开放复杂巨系统思想哲学研究等，这对于科学研究特别是生命科学研究具有很大的指导作用。

（2）**工作的需要**。20 世纪 80 年代，钱学森曾任中国科学技术协会主席，接触到中医学科，在与中医界的人士进行交流学习中，他认为中医的整体观，用现代的系统科学思想和方法研究中医，是中医现代化的核心观点。

钱学森从 20 世纪 80 年代，与中医界学者交朋友，进行书信交流，举办研讨班，逐渐形成了对中医学的新观点。如探讨中医学的著作和论文就有：《马克思主义哲学的结构和中医理论的现代阐述》（1983）、《论人体科学》（1988）、《人体科学与现代技术发展纵横观》（1996）、《人体科学与现代技术》（1998）、《钱学森书信》（2007）等蕴含着诸多发展中医的新观点。为此，广州中医药大学科学技术哲学专业在刘霁堂导师的指导下，学生冯承飞的硕士学位论文，就选择了《钱学森中医观研究》，全面介绍了钱学森的中医学术思想，对我国中医学发展提供了重要的指导思想，实为难能可贵。

（3）**亲身感悟**。钱学森步入老年，开始接触医院。他亲身体验西医治疗有很大缺陷。他认为，虽然医院有许多的诊疗技术设备，而且分科越来越细，测量、化验、检查，还有电子计算机处理软件程序，总之各说各的，谁来综合，没有整体观。

现代医院过度检查、过度治疗，对患者的伤害已成为致病和危害生命的第四个重大因素，也有人认为是第五个重大因素。

中医现代化，中西医结合是未来医学发展的方向。西医缺乏整体观，它是以还原论的分析方法为主。中医虽然在细节方面不如西医，但它是建立在整体观的基础上。医学的发展要求把中西

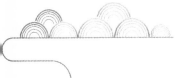

医两方面的局部与整体、分析与综合方法结合起来，走中西医结合之路。因此，钱学森提出：21 世纪医学发展的方向是中医，关键在于现代化。从思路与方法来讲，西医也要走到中医道路上来。

2．"人体科学"的主要内容

钱学森等编著的《论人体科学》，于 1988 年由人民军医出版社出版。全书分三个部分：关于人体科学论述、关于人体特异功能的论述、关于祖国医学与气功理论的论述，共收集 44 篇文章，从历史、理论、实践做了较详细的论述。"人体科学是研究人体功能，如何保护人体的功能，并进一步发展人体潜在的功能，发挥人的潜力"。

"人体科学"的提出，基于三个方面的内容，即中医学是人体科学的理论基础，气功是中医学的重要组成部分，又是研究中医理论的钥匙，而特异功能又可以通过气功导引出来。

何谓气功？ 1981 年，中国中医气功科学研究会成立。时任中国科协主席钱学森在成立大会上做了演讲。他认为：气功是中医学的内容，是一种以呼吸的调整、身体活动的调整和意识的调整为手段，以强身健体、防病治病、健身延年、开发人体潜能为目的一种身心锻炼方法。

从气功的概念，说明气功通过呼吸可以调息，可以健身，还可以调节心理，调动人体潜在的一种自我代偿功能，达到自我保健和防病。钱学森本人晚年开始练气功，受益匪浅，这与他的健康长寿不能说没有关系。

3．如何正确对待"人体科学"

从人体科学组成的三大部分来看，仍有不同的看法，甚至有人极力反对。即使是中医，从 2017 年 7 月 1 日起已正式实施《中华人民共和国中医药法》，但仍有人把他看成是封建的产物，并用现代西医学作为评判标准，认为早应该取消此种非科学的医学，目前还在给人看病，是一种愚昧的表现。

至于气功和特异功能，人们谈起来仍有心悸，认为是"伪科学"，即使有人研究，也是"地下工作者"，是"游击队"，登不了大雅之堂。

如何正确认识中医、气功和特异功能，首先要区别两个界限：一是，把中华民族传统的优秀文化与封建迷信糟粕严格区分开来，同时不能单以西医还原论的分析方法为标准；二是，要把打着中医旗号弄虚作假、行骗，或用魔术手法冒充科学给人以假象的行为，严格区别开来。要正本清源，还中医本来面目。

关于中医学是否科学，钱学森从中医学的本质及发展的方法做了详细的分析，观点清晰，有理有据，也充分体现了习近平总书记提出的"要文化自信"，并明确地论述了："中医药学凝聚着深邃的哲学智慧和中华民族几千年的健康养生理念及其实践经验，是中国古代科学的瑰宝，也是打开中华文明宝库的钥匙。深入研究和科学总结中医药学对丰富世界医学事业、推进生命科学研究具有积极意义"。他从哲学思想、理论内容和意义，做了精辟的论述。

关于气功作为中医内容，从古至今均有论述。钱学森认为："在研究人体科学中，很重要的一个方面就是气功科学的研究。人体科学的概念，很多突破点是由气功引起的。气功是人体科学的一块"敲门砖"，敲开了这座科学殿堂的大门，才可以登堂入室，

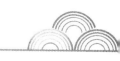

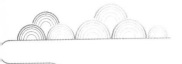

何以见得？练气功既非药疗也非理疗，而是用意识来调节人体功能状态，这直接涉及意识反馈这一人体科学核心思想的"。因为涉及"意念"问题，这样的研究要比物质的研究难得多。

关于"人体特异功能"远远超出了现代科学范围，很难用现代科学加以解释，故被认为是"伪科学"而加以反对。应该历史地看、从科学发展观来看、用马克思主义哲学观点来看。

什么叫人体特异功能？它是人体出现的超越五官感知不可思议的能力。它的产生认为有以下几种情况。

一是，天生的。人的某些功能在人类进化中退化了，如地震的预兆，低等动物如蛇、鱼、鸟等可以感受到，而对于具有思想和知识的人却感受不到，是因为退化了，但有的人可以通过气功导引出来。

二是，通过锻炼和气功达到一种超常功能。如中央电视台的"挑战不可能"节目中，有许多超常功能是锻炼出来的或气功导引出来的。

三是，有些人大难不死，如生重病或出意外之后出现的一种特异功能。

特异功能基本上是一种人类潜在的能力，正式的名称应该定为——人体潜能或称为人体超常功能。由于目前很难用现代已有科学知识来解释，所以安上一个"特异功能"的名号。

关于人体特异功能到底是真是假，从历史记载：《史记扁鹊列传》中记录了扁鹊具有"视人五脏颜色"的能力，也就是他具有透视力，能透视人体，再配合他的医学知识，成就了他千古的盛名。

人体特异功能在西方不少国家作为人类超常能力也进行科学研究。如1882年2月20日英国剑桥大学的几位教授组织成立了一个"灵力研究协会"，对人超感官知觉、念力、灵动转世等现象开展了科学调查与研究。从20世纪初到1920年前后，欧美的大学如美国杜克大学、英国爱丁堡大学等学校都成立了系，从事超能力的教学和研究，称为"超心理学系"，都取得了一些实验结果。日本也从事了人类超常功能的研究，并用于军事方面等。

在20世纪80年代，我国不少大学也从事了超心理学方面的研究。如云南大学人体科学研究室、北京航天医学工程研究所、中国地质大学人体科学研究所、复旦大学电子工程系及生命科学院等都进行了人体特异功能的研究，提出了诸多的理论来加以解释，但至今没有任何一个理论可以引导我们，摒除人的参与，而用仪器来重复这些能力的报道。

人体特异功能研究之所以困难，这涉及人的"意念"；还有特异功能现象不稳定，难以任意重复；特异功能现象超出了现代自然科学的知识范围，无法解释。另外，还有大量特异功能人，事后发现是用魔术手段作假，更混乱了是非。

宇宙的事物是复杂的，有许多现象还未被人们认识，如暗物质、暗能量的研究。人的生命更是一个"有意识、复杂、开放的巨系统"，生命的奥秘会随着对人体结构和功能的研究，生物信息的发现和利用，不断有新的发现。"意念"的研究又是生命科学的一个新领域，超出了现有科学理论，更是一个科研的难题。有人提出："人能用意念与细胞沟通治疗疾病"，更是不可思议的"玄学"。

科学总是在不断否定中有所新发现，建立新科学，这就必须摆脱"再没有比人们无区别地从以下三个结论中做出的同一结论更糟糕的了，即：因为这是引证我们前辈的权威，这是习惯，这是一般的信念，所以是正确的"（Bacon R）。所以"更糟糕"，就是它用"前辈的权威"创建的理论，"这是习惯"已成自然，这是"一般的信念"作为普通常识来禁锢人们的思想，还有什么创新，科学还有什么发展？

对于气功，特别是人体特异功能，可以作为人体科学研究的内容，虽未能成为主流医学，但它是研究生命科学的一个重要方面，允许有少数人进行研究，说不定也许有新的发现。钱学森曾寄予厚望，我们只好以历史唯物主义辩证的哲学态度去拭目以待，迎接"人体科学"新科学革命的到来！

第四章　医学发展中提出的几个新型医学概念

在当前医学发展中，出现了许多新问题、新矛盾。如何发展现代医学，从方法论角度提出了不少新名词、新概念、医学模式，或发展成一门新的医学科学。

近年来，比较时髦的有：精准医学、整合医学、转化医学、循证医学、互补医学等，眼花缭乱，有的竟被认为医学发展的方向。笔者通过学习和临床研究体会，分别加以综合分析，目的在于应根据医学本身发展的规律，如何运用现代科学技术和方法，有一个正确的全面理解，避免以偏概全才能为我所用，目的在于用马克思主义哲学思想的指导，促进医学的发展。

一、精准医学（precision medicine）

1. 何为精准医学

精准医学是以个体化医疗为基础，随着基因组测序技术快速发展以及生物信息与大数据科学的交叉应用而发展起来的新型医学概念与医学模式。

"精准医学"亦称"精准医疗"，是一种把个人基因、环境与生活方式差异等提出的对疾病预防与治疗的新兴方法，其目的在于对疾病的精准诊断和精准治疗。

要做到"精准医疗"，首先必须弄清患者得的是什么病、得病是什么样的人（即什么人得病）和应该用什么药，弄清这三个问题，才能达到真正的治疗个体化，其中基因检测是治疗个体化

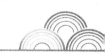

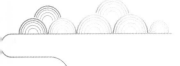
的重要依据。

2．精准医学提出的时代背景

2015年1月20日，美国总统奥巴马在美国医疗改革中，在国情咨文中提出"精准医学"计划，希望精准医学可以引领一个医学新时代，引起了世界各国的重视，采取了不同"效仿"做法。

其实，中国早在本世纪初，就开始关注精准医学。2006年，首先提出了"精准外科"的概念，得到了国内、国际的医学界的认可，首先在肿瘤放疗、化疗、妇科等医学领域中运用，但并未引起医学界更大的关注。当奥巴马提出"精准医学"计划之后，才开始炫耀起来，出现了多种活动效应。

美国医学界在2011年，首次提出"精准医学"的概念，而在2015年1月20日奥巴马在美国国情咨文中提出"精准医学"计划，希望精准医学可以引领一个医学新时代。美国财政预算计划在2016年拨款给美国国立卫生研究院（NIH）、美国食品药品监督管理局（FDA）、美国国家医疗信息技术协调办公室（ONC）等机构，共2.15亿美元用于资助这方面的科学研究与创新发展。精准医疗计划的第一步是希望招募100万名志愿者进行基因组测序。

2015年2月，习近平主席批示科技部和国家卫生计生委，要求国家成立中国精准医疗战略专家组，有19位专家组成了国家精准医疗战略专家委员会。

2015年3月11日，科技部召开国家首次精准医学战略专家会议，并决定在2030年前，政府将在精准医疗领域投入600亿元，其中中央财政支付200亿元，企业和地方财政配套提供400亿元。

2015 年 12 月 11 日，"中国个体化用药 – 精准医学科学产业联盟"在上海正式成立，标志着我国首个精准医疗领域的"产学研"一体化联盟正式组建。联盟首届秘书处设在位于西安的国家微检系统工程技术研究中心（国微中心）。

3．如何正确对待精准医学

首先，了解基因检测的作用。精准医学作为现代的诊疗技术，较传统医疗方法有很大的技术优势，特别把基因的检测，作为个体化治疗，提供了分子生物学基础，更有精确性和简便性。如对癌症通过基因检测找出癌症突变基因，可以确定对症药物，减少尝试各种治疗方法的时间，提高治疗效果，而且目前基因测序只需要一点血液，甚至唾液从口腔黏膜拭子得到标本，无需病理切片，减少诊断过程对身体的伤害。可以预见，精准医疗技术的应用，将为改善癌症患者的诊疗效果，发挥潜力。

其次，还原论方法的局限性。从国内不少专家对精准医疗的分析认为"精准医学"有它的局限性，它不是发展现代医学的全部或方向，而是起决定作用的因素。因为它仍然是借用现代还原论的技术方法。还原论的分析方法是现代科学研究的主要方法，起着重要的作用，但对于复杂的科学特别是生命科学有很大的局限性，因为人是一个复杂的有机体，而又是在动态变化中发挥整体调节作用，正如袁冰在《复杂性科学视野的精准医学》一文所说的："精准医学计划并没有建立人体整体模型，并通过它把握人体的整体状态的理念，它的精准依然是遵循分析医学局部化的理念。精准不等于全面，对人体疾病的控制，精准是需要的，全面的整体把握也是不可少的。只是精准地掌握了疾病发生过程中

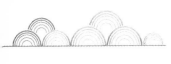

某个环节，而并不能全面了解个体的状态，依此制定的治疗方案，在局部上反映了个体化原则，在整体上仍然不是个体化的"。也就是说，在局部上精准的，在整体上离"精准"却差之千里，这是对"精准"的局部与整体关系上的精辟论述。

第三，基因变化的内外因素。关于基因测序的研究是提出治疗个体化的基础，这只是一个方面。但基因的突变，有的是在代谢过程中自身的"失误"，有的是在受内外环境因素的影响，而发生突变。目前癌症发病率与日俱增，由"突变"变成"剧变"，不能不说与机体内环境和自然环境变化有关。

另外，基因突变所致癌症也并非单一基因，如非小细胞肺癌有近 20 种致病基因，不同的致癌基因需要有针对性的不同药物的专一性。

药物对机体的作用，因为人是一个有机的整体，虽然选用了对一个部位有精准治疗，不可避免地也会影响其他相关部分而产生负效应，也就是不良反应，要想避免也是不可能的，这在选用药物时不得不权衡其利弊。

可以说，精准医学不是现代医学发展的全部，更不会起到"引领一个医学新时代"。

【点评】

关于研究"中国精准医疗战略"，关键在于"中国"和"战略"，而不是"战术"上的"跟风"。要根据我国"中西医并存""中西医并重"历史和现状，应以传统的中医药学的学术思想和"五行生克"的理论，采用现代科学技术和方法，充分认识"中国药学是一个伟大的宝库，应当努力发掘，加以提高"（毛泽东）。

中国精准医疗战略应走中西结合之路，才是我国未来医学发展的方向，才能实现习近平主席提出的"中医药学凝聚着深邃的哲学智慧和中华民族几千年的健康养生理念及其实践经验，是中国古代科学的瑰宝，也是打开中华文明宝库的钥匙，深入研究科学总结中医药学对丰富世界医学事业、推进生命科学研究具有积极意义"。未来医学将是东方医学与西方医学结合，在中国则是发展中西医结合医学，创建医学理论新体系，必然起到"引领一个医学新时代"作用。

该书命名为《医学向何处去：未来医学与中西医结合医学》，就是要围绕中西医结合医学这个主题加以详细论述。

二、整合医学（synthesize）

1. 整合医学提出的时代背景

（1）**人体分开部分研究的两重性**。如何认识人体？首先是从构成人体的各个系统、器官、组织、细胞开始，现在更进入了亚细胞、分子、基因等微观领域，探讨了构成人体结构的功能，说明人生命现象的机制和生理活动的物质基础，促进了实验医学的发展。

在临床上，由于基础分科研究，在临床上则出现了分科也越来越细，并形成专业化。如消化系统又分肝、胆、胰、肠，促进了消化系统医学知识的专业化，对疾病诊断和治疗的机制更深入、更微观，并培养了一批专科的专家。

人体是一个有机的整体，局部只能在整体内才能发挥作用，离开了整体无所谓局部功能。

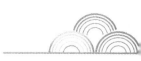

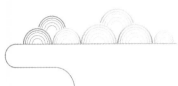

目前医院，分科越来越细，专业是专业了，但医生的知识结构越来越窄，只见树木，不见森林。学科越分越细，到了器官甚至到基因，最后"人"不见了。医生看的是"器官"而不是"患病的人"，要知道任何疾病都是全身性的疾病，在某些组织和器官的一种特殊表现。因而，医生面对是患病的"病人"，而不是"病"。

（2）人体的整体性的动态调节。人体的整体性在于通过神经、内分泌以及免疫调节系统，以适应内外环境的变化，而成为一个完整的有机体。

中医学所讲的心、肝、脾、肺、肾并非独立存在。五脏之间是通过相生相克维持其动态的功能。如心属火，火生土，火克金；肝属木，木生火，木克土；脾属土，土生金，土克水；肺属金，金生水，金克木；肾属水，水生木，水克火，形成一个脏腑功能体系，孤脏是不存在的。在治疗上，常以一脏为主，还要辅以他脏治疗，维持五脏的动态平衡。这正是中医治疗着眼于整体调节作用的特点。

2. 整合医学的实质是在实现医学模式的真正转变

整合医学是从人的整体出发，把各医学领域最先进的理论和技术综合应用于临床，把"生物医学模式"真正转化为"生物－心理－社会"医学模式。

1977年，美国内科医生精神病专家恩格尔发起向生物医学模式挑战，提出"生物—心理—社会"医学模式。人不仅有生物学属性，由于参加社会活动，产生心理变化，人更具有社会属性，也就是说社会因素和心理因素在致病和治疗疾病中起着重要作用。单纯靠生物科学研究，而脱离社会学和心理学，不可能解决健康和疾病的防治问题。

恩格尔提出"生物—心理—社会"医学模式，已经四十年过去了，而现在指导临床医疗的大多还停留在"生物医学"模式。2016年10月8日，我国在西安召开了"中国整合医学大会暨中国医师协会整合医学分会第一届学术年会"，秉承"贵在整合、难在整合、赢在整合"的主题，其实质是在唤醒医学要全面落实"生物—心理—社会"医学模式。

【点评】

"整合医学"是未来医学发展的一种医学模式和方法。它与"结合医学"有着不同的含义。我们所说的"结合医学"是指现代医学与传统医学的结合，或者说东方医学与西方医学的结合，在我国称之为"中西医结合医学"。1958年，毛泽东号召"西医学习中医"，目的在于创建我国统一的新医学新药学，现已成为专业名词，它不单纯是实现中医现代化的重要方法，而是在我国"中西并存""中西并重"的历史条件下创建的第三医学，成为我国医学的一个新学科。目前，全国有一级"中西医结合学会"，创办了《中国中西医结合杂志》（中英文版）。

整合医学主要是对现代医学多种方法的综合，解决局部与整体、分析与综合方法的问题。它和互补医学（见后）都是结合医学的前奏，为中西结合医学的形成和发展提供了实践基础。

三、转化医学（translational medicine）

在转化医学这一新名词提出以前，已有不少阐述这一概念的类似的术语。如发展性研究（development research）、应用科学

（implementation science）、研究利用（research utilization）、研究应用（research use）、知识转化（knowledge translation）等都有转化的含义。

转化医学第一次作为一个新的名词正式出现，应该是在 1996 年《柳叶刀》杂志上的一篇文章提出的。

1. 何谓转化医学（translational medicine）

转化医学或称转换医学，是一门综合性科学，它通过利用包括现代分子生物技术在内的方法，将实验研究成果转化为临床应用的产品与技术，同时通过临床观察与分析帮助实验室更好地认识人体与疾病，进一步优化实验设计，促进基础研究，从而最终实现整体医疗水平的提高，帮助患者解决健康问题。

也有人将转化医学定义为一种基于进入或流行病学的医学实践，认为转化医学是循证医学的自然发展和延伸，整合了基础科学、社会科学和政治学，目的是优化医护及预防措施，提供一种单纯为健康护理服务，使之服务于人类健康的科学。

上述的概念定义，从实质上来讲就是基础理论研究与临床应用相结合，实际上包括两个方面。一是，实验室研究的成果，应用到临床、指导临床，阐明疾病的机制，用于诊断和药物的研发，从而有效地治疗疾病；二是，通过临床观察和应用，又为基础医学研究提供思路，指导实践课题的设计，两者相辅相成，互为因果。

2. 转化医学研究的意义

转化医学是将基础实验研究与临床诊疗连接起来的一种新的思维方式，是把基础理论实验研究与临床应用密切结合起来，达到创建新的医学理论体系，又具有实用价值。这应该说是医学科研的指导思想和根本目的。

要真正做到转化医学，必须以人为本。基础实践研究课题的选择目的要明确，也就是说是要解决什么问题，是对现有理论的质疑还是对疾病提出的新问题需要给予解答。这又涉及基础科研人员掌握新信息的知识广度，又要了解临床某些疾病的发病现状、诊断和治疗出现的新问题，还要了解是什么人得病，从整体出发，又达到治疗个体化。

笔者从事中西医结合基础理论研究已半个世纪了，但从未脱离临床。基础实验研究课题来自于临床，又把基础研究的成果回到临床。例如，在临床上发现肾病患者有骨质疏松，联想到中医"肾主骨"理论设计了"补肾法"组方的实验研究取得了结果，又应用于临床，研发了抗骨质疏松新药——"丹杞颗粒"。不仅发展了"肾主骨"的理论，又把科学研究转化为生产力，取得了社会效益和经济效益，为基础与临床结合提供了一个典范。

3. 转化医学研究现状

转化医学的意义及价值已引起欧美国家和我国的高度重视。

美国在 2012 年已达到 60 所大学建立了转化医学中心。我国有专门从事转化医学研究的研究中心超过 12 家。2010 年 5 月来自中国内地、中国香港和台湾地区，以及美国、英国、德国和澳大利亚等国家和地区的转化医学领域的科学家在上海召开了第一次"国际转化医学学会"筹备委员会会议，在香港注册成立了全世界首个"国际转化医学学会"。体现了它已有一个专注于转化医学目标的专门化的研究系统。如哈佛大学转化医学中心，它主要是为转化研究提供信息、技术、知识、人力资源等支持服务，

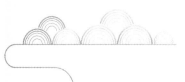

同时研究"转化研究"本身可能存在的问题，并试图找到解决方案。

转化医学与循证医学、整合医学和互补医学有着密切的关系。我国的整合医学主要包括临床医学、预防医学、公共卫生的整合，临床各学科间的整合，研究方式与手段的整合，如分子、细胞、组织、器官、人体、人群、环境等不同层次研究方式和手段的分析方法和综合方法的整合等。

中国的转化医学已成为生物医学领域里一个重大政策。如我国《健康中国 2030 年规划纲要》战略研究中提出："推动有利于国民健康的医学模式的转化，依靠科技进步，促进卫生事业发展"。

【点评】

我国非常重视科学研究，科研经费逐年增加，取得了不少重大科研成果。医学研究领域在不断深入，特别在中西医结合医学研究方面取得了可喜的科研成果，如屠呦呦教授对青蒿素的研究，为我国拿到了第一个科技方面的诺贝尔奖。

当前值得提出的是科研的浮躁现象。为了科研而科研，缺乏原创性、创新性。虽然我国发表学术论文的数量在世界上排名第1位，但被引用率还不是最高。也就是说，既缺乏理论上的新观点，又缺乏实用价值，白浪费了科研经费，没有得到应有的回报。发表论文的目的只是为了名利，想方设法去获得"科技成果奖"或为了晋升的需要，也起到了"误导"的作用，更不用说弄虚作假了。

要扭转目前这种怪现象，首先要明确科研的目的在于探讨事物的规律，推动转化医学的发展，为人类造福。科学家为了科学事业要有事业心和历史责任感，必须要有献身精神，以推动人类社会的进步为己任，终生为之奋斗，才是科学家的本性。

四、循证医学（evidence-based medicine）

1. 循证医学的概念定义

循证医学（evidence-based medicine 缩写为 EBM）又称"实证医学"，港台地区也译为"证据医学"。

1992 年，以 Gordon Guyatt 博士为首的循证医学工作组在《美国医学会杂志》上发表了标志循证医学正式诞生的宣言性文章"循证医学：医学实践教学的新模式"。1996 年，被誉为"循证医学之父"的 Sackett 教授提出了广为接受的循证医学定义："慎重、准确和明智地应用当前所能获得的最好的研究依据，同时结合医生的个人专业技能和多年临床经验，考虑患者的价值和愿望，将三者完美地结合制定出患者的治疗措施"。2000 年，Sackett 教授为了进一步完善又修正了循证医学定义，使之更全面，更令人信服。循证医学最新定义为："慎重、准确和明智地应用目前可获得的最佳研究证据，同时结合临床医师个人专业技能和长期临床经验，考虑患者的价值观和意愿，完美地将三者结合在一起，制定出具体的治疗方案"。

循证医学作为一种理念，实质上说明三个方面的内容：最佳证据、医生经验和患者意愿。

最佳证据：是指真实的、经临床相关研究证实的、准确的诊断手段、可靠的预测指标以及安全有效的预防和治疗措施等。

医生经验：即临床专业知识是指医生应用临床技能和经验，迅速判断患者状况，疾病诊断可选用治疗措施的效果和风险，体现一个医生的水平。

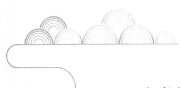

患者的意愿是指患者在其病情及所处的环境下，对医疗的期望和倾向意见。患者是得病的主体，应根据其病史和症状倾听患者对治疗的意见，医患结合才能得到根本治愈的目的。值得注意的是，目前临床医生在诊治疾病时用的方法，用什么药的目的效果和会有哪些不良反应并不向患者介绍，患者完全处于无知的被动状态，违背了医患结合共同与疾病做斗争的目的。

2. 循证医学在我国发展情况

中国循证医学中心（中国 Cochrane 中心），自 1996 年 7 月正式在四川大学华西医院开始筹建，1997 年 7 月获卫生部认可，1999 年 3 月 31 日经国际 Cochrane 协作网指导委员会正式批准注册成为国际 Cochrane 协作网的第 14 个中心。

2001 年，由广东省循证医学科研中心、广东省人民医院、中山大学附属第三医院作为主办单位创办了《循证医学杂志》。

3. 关于循证医学的争论

（1）争论的内容。李琰等作者在《循证医学的认识论探讨》一文中，介绍了从认识论出发对循证医学的批评，主要集中在两个方面：

一是，循证医学使用了一个狭窄的证据概念，且对证据、理论和实践间的关系定义不充分。

二是，循证医学是（至少现在是）建立在对获取医学知识的传统方式完全不信任的基础上，对医学知识的激进重组大部分是为了那些在大样本随机对照试验的事业中有特殊投入人士的利益。

对循证医学的一般质疑，有人归纳为以下五点：①科学方法的还原论；②忽视科学活动的社会重要性的现代思想；③需要承认患者的价值观及其主观体验；④循证医学的框架对成功解决问题和做出决策仍不完整；⑤缺乏有效证据证明循证医学提升了患者的临床结局指标。

其中五点质疑中的①④和⑤三点具有一些合理性。

（2）如何认识循证医学。循证医学从诞生起一直面临争议。循证医学倡导者亦从意识论角度对上述质疑提出了回应。

任何一种思维模式和方法，都是从某个角度有针对性地解决一个问题，但事物是复杂的，人的意识是有一定的局限性。随着医学的发展，疾病谱的变化，又不断地提出新问题，让人去回答。正如中国循证医学中心主任李幼平教授对循证医学的评价："因为需要而产生，因为使用而发展，因为真实而不完善，因为不完善才有继续发展的空间"。循证医学仍可以作为一种医学模式和方法，应用于医学研究，特别是重视得病主体即患者的意愿非常可贵。

五、互补医学（complementary medicine）

1. 互补医学

或称为替代医学（alternative medicine），或称为互补替代医学（complementary and alternative medicine），也叫补充医学。

从 20 世纪 90 年代，在欧美一些国家逐渐兴起了互补医学，从名称表面来看是对目前主流医学即现代医学不足的补充，内容主要来自各国传统医学，以弥补现代医学的不足。

互补医学可以看作是现代医学与传统医学结合的前奏，为结

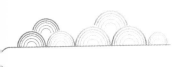

合提供了实践基础，但还不是结合医学。

补充医学的内容：补充医学疗法主要包括传统医学疗法的针灸、按摩、草药、各种心身医学，如冥想、放松训练、心灵视象、太极拳等用以对现代医疗方法的补充或辅助治疗，起到了单纯现代疗法起不到的作用，或两者结合起到相辅相成的作用，并为结合医学理论的形成和发展提供了实践基础。

2. 互补医学在国外应用现状

（1）**欧美国家应用情况**。在美国从组织机构、研究、教学、医疗等得到了广泛的发展，如成立了"替代医学办公室"。由美国国会倡导，在美国国立卫生研究院，受国会委托，协助互补替代医学治疗的一些困扰国家的疾病做出了评价；建立信息情报网，交流有关信息；负责支持互补替代医学有关专题研究和人员培训。

另外，由美国国会专门拨研究费组织国际学术会议，将互补替代医学列入美国医学院教学课程，有哈佛大学医学院等 27 所参与，其中多为名牌大学。出版了刊物，1994 年 10 月出版了 *Alternative and Complementary Therapies* 杂志等。

英国、德国、芬兰、荷兰、法国等欧洲国家应用补充医学疗法也十分普遍，尤其是针灸学。

（2）**补充医学与中西医结合医学**。补充医学在国外的兴起，是以现代医学为基础，吸收了传统医学的疗法，补充现代医学的不足。

在我国从毛泽东时代开始，提倡西医学习中医，开展中西医结合医学研究，是以中医为体，采用现代的科学知识和方法，在"中西医并存""中西医并重"的历史条件下，创建中西医结合医学新理论，丰富和发展世界医学，为人类健康服务，明显高于补充医学。

借鉴世界各国对补充医学的研究和经验，发展中西医结合医学，引领当代医学发展，是中国医药卫生工作者的时代使命。

总　　结

综上所述，本章介绍了精准医学、整合医学、转化医学、循证医学、互补医学等五个医学的概念、模式和方法，从不同的角度做了阐述，均有其独特的针对性，可供医学研究，并为之提供了思路和方法。

"结合医学"实为现代医学与传统医学相结合的一门医学，我国称之为"中西医结合医学"。它不仅是研究中医、发展中医的重要方法，成为中医药学的重要组成部分，而且是在我国"中西并存"的历史条件下，创建了我国的第三医学——中西医结合医学。因为是该书的主题，将在后篇中专门论述。

第二篇

中医学（中国传统医学）

中国优秀的传统文化和马克思主义的哲学思想是中医药学的载体，是中国文化软实力的重要内容和体现。面对中医学发展的时代机遇和挑战，研究如何发展中医药学具有重要的理论意义和实用价值。

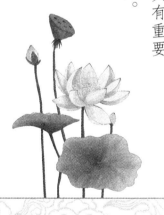

第五章　中医药学的传承和发展

一、《黄帝内经》是中医药学的奠基之作

　　《黄帝内经》是中国现存最早的一部医学经典著作，它总结和反映了中国古代医学的成就，创立了中国医药学理论体系，奠定了中医药学发展的基础，融会吸收当时的天文、地理、气象、物候、农业、生物学、植物、数学、心理学、军事学、社会学、冶金、酿造等自然科学和社会科学的理论知识和方法，构建成了一门不同于西方医学模式的"现象－状态"的科学，确立了"天、地、人"一体的生态医学模式。《黄帝内经·素问·著至教论》云："无失之，此皆阴阳表里，上下雌雄相输应也，而道上知天文，下知地理，中知人事"。所谓"阴阳者，天地之道也，万物之纲纪，变化之父母，生杀之本始，神明之府也，治病必求于本，故积阳为天，积阴为地。阴静阳躁，阳生阴长，阳杀阴藏。阳化气，阴成形"（《素问·阴阳应象大论》）。两千多年来，历史医学家在此框架内不断修正，证实和创新，继承和发展了中医药学，为中华民族的生存、繁衍以及人民的健康做出了不可磨灭的贡献，也为世界科学奉献了一门智慧医学。

二、《黄帝内经》主要学术思想

　　《黄帝内经》学术内容非常丰富。由李恩、李照国、李振江主编的《〈黄帝内经〉理论传承与现代研究》一书做了较为详细

的论述，可概括为以下 21 个方面。

1. 养生

又称为摄生、卫生，就是指通过各种方法颐养生命、增强体质、预防疾病，从而达到延年益寿的目的。

2. 阴阳五行

运用阴阳理论说明人体组织结构、生理功能及其相互之间的关系，维持正常生命活动既对立统一，又依存互根，达到"阴平阳秘"的状态。阴阳失调则是疾病发生、发展和变化的基本机制，治疗的根本在于恢复阴阳平衡。

3. 藏象

在人体解剖知识基础上，对活体自然状态、生理活动、生命运动规律的认识和总结。"藏象"是说"象，形象"，"藏"居于内，形见于外，故谓"藏象"。内脏包括五脏、六腑、奇恒之腑。由于五脏是所有内脏的中心，故"藏"所指，实际上是以五脏为中心的五个生理病理系统，"象"是指这五个生理病理系统的外在征象、征迹。

4. 精、气、血、津、液、神

在人体生命活动中占有极其重要的地位。

精、气、血、津、液是人体脏腑经络、形体官窍进行生理活动的物质基础，是构成人体和维持人体生命活动的基本物质。

神是指七情（喜、怒、忧、思、悲、恐、惊）和五神（神、魂、魄、意、志）等精神活动。

5. 经络

是人体内通行气血，联络脏腑形体官窍，沟通上下内外，感

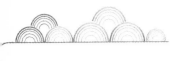

应传导信息的通路系统，是人体组织结构的重要组成部分。

6. 体质

《黄帝内经》常用"形""质"等表示体质，指"人之生也，有刚有柔，有强有弱，有短有长，有阴有阳"。明确指出人体生命过程中，有刚柔、强弱、高低、阴阳、肥瘦等明显的个体差异。

7. 病因

是研究致病因素的性质、致病的特点、治病规律的理论，包括外感六淫的风、寒、暑、湿、燥、火外因，内伤七情的喜、怒、忧、思、悲、恐、惊内因，以及饮食劳倦等不内外因等。

8. 发病

研究疾病发生规律的理论，提出了"外内合邪"的发病观。"邪之所凑，其气必虚"。为中医学"外内合邪"的发病学说奠定了基础。

9. 病机

即疾病发生发展与变化的机制，是研究疾病发生、发展、转变及转归规律的理论。

10. 病传

是指疾病发生后，邪气在体内的移动过程，提出表里相传、循经传变、脏腑相移及循生克次序传递方式。

11. 病症

是人体在致病因素作用下，机体内阴阳平衡状态遭到破坏，又不能及时得以恢复的一种病理过程。《黄帝内经》所论述的病症多达 380 余种，涵盖了内、外、妇、儿、伤、五官诸科。对于病症的认识方法，已经初步形成了脏腑辨证、六经辨证、经络辨证、病因辨证、气血津液辨证、阴阳辨证、虚实辨证、寒热辨证等思路，为后世临床学科发展奠定了基础。

12. 诊法

即诊断疾病的方法，主要包括望、闻、问、切四诊，这也是后世中医诊断学的基础。"四诊"既是一种独立的诊断方法，又是在临床应用实相配合的，这种被称为"四诊合参"的方法，至今在临床诊断上仍有十分重要的意义。

13. 论治

《黄帝内经》中有关论治的内容非常丰富，既有治疗疾病的总原则，也有治病的具体方法，并有组方、遣药、服药、针灸等方法。治则是在整体观和辨证论治思想指导下，所确立的治疗疾病的总的原则。

14. 运气

五运六气，简称运气学说。五运六气的基本内容是以五行、六气、三阴三阳等理论为基础，运用天干（甲、乙、丙、丁、戊、已、庚、辛、壬、癸）地支（子、丑、寅、卯、辰、巳、午、未、申、酉、戌、亥）所配合的甲子作为演绎工具，从而推测气候变化的规律和疾病流行的情况。

15. 生命全息

该规律是《黄帝内经》揭示和总结出的"人体某局部存在生命整体信息"生命活动规律。《黄帝内经》虽无"全息"一词，但揭示了内脏与体表、脏腑与器官之间的内外关系。

16. 医学心理

该思想主要表现在躯体性疾病心理因素、心理诊断、心理治疗及心理卫生方面。心理因素与躯体疾病的关系是医学心理学研

究的主要内容，情志是致病的主要因素。心理治疗是一种应用心理学的理论和技术对各类心理和行为问题进行矫治的过程。《黄帝内经》关于心理治疗内容很丰富，包括祝由、五志相胜、暗示、习治法、理治、导引行气等。

17. 医学气象

是研究气象条件对人类健康影响的一门学科，是大气科学与医学之间的边缘学科，又称人类生物气象学。基于天人合一、天人相应的思想指导，已经有了生理、病理、药理、治则治法、养生防病与气象关系的研究及论述。当今生态环境的变化与健康显得尤为重要。

18. 医学天文

是研究天体运动对人体生理、病理的影响，以及疾病的预防、诊断和治疗的关系。"人与天地相参也，与日月相应也"，指出日月运行与人体生命活力密切相关。

19. 医学物候

是研究自然界动物、植物生命各阶段因受气候等环境因素影响而出现的季节性现象及其与环境的周期性的相互关系的科学。《黄帝内经》在"天人相应"思想指导下，认为人是自然的一部分，人与自然相处于同一生态体系，所以自然气候的变化直接影响着人体的生理病理变化。

20. 医学地理学

是研究地理环境对人体健康影响的一门学科。我国早在商朝就已认识到地理环境对人体生理、病理的影响。《黄帝内经》详细地论述了地理环境对人体的体质、好发疾病、寿命长短、治疗原则等方面的影响。

21．医学社会学

主要研究社会因素对疾病的产生、发展、预防、治疗的影响，探讨并采取对疾病从社会到自然的综合防治措施。

从上述 21 个方面说明了中医学博大精深，真是了不起！要么钱学森就说"21 世纪医学发展的方向是中医，西医也要走到中医道路上来"！千真万确！

人的健康养生是全面的，不可能"以一概全"。人体是一个整体，是一个巨大的开放系统，"天、地、人"为一体，要树立健康防病的整体观、辩证观。

只懂得生物学的医生不会是一个好医生。从这个角度出发，说明医生的知识结构太单薄了。要真正成为一名好医生，真正达到治病救人，必须要学习，上知天文，下知地理，中知人体。医学是一门复杂的科学，学好医学任重而道远。

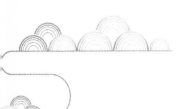

第六章 《黄帝内经》在世界医学史中的地位和作用

在公元前 460 年至公元前 355 年，相当于中国战国时代初期，在东西方文化还没有交流的历史情况下，先后诞生两部医学经典巨著：一部是《黄帝内经》，另一部是《希波克拉底文集》。两部著作在世界医学史上成为东西方医学的代表作。

一、《黄帝内经》与《希波克拉底文集》的学术思想

《黄帝内经》与《希波克拉底文集》两部著作论述有相近的地方，也有不同之处。

1. 哲学思想

《黄帝内经》以阴阳五行、精气神运动规律认识整个世界和人体，构成了《黄帝内经》的哲学思想体系。

《希波克拉底文集》认为世界是由两种不同元素之间的动荡形成，并由四种不同元素（气、土、水、火）构成人体和体质，还有血液、黏液、黄疸、黑胆四种元素构成体质，分别来自心、脑、肝和脾胃，通过这些元素的比例、能量和体积配合得当与否，表现出健康或疾病。

2. 自然对人体影响的认识

《黄帝内经》认为人是大自然阴阳运动、四季气候变化等运动作用下的产物，人体依赖自然而生存，生命运动必然受到自然

条件变化的影响和制约，并提出了："人与天地相参，与日月相应""人体阴阳系日月"的宏观认识。

《希波克拉底文集》认为在一定地点所发生的疾病，与气候季节有关。

3. 对体质病理学的认识

《黄帝内经》认为疾病发生有两个重要因素——"正"与"邪"的关系，提出了"正气存内，邪不可干""邪之所凑，其气必虚"的体质病理辩证思想，为病机病理学奠定了正确的指导思想，说明了得病的内因与外因的关系。

《希波克拉底文集》在"论圣病"一篇中，提出了类似体质与发病的关系，认为白皮肤、宽肩膀的人容易患肺痨。

4. 心理和人格体质病理学

《黄帝内经》包括心理活动过程与意识的形成，以及人格产生的体质类型，如德、气、生、精、神、魂、魄、心、意、志、思、虑、智等，为天地阴阳运动和相互作用的结果。

《希波克拉底文集》提出体液学说，他认为复杂的机体是由血液、黏液、黄疸、黑胆这四种体液组成的。四种体液在人体的比例不同，形成了人的不同气质，由此把人分为四种类型：多血质型、黏稠质型、胆汁质型、抑郁质型。

5. 无鬼神论思想

《黄帝内经》认为任何疾病皆有其因，并非鬼神作怪，体现了无神论思想。《希波克拉底文集》在"论圣病"一篇中，反对癫痫是一种"圣病"，认为其产生有其原因，与神灵鬼怪无关。

6. 对人体自然痊愈代偿功能的认识

《黄帝内经》从整体认识疾病。当一脏阴阳失衡而表现出疾病时,必然受到其他脏腑的调节或制约,当自身防御功能发挥作用时,疾病不再发展或得到自愈。

《希波克拉底文集》机体的自愈能力在"论瘟疫""论营养物"中,认为"是自然自己找到的方法",虽然没有教育训练,但自然所行的是正确的,"自然无师自行"。此处所说的"自然",就是来自机体本身的本能,即自愈的能力,自我调节的代偿能力。

7. 治疗原则和方法

《黄帝内经》治疗原则有"正治法"和"反治法"。"正治"又称"逆治"(如寒者热之,热者寒之),"反治法"又称"从治",如"热因热用""寒因寒用",具体方法包括药物、针灸、按摩等。

《希波克拉底文集》其治则为凡是因多血而造成的病,应当用泻下治疗方法;凡排泄过多的病应当用补充法治疗;一般对其他疾病应当施以相反的方法。在治疗方法中,重视饮食、锻炼、按摩、海水浴等。

8. 对疾病预后的认识

《黄帝内经》和《希波克拉底文集》对疾病预后,从不同角度均有不同的论述。对疾病预后的认识,实际上是建立在对疾病治疗后其发展趋势的一种判断,说明病的转归,决断患者的生死存亡,这应当是每个医生所具备的。

9. 关于医生具备的条件和道德品质的论述

《黄帝内经》和《希波克拉底文集》均认为医生是一个高尚的职业,应具有必要的条件和医德医风。在《黄帝内经》中至少有 7 篇论述，而《希波克拉底文集》中论述的内容可用著名的"希波克拉底誓言"作为概括。

二、《黄帝内经》独有的思想和内容

通过以上《黄帝内经》与《希波克拉底文集》比较，不难看出，"两部巨著"有共同之处，但《黄帝内经》思想极其丰富，是《希波克拉底文集》中所没有的。这足以说明《黄帝内经》在世界医学史中的地位和作用。

1.《黄帝内经》对人生命起源的认识

《黄帝内经》用天地阴阳升降运动规律认识世界和人。很早就提出了"天覆地载，万物齐备，莫贵于人"。人以天地气生，四时之法成。"天地合气，命之曰人"。正确认识到人是大自然阴阳运动的产物，而且在天地之间，万物之中，人是最宝贵的。

2.《黄帝内经》对人体血液循环的发现

《黄帝内经》用阴阳运动的规律观察和阐释了人体血液的生成，并发现了人体血液循环运动。"精专者行于经隧，常营无己，终而复始"，"经脉流行不止，环周不休"。"精专者"，就是食物化生的最精华的气血，气血在血管里不停地流动，终而复始，循环往复。说明气血生成源于饮食物，生成之后，灌溉五脏六腑，营养周身上下，气血流注环周不休。

血液的生成和循环是世界上最早的，远远早于哈维（1578—1657），于 1628 年在前人的基础上，才完成了现在说的血液循环，编写出《心血运动》一书。

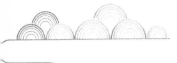

3.《黄帝内经》的预防思想

《黄帝内经》提出了"不治已病治未病"的预防疾病的思想，在世界医学史上尚属首次，并提出预防疾病的方法，如"法于阴阳""和于术数""起居有常""不妄作劳""恬淡虚无""精神内守"等。

"不治已病治未病"的思想，为预防医学的产生，起到了不可估量的推动作用。

4.《黄帝内经》对脉搏的观察研究

《黄帝内经》的脉学是世界医学史上的首创，是中国医学对世界医学的伟大贡献之一。对脉学的研究最为全面系统，用以诊治疾病及鉴别诊断，是同时代所有医学著作不能与之相比的。

5.《黄帝内经》疾病分类方法

疾病的分类是为了更好地认识疾病发生、发展、变化的规律，采取预防措施和有效的治疗。

在世界医学史上，第一次将人体疾病进行分类的就是《黄帝内经》了，它把所认识的疾病按照阴阳脏腑、筋骨、脉、肌肉、三阴三阳经脉的不同进行了分类，并按致病因素的特点，进行分类，均为伟大的创举。

6.《黄帝内经》对经络系统的发现

《黄帝内经》对人体经络系统的发现也是世界医学史上的第一次，是对世界医学发展伟大的贡献之一，是举世瞩目睹公认的，其深奥的内涵，目前仍是现代医学研究的重要内容。

经络系统的发现，不仅丰富了《黄帝内经》的思想，其中有关理论形成了《黄帝内经》理论体系的重要组成部分，而且大大地丰富了世界医学宝库。

7.《黄帝内经》针灸疗法的发现

《黄帝内经》经过长时期的实践和研究，证实了人体存在着一个经络系统，以及在经络循环的路线上，存在一些对于外部刺激特别是敏感点，称为穴位，当在这些点施针刺、艾灸等刺激后，机体的局部气血运行和整体阴阳运动会发生明显的变化，从而取得治疗疾病的效果，开创了医学史上一种新的疗法，称之为针灸疗法。

8.《黄帝内经》对疾病潜伏期的观察

疾病的发生、发展、变化有不同的特点和形式，有的疾病感而即发，有的感而不发，要在适当的条件下才表现出来，这就是常说的潜伏期。

《黄帝内经》最早揭示了某些疾病具有潜伏期，对于预防疾病的治疗有着重要的指导作用。

9.《黄帝内经》有关疾病的鉴别诊断

《黄帝内经》很重视对疾病的鉴别诊断，认为高明的医生一定会掌握类似证候的不同特点和本质区别，这样才能够从容知道怎么采取不同的治疗方法。

10.《黄帝内经》融哲学、人文学、应用医学于一体

《黄帝内经》具有丰富的哲学思想和人文精神，并与临床密切结合，不仅促进了医学的发展，而且对人类科学的发展也起到了示范作用。

阴阳五行本属于哲学范畴，说明世界物质的属性及其相互之间的依存和制约的关系。把他引进了中医学不仅作为指导思想，

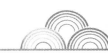

而且构成了中医理论的组成部分。如肾阴、肾阳、五脏之间的相生相克的关系，并用来指导临床实践。医哲交融，这在其他自然科学是罕见的。

《黄帝内经》对独有的特点的论述，说明在古代科学技术的和方法较低的历史条件下，采用取象比类形象思维的方法，探讨事物的本质，此种类推的思维模式作为认识事物的突破口，促进了中医理论的形成和发展，并为应用现代科学技术和方法研究中医促使中医现代化和为丰富世界医学，推动生命科学的研究提供了一种新的思维模式，均具有积极意义。

第七章　中药学如何发展

历史上，中医对疾病人身的每次深入和前进，势必促进中药的发展，中药的每次较大发展和前进，势必促进中医的发展，两者就是这样，你中有我、我中存你，共同构成中医药理论体系。

在新的历史时期，中药学在继承和发扬中医药学传统理论基础之上，运用现代科学理论，以现代科技为动力，构筑以企业为主体的国家中药创新体系，形成具有市场竞争优势的现代中药产业，中药学走上了现代化、国际化之路。这是中药学在新时代发展的必然结果，也是今后中药学发展的重要方向。

一、千秋中药源远流长

纵观中药发展史，其遵循着由简单到复杂、由低级到高级的规律发生、发展，并与社会各个时期的政治、经济、科学、文化密切相关，是系统的、科学的实践经验的总结，是一个伟大的宝库。

1. 本草学的发展

历代学者在长期医疗实践中不断继承发展、提炼总结，使得药物品种等日益丰富，并记录在本草学专著中。现存最早的药物学专著《神农本草经》作为经典之作，为后世药学理论发展奠定基础。《雷公炮炙论》是我国药学史上最早的炮制学专著；《本草经集注》丰富临床用药内容，初步确立综合性本草模式。唐代在全国药物普查基础上修撰的《新修本草》是我国第一部官修本草，也被称为世界上第一部药典，比欧洲《纽伦堡药典》早800

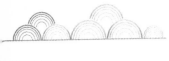

年。明代医药学家李时珍编写的《本草纲目》内容丰富、取材广泛、考订详明、标纲立目、分类先进、体例严谨，成为中国本草史上最伟大的集成之作。到清代，经著录的本草古籍达1000余种，保存至今的也有400余种。

2. 药物种类不断增加

《神农本草经》载药365种，《本草经集注》载药730种，《新修本草》载药850种，《本草拾遗》增收《新修本草》未载之药692种，两者合计1542种，《本草纲目》收载药物已达1892种（其中植物药计有1094种，动物药443种，矿物药161种，其他类药物194种）。《本草纲目拾遗》《植物名实图考》等补充前人所未载之药。至此，见于药物学著作记载的药物数量已达2800多种。

3. 剂型及制药技术不断发展

对于药物剂型而言，古代就有药性决定剂型，从临床用药需求选择适宜剂型的论述。早在商代就有汤剂使用记载，战国时期《五十二病方》记载有丸剂、洒（散）剂，该时期丸剂最为常用，出现有以酒、醋、油脂制丸的技术；《伤寒论》和《金匮要略》中记载有煎剂、丸剂、散剂、酒剂、坐剂、导剂、含化剂、滴剂、糖浆剂、软膏剂、洗剂、栓剂等十余种剂型。晋代《肘后备急方》首先使用"成药"这一术语，并有专章论述。

宋朝的《太平惠民和剂局方》，收载了大量的方剂及其制备方法，其中成药775种，方剂791首（按剂型分，丸剂290方，汤剂128方，煎剂2方，煮散剂26方，散剂233方，膏剂19方，饼剂4方，锭剂2方，砂熨剂4方，丹剂77方，粉剂1方，其他剂型5方），被称为世界上第一部中药制剂规范。

《本草纲目》收载中药剂型近40种，除记载丸散膏丹常用剂型外，尚有油剂、软膏剂、熏蒸剂、曲剂、露剂、喷雾剂等。明清时期，中药制剂品种繁多，剂型齐备，官方管理严格，其生产与经销得到进一步扩大。

当前，随着现代科学技术的发展，在对传统剂型进行整理和提高的基础上，现代中药新剂型层出不穷，在我国正式生产使用的已有40多种，如注射剂、软胶囊剂、颗粒剂、滴丸剂、中药配方颗粒、巴布剂、冻干粉针剂、膏剂、胶囊剂、丸剂、散剂、片剂、胶剂、糖浆剂、合剂、酒剂、酊剂、露剂、茶剂、栓剂、脂体剂、气雾剂、喷雾剂、膜剂、锭剂等众多剂型。

在给药途径方面，战国时期除用药外敷和内服外，就存在有药浴、熏、熨等法；到东汉时期，给药途径就多达几十种，如洗身法、药摩法、含咽法、烟熏法、灌肠法等。这些给药方法在后世都得到了保留并有进一步的发展。

二、继承与发展 中药现代化

1. 中药走现代化之路是历史发展的必然

数千年来，中医药以其独有的优势与功效呵护炎黄子孙健康，不仅为中华民族的繁衍生息做出了突出贡献，而且在防控重大疫情中有着不可替代的突出作用。数千年的历史证明，与时俱进是中药的自有基因，中药一直随着时代的变迁而不断发展，不同时期的中药都具有其鲜明的特点。

现代生活方式的改变，决定传统的丸散膏丹必须与时俱进，

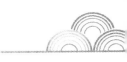

第七章　中药学如何发展

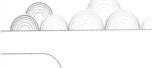

在遵循传统中医药理论的基础上必须更加符合现代人的生活习惯和方式。

医药产业的国际竞争日趋激烈，传统的中药产业是我国最有可能取得自主知识产权优势的产业，必须依靠科技创新，加快技术升级，加快传统中药产业向现代中药产业的转变，是弘扬我国传统中医药文化，推动中药走出国门、走向世界的必由之路。

利用现代科学技术挖掘传统医学的内涵，使中医药原创思维与现代科技完美结合，有助于解决我国当前所面临的疾病防治和健康保障等重大难题，并将为用中国式办法解决世界医改难题做出贡献。

2. 中药现代化的定义及突出特点

中药现代化，就是从传统中药发展提高到现代中药。中药现代化来源于传统中药的经验和临床，依靠现代先进科学技术手段，遵守严格的规范标准，研究出优质、高效、安全、稳定、质量可控、服用方便，并具有现代剂型的新中药，符合并达到国际主流市场标准，可在国际上广泛流通。

中药现代化主要包括中药理论现代化、中药剂型现代化、中药质量现代化、中药生产现代化及文化传播现代化等几个方面。与传统中药相比，现代中药主要有"三效、三小、三便"的特点："三效"指的是高效、速效、长效；"三小"指的是剂量小、毒性小、不良反应小；"三便"指的是便于储藏、便于携带、便于服用。

中药现代化的进程中，最为突出的一个特点就是剂型的现代化。现代中药剂型主要包括注射剂、软胶囊、颗粒剂、滴丸剂等。

中药注射剂是指从药材中提取的有效物质制成的可供注入人

体内，包括肌肉、穴位，静脉注射和静脉滴注使用的灭菌溶液或乳状液、混悬液，以及供临用前配成溶液的无菌粉末或浓溶液等注入人体的制剂。中药注射剂是当前世界医药界技术标准最高、质量控制能力要求最严、生产工艺最复杂的现代制剂，被誉为现代中药皇冠上的明珠。中药注射剂的优势在于改变了传统中药的给药方式，吸收快、作用迅速，适用于不宜口服的药物制剂以及不能口服药物的患者。中药注射剂可以产生局部定位或延长药效的作用，克服了中药传统制剂起效慢、生物利用度低和剂量不准确的缺点。代表性药物有神威牌清开灵注射液、参麦注射液、舒血宁注射液等，神威药业在中药注射液领域的科研项目："中药注射剂全面质量控制及在清开灵、舒血宁、参麦注射液中的应用"项目荣获国家科技进步二等奖，代表了现代中药产业最高技术水平。

现代中药软胶囊是将油状药物、药物溶液或药物悬混液、糊状物，甚至药物粉末定量压注并包封于胶膜内，形成大小、形状各异的密封胶囊。软胶囊的优势在于稳定性好，不易氧化和吸潮；口感好，掩蔽了药物苦、腥等异味。同时，软胶囊对于紫苏油、广藿香油等挥发性物质具有良好的包裹作用，软胶囊崩解后在肠道内直接吸收，生物利用度高；其服用量小、携带方便、使用时尚，更加符合现代人，特别是年轻人的用药习惯。代表性药物有神威藿香正气软胶囊、清开灵软胶囊等。

现代中药颗粒剂是在汤剂和糖浆剂基础上发展起来的剂型，其特点在于载药量大，符合中医特色，保持了汤剂吸收快、显效迅速的特点，同时颗粒剂体积小、服用方便、服用量小，克服了

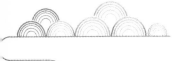

汤剂煎煮不便、服用量大、易霉变等缺点。颗粒剂还可以加入适当的矫味剂，对于不能耐受苦味的儿童方便服用。代表性药物有神苗小儿清肺化痰颗粒、神威滑膜炎颗粒等产品。

3. 现代中药对传统中药的继承与区别

中药现代化过程中一个突出的特点就是必须保持中药理论和临床应用的特征、特色和优势，体现"继承不泥古，创新不离宗"的核心思想，对传统中药进行现代语言的表述和现代科学的阐述，实现对传统中药的超越。在众多的现代中药产品中，相当一部分产品源于经典名方，但借助现代科学技术，已经实现了对传统中药的超越，如神威药业生产的拳头产品清开灵注射液就是来源于经典名方——安宫牛黄丸（表7-1）。

表 7-1 神威药业源于经典名方的部分产品

产品名称	产品来源及优势
神威牌清开灵注射液	源于清·吴鞠通《温病条辨》记载的安宫牛黄丸。安宫牛黄丸与紫雪丹、至宝丹并称"温病三宝"，并被称为温病三宝之首
神威牌参麦注射液	源于唐代孙思邈所著《千金要方》中的名方"生脉散"。生脉散为经典中药方剂，由麦冬、人参、五味子构成，可益气养阴、敛汗生脉
神威牌舒血宁注射液	银杏叶的功效最早见于元代《饮膳正要》一书，该产品具有扩张血管、增加血流量、改善微循环等功效
神苗牌小儿清肺化痰颗粒	源于"医圣"张仲景治疗肺热咳喘名方"麻杏石甘汤"加减化裁而成，具有辛凉宣泄、清肺平喘的作用

神威牌藿香正气软胶囊	源于宋代《太平惠民和剂局方》中的"藿香正气散"，该品主要由藿香、苏叶、白芷等十多味中药组成，有解表和中、理气化湿功效
神威牌滑膜炎颗粒	源于原河北省三院骨科专家周沛教授数十年的中医验方，本方以清热利湿为主，佐以补益气血、活血通络药物，诸药合用，共奏清热利湿、活血通络之功效，从而达到消肿止痛、关节康复的目的
神威牌清开灵软胶囊	源于温病三宝之一的"安宫牛黄丸"，清热解毒、镇静安神。用于外感风热时毒、火毒内盛所致的发热、烦躁不安、咽喉肿痛、舌质红绛、苔黄、脉数者
五福心脑清软胶囊	以《本草纲目》中记载的具有活血化瘀功能的红花中提取的红花油为主药，辅以冰片及维生素 E、维生素 B_6，具有活血散瘀、痛经止痛、开窍醒神的功效
神威牌感冒软胶囊	在"麻黄汤"和"九味羌活汤"的基础上强化了解表、通络、化痰、利咽的功效，全面、快速控制风寒感冒
神威牌感冒清热颗粒	源于中医风寒感冒代表方"荆防败毒散"，具有发表解汗、散风祛湿之功效
神威牌芪黄通秘软胶囊	源于山西省名老中医侯振民教授数十年的经验方"髦塞通丸"，具有益气养血、润肠通便的作用，用于功能性便秘症属"虚秘"者
神威牌利咽解毒颗粒	源于咽喉病常用方"疏风清热饮"与"普济消毒饮"，具有清肺利咽、解毒退热的功效
复方麝香注射液	源于清代吴鞠通《温病条辨》记载的安"宫牛黄丸"，是新一代用于醒神开窍的纯中药注射液

第七章　中药学如何发展

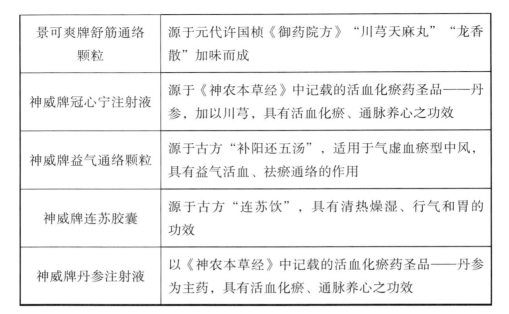

景可爽牌舒筋通络颗粒	源于元代许国桢《御药院方》"川芎天麻丸""龙香散"加味而成
神威牌冠心宁注射液	源于《神农本草经》中记载的活血化瘀药圣品——丹参，加以川芎，具有活血化瘀、通脉养心之功效
神威牌益气通络颗粒	源于古方"补阳还五汤"，适用于气虚血瘀型中风，具有益气活血、祛瘀通络的作用
神威牌连苏胶囊	源于古方"连苏饮"，具有清热燥湿、行气和胃的功效
神威牌丹参注射液	以《神农本草经》中记载的活血化瘀药圣品——丹参为主药，具有活血化瘀、通脉养心之功效

现代中药是对传统中药的继承和发展，但是两者又有明显区别（表7-2）。

表7-2 传统中药与现代中药的区别

	传统中药	现代中药
定义	传统中药是在传统中医药理论指导下，运用传统的中药生产方式制出的药物	现代中药是在传统中医药理论指导下，用现代化手段制出有一定标准的药物
标准	不统一	统一
中药材	不统一	统一，并有规范的 GAP 认证和相关规定

中药材种植	不统一	运用高新农业科技，生产原料基地化、规范化，质量稳定
农药残留量及重金属含量	没有规定	符合有关规定
药物组方	反复试验，容易出现不良反应	根据中医辨证施治和整体观的基础理论，从整体出发，在器官、组织、分子水平去探讨组方的机制。在此水平上组方的方剂，是一种立体的对人体多靶、多环节、多层次、多效应，又客观可控地整合调节，既充分发挥对人体的正面表达（治疗作用），又能安全克服对人体的负面表达（毒副反应）
临床试验	无明确规范	进行多期临床研究
中药提取	传统蒸煮、熬制	运用多种现代提取技术，如动态逆流提取、超临界萃取、大孔树脂吸附等
生产	中药炮制和生产缺乏规范，依靠个人经验	严格按 GMP 执行，由获得 GMP 的生产厂家生产的现代中药，在药材的采集、生产工艺、卫生、质量可控等方面有保证，具有安全、有效、稳定、均一，且无明显的毒副反应
治疗病种	传统疾病	能治疗传染病、恶性肿瘤、糖尿病等现代疾病，对准现代疾病或证候，尤其应对急危重症、难治病和新发生的疾病

医学向何处去——未来医学与中西医结合医学

剂型	味苦难服，服用量大，剂型较粗糙	对传统中成药进行精制，改变黑大粗面貌，口味变好，如改为注射剂、软胶囊、颗粒剂等剂型，服用量变小，易于携带
质量管理	传统手工检验，口尝、手摸、眼看	在传统检验的基础上，增加运用现代化学检测仪器分析，对单味中药材制成的中成药制剂进行指纹图谱质量控制
生产规模	手工作坊	现代化工业生产
疗效	较慢	可制成注射液等，疗效变快

4. 现代中药研究的新进展

与西药在研究中坚持对象性思维不同的是，中药的研究必须走系统医学的道路，必须彻底摆脱西医的理论、方法和手段，用系统的方法来研究中药。

（1）中药技术与质量体系逐步建立。以企业为主力的中药产业已经逐步建立起了相对完善的技术与质量体系，通过对高质量的原料管理、引进先进工艺（指纹图谱、DNA 技术等）、严格过程控制、高标准的质量标准、国际认证的检验技术和水平、完善的售后等质量控制体系的建设进而保证产品的质量，实现中药生产的标准化、中药剂型的现代化、质量控制的规范化、生产装备的自动化，使中药产品达到了"安全、有效、稳定、可控"的现代标准。部分研究成果在产业化应用中取得了突出的成果，例如神威药业科研项目"中药注射剂全面质量控制及在清开灵、舒血宁、参麦注射液中的应用"，获得了国家科技进步二等奖，同时神威药业秉承"一支药、两条命""产品代表人品、产品质量代表人的质量"等质量理念，建立起了完善的全面质量管理体系，对于提升整个中药行业的科技水平起到了示范作用。

（2）中药复方功效研究与评价体系逐渐完善。当前，现代中药的整体药效研究逐步加强，以中药药理、中药化学和中药药代动力学为手段，建立中药复方功效研究与评价体系，从中药配伍理论出发，尽量挖掘中药多组分复杂体系在不同靶点、通路和功效网络的协同作用，以反映组方的作用特点和比较优势，提供新药研发的充分实验依据。这一体系正在中国中医科学院、清华大学、北京大学、天津中医药大学、中医科学院西苑医院、神威药业集团有限公司等单位的共同努力下逐渐完善。

（3）中药循证医学研究逐步走向正轨。2019 年，中国中医药循证医学中心正式成立，这是中医药科研从国家层面对循证医学的积极表态。面对现代医学科研的通用语言和"游戏规则"，中药产业积极拥抱循证医学，是对力求客观、排除偏倚、明晰评定疗效思维和原则的高度认同，是拿起现代武器为中医药学公信力进行辩护和确认的胆量、自信和气度。特别是随着循证医学方法学的不断完善和推广应用，中药临床疗效的证据受到广泛重视。

众多科研单位及中药企业根据中药的研究资料，上市后的质量、有效性、安全性研究情况进行综合分析，围绕临床定位、治疗需求、用药风险和可替代性开展临床价值评价，以经验为基础的临床医疗模式转变以证据为基础的医疗模式，为中药提供符合现代化标准的医学证据。网状 Meta 分析（Network Meta-

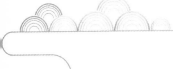

Analysis，NMA）是传统 Meta 分析的延伸，为临床药物选择提供证据支撑；而在大数据的背景下，研究多采用"样本即整体"的全数据思维模式，借助云计算等科学技术计算分析全部数据，从而可以更多地发现传统手段无法捕捉的细节信息也是未来研究的方向之一。

【点评】

神威药业联合中国工程院院士王永炎开展神威清开灵注射液30 000 例上市后安全性再评价的真实世界研究，本项目共监测病例 30 840 例，报告不良事件 118 例，不良事件发生率为 3.8‰。

神威药业与中国工程院院士张伯礼开展国家十二五"重大新药创制"科技重大专项课题——神威舒血宁注射液上市后临床安全性集中监测临床研究，该项目拟研究病例 30 000 例，目前已完成 15 000 例病例监测。

2009 年 9 月至 2013 年 6 月期间，在神威参麦注射液300 000 例上市后安全性再评价的真实世界研究中，26 家医院共计观察 30 012 例使用神威参麦注射液的住院患者。结果显示，神威参麦注射液不良反应发生率为 1.5‰，程度以轻中度、速发型为主，未见严重不良反应。

经过循证医学研究，大量数据显示，神威中药注射剂、软胶囊、颗粒剂安全、有效、稳定、可控，在临床上具有独特性和不可替代性。

三、展望与未来　新中药产业发展之路

在新的历史时期，深入发掘整理、继承弘扬中医药文化，加

快中药创新，实现传统中药向现代中药转变，满足时代发展和广大人民群众日益增长的医疗健康需求，并走向国际，造福全人类是历史赋予中医药人的神圣责任。

1. 中药产业发展的困局与突破

目前，中医药产业正迎来前所未有的发展机遇，这很大程度上得益于国务院印发《中医药发展战略规划纲要2016—2030年》，以及国家在2017年推进实施的《中华人民共和国中医药法》。

正是站在这个即将快跑的新起点，我们更需要看到中医药产业面临的瓶颈，理性思考转型升级的路径，以及思考新的商业模式如何建立。无疑，这些都是必答题。

概括起来看，目前中药产业正面临着以下五大困局：

（1）**中药材资源困局**。中药资源是中药产业的命脉。随着国内外市场对中药产品需求不断增加，中药材需求激增。同时，由于土地资源减少、生态环境恶化，部分中药材资源的可持续利用面临严峻挑战。而高品质的道地中药材资源更为稀少。

（2）**中医药科研困局**。我国的中药产品常常因研发投入不足，技术和科技能力落后，不能够适应国际市场的需求，无法用中药撼动国际市场份额。而中医临床数据来源问题、中医的标准化与规模化的困难，仍然是制约中医药产业发展的难题。

（3）**产业整合困局**。较长时间里，药材市场混乱、产品质量参差不齐、造假使假等问题频发，但根本上是缺少对中医药上下游产业链的整合。而中医药产业链的整合，对精细化要求程度高，对品质标准把控更为严格，最终导致了产业整合难度大，从而制约了中医药产业的发展。

（4）消费认知困局。过往消费者对中药的看法往往是"熬药麻烦""难喝""见效慢"等，而中药的真正价值未能很好地传递给消费者，消费者认知存在一定的局限性。而这种消费认知的困局，导致中医药市场发展缓慢，产品的附加值难以提升。

（5）专业化人才困局。中医药产业的发展离不开创新型的专业人才。而把理论和实践体系完全不同、临床方法和评判标准迥异的中医和西医结合办学，或用培养西医的模式和标准培养中医，容易从源头上就将中医西化。

针对以上中药产业面临的困局，从国家层面来说，我国首部全面、系统体现中医药特点的综合性法律《中华人民共和国中医药法》已正式施行，这是从法律层面扶持和促进中医药发展，解决制约中医药发展的突出问题的有力举措。同时《"健康中国2030"规划纲要》《中医药发展战略规划纲要（2016—2030年）》等政策文件的出台，为中药事业获得长足发展，形成中医药医疗、保健、科研、教育、产业、文化整体发展新格局指明了方向。与此同时，众多中药企业进行了积极的探索，直面和审视中药在传承过程中所面临的困境，从提升中药制剂产品科技水平与质量、加强中药特色人才队伍建设、构建新时代中药产业生产、流通、服务体系等方面，积极探索和解决走出这种困境的思路和方法。

突破中药产业困局，需要政府及市场主体持续不断地努力，遵循中医药发展规律，以推进继承创新为主题，以提高中医药发展水平为中心，以完善符合中医药特点的管理体制和政策机制为重点，要继续完善相关法律法规制度、加强行业监管、加快人才培养以及营造良好的国际环境，同时要大力发挥企业的主观能动性，完善中药价格形成机制、加大对企业的政策扶持力度等，唯有如此，中药产业才能促进国粹中药在新时代的繁荣与发展。

【点评】

神威药业的新中药价值引领战略。神威药业立足中药产业价值本身，依靠自身资源优势、品牌优势、技术优势，推进实施新中药价值引领战略，将经典名方与现代科技完美结合，同时满足现代人对中药优质、便捷、时尚的要求，是中药产业转型升级的全新路径，具有鲜明的特点：

经方——源于经典名方，坚守中医本源；

科技——融入领先科技，科技赋能中药；

生态——精选道地药材，守护天然生态；

品质——严细匠心精制，塑造品质标杆；

时尚——便捷极致时尚，满足消费升级。

神威新中药价值引领战略在行业内形成了鲜明的医学价值观、行业价值观、科研价值观、品质价值观以及生态价值观，为中药产业在新时代的发展做出了示范。

神威药业与知名院士、专家及科研单位开展深度合作，立足于传统经方的临床价值和科学价值，充分将现代科技融入现代中药，建立起完善的现代中药科研、技术、质量管理体系，并先后两次获得国家科技进步二等奖。神威药业精选道地药材，在全国建立了多个万亩中药材 GAP 种植基地，从中药生产源头到最终售后服务建立起完善的六道产品质量保障。同时，将传统中药创新为现代中药注射剂、现代中药软胶囊、现代中药颗粒剂以及现代中药配方颗粒的现代剂型，使用更便捷、时尚，是中药领域消费

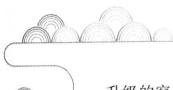

升级的突出代表。

2. 中药国际化路径探索

中医药是中华民族的瑰宝，不仅属于中国，也属于世界。中医药走向世界，不仅可以造福全世界患者，也能全方位展示中国传统文化和哲学智慧，成为促进中外人文交流的亮丽"名片"。当前，中医中药在世界的影响力日益增强，中医药界的国际交流与合作日益广泛和深入，国际社会对传统医药的接受程度也越来越高。因此，有能力对外发展的中药企业开始抓住机遇，逐步开拓国际市场，建立中外医药开发、交流、合作的平台，这对促进以合理方式共享资源理念的传播和推动传统医药文化产业发展将产生积极作用。

当然，中医药"走出去"与现代医学互融互通还面临诸多困难。首先是文化差异，我们尊崇的"天人合一"等东方哲学人文观念和西方的思维方式还是不一样；其次是政策和技术壁垒，我们要进入国际市场，为国际市场提供产品和服务，就要适应当地风俗习惯。同时，我们在国际上面临着竞争，包括现代医学的竞争和当地传统医学的竞争，这就要求我们拿出更好的服务和更高质量的产品回应质疑。

加快中医药走出国门的步伐，一方面要以尊重中医哲学思维特色为前提，只有在明晰这些思维特色的基础上，加强中医基础理论研究，通过中药的现代化，完善药品的安全、有效、质量等的基本要求，才能充分发挥中医药在维护人类健康上的特色和优势，促使其以确切的疗效走向世界；另一方面则要从国家层面为中医药在海外传播营造更好的氛围，如建立中医药海外中心，组织中医名家在海外开展诊疗、提供治疗体验等方式，褪去中医的神秘面纱，拉近与海外民众的距离，赢得更多发展机遇。

【点评】

在中药国际化方面，神威药业集团不仅走在了全国中药企业的前列，同时还开创了国际"产学研"合作的一条新路。神威药业与中国中医科学院西苑医院、澳大利亚悉尼大学联合研制治疗老年痴呆的组分中药塞络通胶囊，该新药在研制的各个环节自始至终以澳大利亚治疗药物管理局（TGA）对中药的注册要求为准则，药物选择既是中药又是欧洲药典收载的品种，达到制剂既符合中药传统配伍理论要求而具备良好疗效，同时兼备欧洲植物药质量控制成分清楚、明确的特点，完全可以被西方国家所接受。2015年，塞络通胶囊三期临床试验在澳大利亚正式启动，这是全球首个在中国、澳大利亚同时开展符合国际规范的，随机、双盲、安慰剂对照的多中心临床研究的组分中药，首开现代中药国际"产学研"合作先河，开辟中国中药走出国门的新路径。

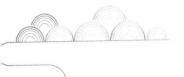

第八章　中医药学的主要特点

"人类知识中最有用而又最不完备的就是关于人类对'人'的认识"（卢梭）。医学是研究人类生命最重要的内容，而中医药学，从指导思想、研究内容到方法学，都具有独特的思想体系，这是西医学（现代医学）所不及的。

一、人的生物属性与社会属性的统一性

人具有生物属性，更具有社会属性。只有把"两性"结合起来，才能正确地全面地认识人的本质。

人是大自然的组成部分，又是最活跃的、具有能动性的社会成员。人文学和哲学是中医学的载体，不了解人文学和哲学则无法学好中医学，这也是中医学教育改革的重要内容。中医学生有的"不信中医"就是没有学好它的"母体"。

生物属性是生物界的生物所共有的，而人的社会行为，人类的交往，则产生复杂的社会属性。中医药则是把两者结合起来，才全面认识了人的生命、健康和疾病。

二、"天地人"一体性构成"三观"

由于人的生物属性和社会属性的统一性，把天地人紧密地结合在一起，则形成了天人合一的自然观，形神统一的整体观，辨证施治的治疗观。

1. "天人合一"的自然观

《素问·阴阳应象大论篇》说："天有四时五行，以生长收藏，以生寒暑燥湿风"称作"天道自然"。

人既然是大自然的组成部分，因此大自然的变化必然影响到人体的变化。一年四季，每月月的盈亏，一日昼夜 24 小时的变化，无不影响人体生理的变化。

"适者生存"，人体能够随着自然界的变化，而加以调节，叫做"代偿能力"，而维持正常生理状态，如失去代偿能力叫做"失代偿"，则表现出病理生理变化，进而出现病症。

随着生态环境的变化，特别是环境的污染，直接影响人们的健康。环境中 $PM_{2.5}$ 的变化已成为观察衡量环境污染的重要指标。保护好人类赖以生存的地球村，则是世界各国政府和人民的大事。

2. "形神统一"的整体观

精神和物质、主观和客观、大脑和思维构成人体形神统一的整体观。意识科学已成为当前研究生命科学的重要内容。意念指挥人体的物质代谢，开辟了大脑意识对物质代谢调节作用的新领域。

中医学对致病的因素，既强调外感六淫（风、寒、暑、湿、燥、火），更重视内伤七情（喜、怒、忧、思、悲、恐、惊）。另外，把饮食和劳倦对人体影响看成是"不内外因"，而是内外因的结合。

人得病不仅是躯体得病，而精神心理变化也是人得病的重要机制。"心理变化—生理变化—病理变化"是相通的，因而心理治疗应是一切疾病治疗的基础治疗，应把"治病"转变为"治病人"，因为一切疾病都是全身性疾病在某些组织和器官的一种特

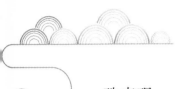
殊表现。

3. **"辨证施治"的治疗观**　　"有诸内必形于外"，中医治疗重视人体症状、体征为一体的"证候群"的变化，采用辨证施治，用以同病异治、异病同治，达到治疗个体化，这是中医在整体观的指导下治疗的特点，而并非"精确医学"提出的概念，只不过它引进了基因检测的差别，而提出治疗个体化。

在中药治疗中，重视"理法方药"的理论和"君臣佐使"的组方配伍原则，实现多环节、多靶点相关集合作用的整体调节，是一种调动机体自我代偿能力的方法，这正是中药复方很难产生耐药性的一种原因。

总之，要想了解和掌握中医药学的特点，必须要学习《黄帝内经》的主要学术思想和独有的理论和方法。

中医科学的特性，李伯淳总结了五个方面：整体观是中医的基础、辨证论治是中医的灵魂、随机应变是中医的精髓、医者意也是中医的神韵、医者易也是中医的大道，深刻地说明了中医的内涵。

第九章　中医学发展的时代机遇

古老的中医学，将随着中华民族的伟大复兴，加强文化自信，在新的时代将焕发出新的光辉。

一、中医学发展的时代背景

医学发展的从古至今，如前所述，大致经过三个时代：即经验医学、实验医学、整体医学时代。

经验医学：产生于15世纪以前古代科学技术时代。该时代以农耕为主，生产力较低。医学的发展主要是通过临床观察，不断积累经验，逐渐形成了中医的理论体系，中医学便产生于此时代。所以，中医学称为"经验医学"，它是以人的实践为对象所得的结果。这里所说的"经验医学"是与后来的实验医学相比较而言。经验医学并不是否定中医的理论，只是说明它的理论来源于临床经验的总结。

实验医学：随着生物学、化学、物理学的发展，产生了许多新技术，开始在医学诊断、治疗方法上的应用，促进了医学的发展，使经验医学与当代科学同步发展，产生了现代医学，统称为西医。

整体医学：或称系统医学。人是一个开放的有机的巨系统。机体的整体性与外在环境的统一性，并非机械唯物论的指导思想所能解决的。人的健康和疾病受多种因素的影响。

中医学重视整体，这是中医学本质所决定的，又吸收了实验医学时代还原论的分析方法，使中医学原有的特点又插上了现代

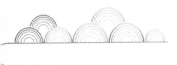

的实验方法的翅膀，促使了中医学与现代科学同步地发展。

二、中医的特色弥补了现代医学的不足

西医学利用了现代科学技术和方法，促进了医学的发展，但也带来了许多新问题。由于西学的机械唯物论的指导思想，把人看成是"机器"，医生治疗疾病就是在"修补零件"，缺乏整体性和生理病理变化的动态性。而中医学的整体观和辩证观，正好弥补了西医的不足，并代表了未来医学发展的方向。

1. 医学模式的转变与中医整体观

医学模式从"生物医学"向"生物—心理—社会"医学模式转变。1977 年，恩格尔在《科学》杂志发表了向生物医学模式挑战的文章，提出了"生物—心理—社会"医学模式，强调了"心理和社会因素"在致病和治疗疾病中的作用。

2. 中医对老龄化人口的保健作用

人口谱老龄化与中医的摄生、养生、保健的理论将发挥中医在保健中的作用。

3. 疾病谱从传染性疾病为主，转变为以代谢性疾病为主。

如高血压、高血脂、高血糖所引起的心脑血管疾病、糖尿病以及肿瘤等疾病，此为多因多果所致的疾病，将发挥中医药的整体调节作用。

4. 心理健康与中医五脏与五志的心理特点

世界卫生组织一位专家指出："从现代到 21 世纪中叶，没有任何一种灾难像心理冲突那样带给人们深刻而持久的痛苦"。研究中医"五脏与五志"的内涵，发展中医心理学（图 9-1）。

$$五脏与五志 \begin{cases} 心在志为喜 & \rightarrow 过喜伤心 \\ 肝在志为怒 & \rightarrow 怒伤肝 \\ 脾在志为思 & \rightarrow 久思伤脾 \\ 肺在志为悲 & \rightarrow 悲伤肺 \\ 肾在志为恐 & \rightarrow 恐伤肾 \end{cases}$$

图 9-1 五脏与五志

现代医学认为，情志活动属于神经系统、大脑功能，而中医把情志归于五脏。如果以中医思辨学为指导，通过实践加以研究，有望发展现代中医心理学，创建新的心理学。

5．现代医学的还原论的分析方法，为中医学的综合方法提供了分析基础

还原论的分析方法是当前科学研究的主要方法，虽然应用到生命科学研究有一定的局限性，但对于特异性的检查仍可用来研究中医学，为分析方法的综合概念提供分子生物学基础。

通过上述分析可见，现代医学欲解决的问题和追求的方向，恰是中医的特色和优势。

三、得到了法律的支撑

任何一门科学的发展都有其自身发展的规律。世界的事物是可知的，但人的认识又受时代的约束，有一定的局限性。中医学随着时代的发展，是在否定中得到发展的，并不需要立法来保护。

那么为什么中医学还要立法，靠法律来保护呢？这是因为中医是中国优秀传统文化的重要组成部分，又是中医科学的载体，

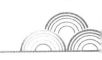

中医失去了母体则丢掉了根本。中医药学的立法就是保护中医药文化这个载体，使中药学的发展得到了法律的支撑，也体现了"文化自信"的思想。

《中华人民共和国中医药法》经全国人大常委会批准，于2017年7月1日已正式执行了，这是中医药学发展历史上的一件大事。中医学不仅是学术问题，而且纳入了法律的轨道，有待完善和改进。

值得提出的是，法律只是发展中医药学措施的政策保证，而中医药学发展的生命力在于学术思想、理论体系和疗效。

第十章　中医药学面临的挑战

如何对待传统的中医药学？一是，对中医药学学术内容的看法；二是，对中医学认识的思路与方法，也就是说，对中医药学知识的了解程度，以及认识事物的方法论。就目前对中医药学的认识的有不同方法，可归纳为以下八个典型的观点加以分析，达到正本清源，还中医学的本来面目。

一、文化遗产与封建糟粕的关系

文化遗产是一个民族保留下来的宝贵财富。这就是为什么联合国还要评选各国非物质文化遗产的重要原因。中医药学是我国非物质文化的瑰宝。

那么为什么有人把中医药学文化作为封建的残余加以反对呢？"五四运动"中，在反封建、反复古的大潮中，中医是首当其冲，为什么？就是因为有些人受西方文化、科学和哲学思想的影响，对中医的哲学思想、理论体系和治疗方法无法理解，而作为封建的东西加以废除。于是1929年，国民党政府通过了废除中医以扫除卫生之障碍的提案。

所以产生这种混淆思想，就是把古老的文化遗产看成是落后的封建残余，并以西方的科学思想、西医的标准作为理论依据来衡量中医，认为凡不符合西方医学标准的都是不科学的，把中、西医两个完全不同的思想和理论体系混为一谈所致。

一个民族对其文化遗产不是废弃，而是在新的历史条件下，

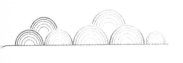

取其精华去其糟粕，使其得到发扬。

二、经验医学与实验医学的关系

中医学是经验医学，是通过千百年对人的观察，也可以说通过对人的实践总结出来的一门医学，是无数代价换来的，非常宝贵。因为它是以人为本总结出来的理论，更接近人的属性。

西医是实验医学，它是随着现代科学技术的发展应用到人体的诊断和治疗，主要是通过动物实验所得的理论，属于现代医学。

中医学与西医学一个是通过临床实践总结，一个是通过动物实验的总结，形成两个不同的理论体系，都是科学。不能认为经验医学没有理论，并以现代科学概念衡量中医学，把它叫做"前科学"或"潜科学"。多年来经验证明能治疗疾病反而不是科学，而非通过动物实验"大鼠点头"才算科学。

两个医学是不同的独立理论体系，不能用一个否定另一个。

三、中医现代化与中医西化的关系

中医现代化是以中医学形象思维思辨学为指导，以中医核心理论为基础，采取现代的科学技术和方法研究中医，赋予现代的语言，去伪存真，是中医与当代科学同步发展，称之为中医现代化。

西化是以现代医学的思想和理论为指导，用现代的科学技术和方法研究中医，使中医学合乎现代医学为标准，称之为中医西化。中医学分科是中医西化的一种表现。中医与中药的整体观与辩证观是其特点。中医药学没有分科之说，而现在根据西医把中医也分为内、外、妇、儿、五官等科，实际上把中医的整体观与辩证观给丢掉了，用西医思路来治病，丢了治病求本思路。

中医学的发展在于现代化，促使中医学的特点得到发展和创新，而中医西化是在改造中医，对中医学发展是个歧途，没有出路。

中医现代化，急需从思想上、内容上、方法上提高认识，改变像张伯礼院士曾指出的"五化"：中医思维弱化、中医技术退化、中医特色淡化、中医科研异化、中医评价西化。

所谓思维弱化，即中医形象思维思辨学作为认识事物的突破口，弱化了；所谓中医技术退化，对于中医的针灸、气功、按摩、冥想、音乐等疗法，不再是中医的基础治疗的特殊手段，最好也只是成为一个专科；所谓中医科研异化，目前是"研究中医"，而不是"中医研究"，说明以谁为主体，不能把中医变成西医内容；所谓中医评价西化，就是以现代的西医的理论标准作为"裁判员"评论中医，这样就使中医的发展和成果，最多达到现代西医的水平，还谈什么创新。

四、中医理论与中药的关系

中医理论与中药的关系中有两个问题：一是，有人不承认中医理论，认为药物还可以保留，称之为"弃医存药"；二是，中药研究和开发以西药方法为标准。

中药是中医理论的重要组成部分，又是中医理论的表达工具。中医治病是根据"理法方药"的理论和"君臣佐使"配伍的原则。

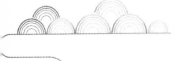

例如，通过中医辨证确定为血瘀之理，便采用活血化瘀之法，组成活血化瘀之方，再选活血化瘀之药。

中药组方按"君臣佐使"配伍，说明各种药物在方中的作用，而不是药物的相加。

第二个问题，就是中药开发的标准。目前中药开发新药的标准，走的是西药之路。例如，研究其中的有效成分，通过动物实验再进入临床观察。有的中药经方是通过千百年临床实践证明是有效的，它含有多种复方成分，是多环节、多靶点、相关集合作用，是对疾病的整体调节，罕见耐药性的产生及严重不良反应，但还需要通过动物实验，必须"大鼠点头"才算科学，有悖中医理论和人的属性。

附带说明一下，一个西药的诞生，作为一种新药，超过 10 年以上的很少，当发现有严重的不良反应或产生耐药性便废除了。中药的开发可以测定某些有效成分，说明作用机制，但绝不能走西药单体成分之路，以免以偏概全。

五、中医只能治慢性病而不能治急性病

首先，应说明在西医未传入中国之前，不论慢性病还是急症，中医都看。

当然，中医对慢性整体调节是其特点和优势，但不能说中医不能治急症。目前为什么中医治急症逊色了呢？有两种原因：一是，西医占据了优势，很多急症主要是去看西医了；二是，中医实践机会减少了，研究重点也就淡化了。

根据报道，中医在急症方面也有其突出的特点。如山西灵石

有一位老中医叫李可，探索仲景《伤寒论》六经辨证论治的理、法、方、药，借鉴后世百家的成功经验，搜集了大量的针灸、救急药方，独创新路，处方用药复归医圣经方，研究出"破格救心汤""攻毒承气汤"，用以救治各类型心衰危症和多种危重急腹症，大获成功，并著有《李可老中医急危重症疑难病经验专集》，广为传播，引起中医界高度重视。用中医方法治疗危急重症，被称为"中医ICU"，说明中医能治急症。

六、中医院和西医院的关系

我国现有西医院、中医院，还有两者相结合的中西医结合医院。

西医院是以现代科学技术和方法诊治疾病，已成为当今主流医学。目前多数患者去西医医院就诊治疗。

中医院以中医为主，但也应用现代的诊疗技术和方法。这里需要提出来的是，目前中医院不同程度地弱化了中医，而不是突出中医特色，成了西医院的补充，成了另一类的西医院。这是中医院改革值得注意的问题。

群众有病就医，不管是西医、中医，只要能治好病就行。

如何宣传中医和西医的特色，普及中医的知识，发挥对群众的指导作用，非常重要。

七、如何正确对待"名人"反对中医

有人反对中医，常拿出鲁迅、胡适、陈独秀等名人反对中医，说明名人都认为"中医不科学"，为自己反对中医找支持的理由。

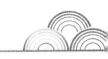

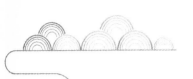

其实他们多数并不是研究中医的人，只是管中窥豹，甚至以中医的糟粕治死了人为例，来评判中医的价值。他们对中医理论真谛并不了解，让他们去看看《黄帝内经》这部中医理论全书，就会知道中医药文化功底有多么的深厚。

有的"名人"甚至说："中医虽然能治好病，但说不清楚道理，不能叫科学，而西医虽然能治死人，但能说明为什么，这才叫科学"。这些名人反对中医没有说破的道理，都犯了"以偏概全"的错误。

八、当前影响中医学术发展的两大因素

中西医并存，有互补也有干扰。西医对中医学术发展的影响主要有两大因素。一是，中医实践机会减少了；二是，西医治疗对中医证的干扰。

我国国务院国发【2009】22号文件指出："随着经济全球化，科技进步和现代医学的快速发展，我国中医药发展环境发生了深刻变化，面临许多新情况、新问题"，其中包括服务领域趋于萎缩、实践减少。中医为经验医学，是通过临床实践不断总结，由于实践减少了，失去了对某些疾病治疗的实践机会，难于有新的发现。

另外，西医治疗的病，对中医证的干扰。在中医治疗中就曾提出治疗不当会对症的干扰，叫"变证"。现在由于西医的治疗造成的"变证"远远超出中医本身治疗不当发生的"变证"。如作者在临床治疗慢性肾炎中深刻体会到：慢性肾炎一般表现均为脾肾阳虚，而现在多表现为肾阴虚，通过询问患者得知70%的患

者都在用皮质激素（可看成是纯阳之药），由肾阳虚变成了肾阴虚，为阳盛耗阴所致的结果。

这就提出一个严肃的问题：西医治疗所造成的"变证"与本病的证有什么区别？这直接影响了中医辨证施治，这是中医学发展中一个值得研究的问题。

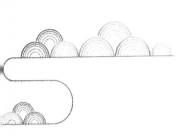

第十一章　中医学如何发展

中医如何发展？这是一个大问题，不是几句话就能说清的问题。中医的发展关键在于提高认识、研究和发展中医特色、立足实践、着眼创新以及中医教育改革和人才建设等。

一、提高对中医学的认识是中医学发展的前提

首先应提高认识，增强责任感。下面介绍两位政治家和科学家对中医学的论述。一位是习近平，他认为"中医药学凝聚着深邃的哲学智慧和中华民族几千年的健康养生理念及其实践经验，是中国古代科学的瑰宝，也是打开中华文明宝库的钥匙。深入研究和科学总结中医药学对丰富世界医学事业、推进生命科学研究具有积极意义"。习近平主席把中医药看成是"哲学智慧""瑰宝""钥匙"，并指出在"丰富世界医学事业，推进生命科学研究"方面，中医将发挥重要作用。另一位科学家就是钱学森，通过学习中医和感悟，高瞻远瞩地提出："21世纪医学发展的方向是中医，在继承的基础上，结合现代科学技术，开创祖国医学的美好明天"，并指出："医学的方向是中医现代化，而不存在什么途径，西医也要走到中医道路上来"，这均具有重要的指导作用。

中医作为传统医学，经过上千年的历史发展过程，已形成了较为完整的理论体系，但在当今自然科学和社会科学突飞发展的时代，所表现出的先进性，用还原论的分析方法研究生命问题时，也带来了局限性。如何用马克思的历史唯物主义和辩证唯物主义

的观点分析中医药学，并确定它在历史地位中能够"古为今用""旧貌换新颜"，去应对挑战，首先必须要解决世界观和方法论的问题。

1．增加"文化自信"是基础

中医药学是我国传统文化的瑰宝，它的传承发扬，不仅影响着中医药学的发展，而且对丰富和推动我国传统文化、提高民族的自豪感和历史责任感也将起到不可估量的作用。

2．面对上述"八个方面"的挑战，要研究对策

"八个方面"有政策问题，更有实践性，要从学术上研究，在实践中不断地去解决，达到正本清源，扫除前进中的干扰，让事实说话。

3．排除对中医药发展两种极端认识的干扰

一种认为，中医学都是宝，没有糟粕，不能动。当有人提出不同意见，就认为是"否定中医"；一种认为，在当今科学发展的今天应废除中医，特别有的"名人"，提出让"中医退出历史舞台"。一左一右，两种思想，实际上是一个结果，都不利于中医学发展。

二、中医学发展的生命力在于理论创新

科学就是探索客观事物的规律，总结并上升为定理、定律，才能发挥指导作用。

1．理论创新

只有理论上创新，才更有科学价值。"中医理论和技术方法创新不足"（国发【2009】22号）。

中医作为经验医学，中医科技工作者不能只当"实践家"，

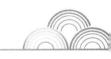

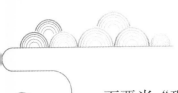

而要当"理论家",才能对科学创新做出更大贡献。

回顾中医发展的历史,例如:牛痘的发现、预防接种,已经发展成了当今的免疫学;维生素 B_1 的缺乏与脚气病(末梢神经炎)关系的发现;五行生克理论在物质相互依存和制约中与量子力学的相关性等。

上述的发现,国外科技工作者通过研究,获得了诺贝尔奖,其实中医早有发现,可是没有从理论上去研究,用现代的科学语言给予阐述,使中医学有不少思想和内容未上升到理论,让诺贝尔奖擦肩而过,实为历史的憾事。

2. 树立要敢于去拿诺贝尔奖的思想

中医学欲想得到创新,就要找西医不能治的病或治疗不理想的疾病,也就是中医独有,而西医没有的优势,立足于实践,勇于创新,填补医学的空白,去拿诺贝尔奖。如:

(1)经络的实质是什么?如何实现它作为人体的气血通道在机体内发挥整体调节作用?

(2)五脏与五志的关系:喜、怒、思、悲、惊与心、肝、脾、肺、肾的关系,发展现代中医心理学,实现精神与物质的统一。

(3)五脏相生相克的病理生理学研究,证明脏腑相关的整体性,指导一脏有病辅以它脏治疗的整体调节。

(4)西医的"脏器"与中医的"藏象"在结构与功能方面,寻找结合点,如何做到两者的统一,发现脏器结构的新功能,丰富和发展现代医学?

(5)研究脏腑表里关系、内涵表现的机制(如肺与大肠相表里),提供新的治疗方法,创建新理论。

（6）中医"调动疗法"是如何发挥机体的自我代偿功能去抗病，补充西医"对抗疗法"不足的。

（7）针灸、气功在调心、调气、调神的作用机制，对重大疑难病的研究，发展创新智能医学。

（8）中药复方综合成分的研究，寻找多环节、多靶点相关集合作用，发挥中药复方的整体调节作用。

以上从八个方面说明中医药创新领域非常广，科学研究"既要实事求是，又要异想天开"（郭沫若）。勇于创新，敢于创新。屠呦呦获得诺贝尔奖为我国科学技术工作者树立了典范，在中西医结合方面打开了大门，我们完全相信中医药学的诺贝尔奖将接踵而来。

拿诺贝尔奖不是目的，它的意义在于说明中医科学研究的成果对人类的贡献，让中医药学在新的历史时期，为人类健康事业再现一次历史辉煌。

三、发展中医药学的"两个坚持"

从中医学自身的认识论和方法论，要做到国发【2009】22号所提出的"两个坚持"。

1. "坚持继承与创新的辩证统一，既要坚持特色优势又要积极利用现代科技"

继承是前提，发扬是目的。继承的是中医的特色优势是本质，利用现代科学技术是方法，促进中医药现代化。

2. "坚持中医、西医相互取长补短，发挥各自优势，促进中西医结合"

在我国中西医并存、中西医并重的历史条件下，两个医学都

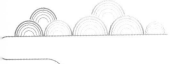

要发展，为人民健康、为防治疾病服务。

中西医两者取长补短是方法，目的在于"促进中西医结合"。中西医结合不仅可促进中医药现代化，而且将创造出我国第三个医学，即中西医结合医学（后面将专题讨论）。

四、中医的思维方式更适合生命科学的研究

人们希望中医药精确化、量化、标准化、规范化，与现代科学同步发展。中医是以有生命的活人为研究对象，注重天人相应、表里相关的整体性观念。人的健康、疾病参数和变量很多，各种因素相互交错，系统很复杂，因此模糊性也很明显，很难用上面所说的"四化"来衡量中医。

当前，世界科学界正在进行一次由精确到模糊的变革和发展。中华文化复兴研究院李伯淳院长在《大医道术概论》中做了较为详细的论述。

中医学理论的优势是整体系统观，"宏观整体上清楚，微观局部上模糊"，此点正与西医相反。西医学的理论优势是"还原论的分析方法"在"微观局部上清楚，而宏观整体上模糊"。

中医学综合了系统论、控制论、信息论、耗散结构论以及协同论等的常用思维方法，使中医学形成了宏观、整体、非线性、模糊等许多独具特色思维方式，融"哲学—理论—实践"于一体，把复杂的生命科学又简单化了。

中医学采用了模糊的思维模式，如采用"黑箱"的方法。黑箱是根据控制论思想，只知道输入与输出的值，而不知道它的内部结构系统和变化。如根据中医辨证，给患者以某种药物治疗，

然后根据患者的反应，取得什么效果，至于在体内发生什么作用机制不知道。比用"还原论分析法"打开"黑箱"同样获得在体内变化的信息更全面。就像李伯淳教授所说的："模糊"是人类感知万物、获取知识、思维推理、决策实施的重要特征。"模糊"比"精确"所相拥有的信息容量更大，内容更丰富，更符合客观世界，特别是符合人体、生命、疾病的认识和研究。

五、高等中医院校的教育改革

中医学的传承和发展，关键在人才，而人才的培养和再教育非常重要。

中医院校的教育改革任重而道远，这与教育方针、教学方针、课程体系、教材建设、教学方法等密切相关。目前中医的教育方案基本上是西医的教育模式，教条主义、形而上学的思想阻碍了中医学的发展，也是中医西化的一种表现。

1. 课程体系必须改革

中医学教育从指导思想、教学内容和方法都与西医的教育不同。中医学以人文学和中国哲学为载体，欲使学生在掌握中医的同时，一定要开设社会人文学和哲学课，否则，掌握不了中医的真谛，也学不进中医，更学不好中医。因此，必须要开文学课和哲学课，当然还有自然辩证法课。

2. 重组中医课程体系

对现在中医课程要重组，按中医的理论体系，组成新的课程，编写新的教材，这个问题难度较大，需要大胆改革，在实践中不断地完善，真正形成中医高等教育的学科体系，这是高等中医院

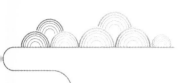

校教学改革的一次革命。

3. 中西医教学内容的比例

中医院校的教学以中医为主，西医为辅。有人认为，中医院校就讲中医，不要开西医课，以免干扰，这是一种理想。中医院校为什么还要讲一些西医课，有两条理由。

一是，目前西医已成为主流医学，并对中医治疗也有干扰。学生不了解点西医，无法以对西医的影响去调整中医治疗方法。

二是，多数患者来找中医看病，大多数都请西医看过，做了不少检查和用药治疗，医生不学点西医，无法与患者沟通。

如何对待中西医内容比例问题，目前中医院校中西医比例为6：4或7：3，到底多大比例为好，这里不仅是比例问题，而是指导思想问题。让学生学点西医，了解西医是用来对照中医，要为中医服务，是"主"和"从"的关系。

有人还说，中西医课程如何安排对学生学习中医更有利，例如，先开中医课后开西医课，会后来者居上；先开西医后开中医，会先入为主；中西医同时开，又怕相互干扰。怎么办？为了使刚进中医学院的大学生与中学时学的与现代数理化相衔接，可以先开西医，后开中医；或中西医同时开，让同学比较中西医是怎么对人体认识的。

总之，让学生从现代以结构为主的实验科学一下子进入以功能为主的抽象的中医学学习，需要一个思维转变的过程，从根本上认识中西医两个理论体系的差别，才能真正相信中医也是一门科学，不会学了中医而在临床上弃中从西。

4. 教师队伍建设

教师是教好学生的主体，锐意改革、勇于创新，在于教师的指导。

教师要有雄厚的中医理论基础，要学习和掌握如《易经》《黄帝内经》等经典的奠基之作，有广博的知识和信心，向学生传授真知灼见。

中医学是一门实践性很强的科学，没有基础和临床之分。中医教师必须参与临床实践，才会具有丰富的临床经验，又是科研选题之源，用来研究，才能创新。

结束语

历史和现实证明，未来医学的模式将是在以中华传统医学整体思维、天人合一、辨证论治、随机应变等思想的指导下，借助现代医学的分析方法，研究生理学、生物化学进行补充，运用中医的阴阳、五行、经络、脏腑、津液气血等学说，发展新的医学。也就是说，中医科学与西医学应以"中医为纲，西医为目"的结合，促使中医现代化，发展新的医学。实现钱学森所指出的："21世纪医学发展的方向是中医，在继承的基础上，结合现代科学技术，开创祖国医学的美好明天"，并提出："医学的方向是中医现代化，而不存在什么途径，西医也要走到中医道路上来"。

继承和发展中医药学，丰富世界医学事业，关键在于要有一批科学队伍，而人才培养在教育。因此，高等中医院校教学改革任重而道远。

第三篇

西医学（现代医学）

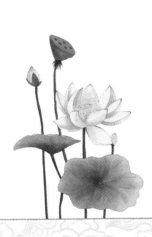

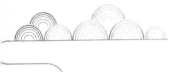

第十二章　西医产生的时代背景
和发展的历史机遇

一、西方科学的兴起是西医产生的基础

从近代科学到现代科学的产生，促进了生产力的发展，为人类社会的进步提供了源动力。由于把物理学、化学和生物学的新技术运用到了人体科学的研究，从而为西医学的产生和发展提供了诊断和治疗新技术，使医学与现代科学与时俱进，从微观上揭示了生命的本质、健康和疾病的机制，促进了医学的发展，目前已成为世界各国的主流医学。

1. 对人体结构的认识

16 世纪于 1543 年维萨里编著了《人体结构论》一书，该书的出版发行，揭示了人体的结构。随着现代科学的发展，医学已经发展成了一个庞大的、全面的医学体系。如人体结构的系统、器官、组织、细胞、分子、基因等及其功能，以及病原微生物学、环境医学、社会医学、心理医学等。从还原论的分析方法开展了医学研究的新领域。

2. 病原体的发现及新药的研发

显微镜的发明揭秘了微观世界。1665 年，英国物理学家列文虎克（1632—1723 年）自制了一架显微镜，第一次发现了细胞，并用"cell"一词为它定名，一直沿用至今，同时发现了"微生物"，他是世界上第一个用放大镜看到细菌和病原生物的人。

微生物和病毒的发现，对治疗传染性疾病和一些病原性疾病起到了非常重要的作用。

1928年青霉素的发现，到20世纪40年代找到了它的疗效以及大量生产的方法，挽救了亿万人的生命。相继磺胺药、链霉素等抗生素的发现，对内科诸多病的治疗起到了划时代的作用，如链霉素对结核病的治疗，挽救了无数结核病患者的生命。

3. 现代科学新技术的应用，提高了医疗诊断和治疗水平

西医学的诊疗特点在于吸收其他科学的技术。1816年，发明了听诊器，利用听"音"诊断心、肺疾病。而现代科学技术突飞猛进，许多新的医疗手段已进入医学的疾病诊断。如X光、同位素、心电图、B超、脑电图、多种纤维光学内镜、CT、核磁共振等征服了医学界，特别是人类基因组计划（HGP）的实施，随着现代分子生物学、基因组学的研究，对疾病的认识从微观角度更加深入，征服了整个世界医学。

精确的诊断和治疗，特别是外科微观手术的发展和应用，对重症、急症、危症以及器官移植起着不可替代的作用，延长了患者的生命。

随着动物实验的研究，扩大了医学研究领域，并成了研究生命本质的一个重要方面。

二、西方医学的传入对我国中医药学的影响

中国自"五四运动"之后，西方医学随着宗教进入我国。在我国出现了两种情况：一是排斥，二是废除中医，也就是全盘西化。

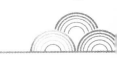

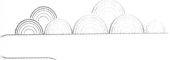

但是，还有一种思想提出了"中西医汇通"发扬中医药学的特色，吸取西医的科学技术，这正是后来发展的"中西医结合"的前奏。

西医学的传入对我国中医学的影响，从学术角度来讲，主要有两个方面。

1. 中医学的地位发生了变化

由于西医是在实验医学基础上发展起来的，看得见摸得着，被人们很快接受了，成为新医学。中医便从"主流医学"地位转变成"辅助医学"。

地位决定作用。由于西医占据了主流医学，中医学在临床上失去了许多实践的机会。中医学是一门实践医学，是通过大量的临床实践，积累丰富临床经验的基础上，所形成的深厚的、系统的中医学理论。由于实践机会减少了，失去了经验积累和进一步发展的机会，特别是中医对急症治疗的机会。因此，给人们一种"中医只能治疗慢性疾病"的错误认识。

2. 对于中医学"证"的干扰

中医学的特色之一就是"辨证论治"，治疗个体化。在西医未传入我国之前，人们得病只有看中医。医生可从患者身上得知疾病发生、发展、变化的全过程，为中医从病因、病机、病症的诊断中提供依据，从整体出发，确定治则、组方、选药，真正达到治疗个体化，取得了独特的效果。

目前，找中医看病的人特别是一些患有疑难病症的患者，大多数都请西医治疗过，且效果不理想而找中医来的。这就带来了一个新问题：失去了对患者所患疾病发生、发展全过程的全面了解。由于用了西药治疗，对原发病症进行了干扰，成了"医源性症"或称"药源性症"。如何辨证论治？例如，慢性肾炎一般临床辨证多数为脾肾阳虚，由于长期应用了皮质激素治疗，结果从"肾阳虚"转变为"肾阴虚"，为什么？可以把皮质激素看成是"纯阳药物"，造成阳盛耗阴，而由肾阳虚转变成肾阴虚，为中医实质的辨证带来了新问题。如何对待"医源性的症"？成为辨证论治的一个值得研究的问题。

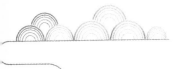

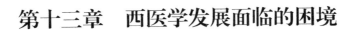

第十三章　西医学发展面临的困境

如上章所述，当今西医学由于运用现代的科学技术和方法得到了突飞猛进的发展，已成为当代的主流医学，但在它的发展过程中也呈现出许多问题，正面临着新的困境和挑战。从指导思想、研究方法和现实中提出的问题日益突出，甚至有人倡议"取消西医"。

当前西医在发展中出现的问题，人们已经司空见惯，视而不见，严重地影响了医疗发展的方向和医生的道德。

作者查阅了一些资料，有的内容大家可能听说过，但总认为是非正统观念，没有更多去思考怎么解决这些问题。例如：美国曼戴尔松是一位医学博士，他不仅是一位名医，而且曾任美国知名大医院院长、医学院教授、著名研究所的研究员、伊利诺依州医师执照局的局长，还是美国医学会的领袖。在 1980 年，他出版了一本专著——《一个医学叛逆者的自白》（Confession of a Medical Heretic）。这本书再版过无数次，拥有无数读者。他的很多观点都是从临床实践中总结出来的，不仅体现在实践性，而且还体现在理论性，打破了全世界有 25 000 种杂志，每年发表的文章在 200 万篇以上，但其中有 50%~70% 负面结果不报道的沉默现象。

在我国也有不少名家也注意到了西医面临的危机，如中华文化复兴研究院院长李伯淳教授、西医留德博士刘为民，也都提出了西医面临着许多挑战。

作者把他们的一些观点和实例，做一简单综合性的评述，供广大读者特别是临床医生思考。目的在于促进医学的发展，还医学的本来面貌。当今，如何把西医与传统医学各自的优势结合起来，取代单纯西医，而不是将其消灭。

任何科学的发展都具有时空性，科学的态度只有坚持和经常怀疑。只有坚持才能在研究的过程中，了解和掌握其规律；也只有经常的怀疑，才能发现新问题，提出新的理论。

西医面临的困境主要表现在以下几个方面。

一、机械唯物论的指导思想带来的弊端

人是一个复杂的有机体，具有完整性的统一体。人又是大自然中的一员，它的生存和发展又受自然环境的影响。中医学称之为"天人合一"而达到"天人相应"。因此，研究人的健康和疾病，离不开人体自身的整体性和与环境的相关性。

1. 人就是"机器"

人体是一个有机的整体，人为地把它分为系统、器官、组织、细胞、分子直至到基因，主要是为了研究方便，但也带来了忽略局部与整体的关系。

目前临床上，分科越来越细。如消化系统又分肝、胆、胰、肠，虽然研究专了，但忽略了本系统的相关性，更忽略了与人体的整体性，把人得病看成就是某个器官和组织得病。

人作为一个整体，它的器官和组织功能，只能在整体中才能发挥作用。用一个形象比喻，大家都听过相声演员马季说的"五

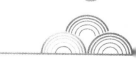

官争功"，五官个个都说它功能的重要。大家听了一笑，其实这里讲了辩证法。眼睛能视物、鼻子能辨别气味和呼吸、嘴能吃食物和说话、耳朵能听音，都是它们在整体内才显出的功能，当它们离开了整体则无法显示其功能。

机械唯物论的思想，把人看成是由零件组成的"机器"。人得病就是零件出现了问题，医生就是修理零件的，如果零件不行了就换一个，叫器官移植。因此，西医是"头痛医头，脚痛医脚"的形而上学的错误思想。

人既然是一个整体，其组成部分的功能只能通过整体而实现。这就不难看出，任何疾病都是全身性疾病在某些组织和器官的一种特殊表现。如肝病、肾病，肝脏比喻为人体的中心"化验室"，是物质的合成、分解、转化、解毒等重要器官；而肾不仅是人体的重要排泄器官，而且还是人体的一个重要的内分泌器官，对血压的调节、造血功能都起着重要的作用。因此，医生面对的是病人，而不是"病"，是"医治得病的人"，通过整体调节而达到治病的目的。

2．还原论分析方法的局限性

还原论的分析方法是目前科学研究的主要方法。研究事物变化总是采用实验的分析方法寻找变化的机制。如高血压病，就要从神经、内分泌等多方面的检查，寻找其发病机制。

还原论的方法，用于复杂的生命的研究，为什么有很大的局限性？这是因为人体器官功能的多样性和多数不可知性。这也是为什么西医今天这样说，明天可能又变了，是由于从不同角度，不同方法所得结果不同之故。

还原论的分析方法用于检测器官某一个方面的功能，一项的测定只能说明其中的一种功能。如肝功能的检查方法有几十种，有的是检查合成代谢或分解代谢或解毒方面的功能。因此，一项功能检测不能概括为整体功能，这就是它的局限性，大有"盲人摸象"之嫌。

人的健康、疾病是很复杂的，参数和变量甚多，各种因素相互交错，系统很复杂，它的模糊性也很明显。就像李伯淳教授所说的："模糊"是人类感知万物，获取知识，思维推理，决策实施的重要特征。"模糊"比"精确"所拥有的信息容量更大，内涵更丰富，更符合客观世界，特别是更符合人体、生命、疾病的认识和研究，这是还原论分析方法无法解决的。

3. "对抗疗法"治标不治本

在机械唯物论的思想指导下，对病症的治疗方法大多采用"对抗疗法"。如发热就要降温，血压高就降压，血糖高就降糖，癌症就是杀癌细胞。此种对抗疗法，虽在危急时可起到一定的作用，但忽略了机体的自我代偿能力和失代偿的病理性生理变化。

例如，当人体受到感染时，体温升高，白细胞增多，是一种自我代偿能力去对付病原体的保护机制。如体温刚"发热"38℃就降温，是有悖机体的自我保护能力。只有当体温升高到 39~40℃时，机体失代偿，为了保护机体而采取降温。同理，血压升高、血糖升高，开始时都是根据机体需要的一种自我代偿能力。如糖尿病通过吃药和注射药物，可以使血糖、尿糖指标明显降低，这只是指标降低，并未改变患者的生存质量，甚至通过长期应用胰岛素，还会出现多种并发症。如肾衰竭、下肢静脉曲

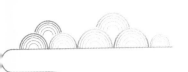

张或坏疽、眼底病变等。

由此提出一个严肃的问题：疾病的治愈到底是医学的功劳，还是人体自身的功劳？

患者在很长的治疗过程中，很难区别疾病的治愈究竟是用药品或外科手术的作用，还是自身自我调节的结果。这个问题，其实在2000多年前，《黄帝内经》已经做出了回答。

《素问·汤液醪醴论篇》云："病为本，工为标，标本不得，邪气不服"。"病为本"其意是指患者是得病的主体，病的治愈起着主导的作用；而"工为标"是说医生只起辅助性作用。精辟地论述了患者与医生，疾病与治病之间的关系，是对医生和患者在治疗过程中提出的基本要求。医生在治疗中，必须了解患者的病情而施治，帮助患者发挥自我的代偿能力，发挥"病为本，工为标"的作用。对患者来讲，在治疗中要密切与医生配合，如实地向医生反映病情，同时要树立战胜疾病的信心，为治疗打好心理基础。这也是"病为本，工为标"的另一个含意。

从疾病能否治愈的本质来讲，关键在于患者本身。如果患者毫无自我代偿能力，如重度感染性疾病，患者反而不发热，白细胞也不增高，医生再高明也起不到辅助作用。即便像腰椎间盘突出这样的"顽症"，其实也可以凭自身慢慢恢复。正像英国的一位医生柯拉马所说：脊背本身有惊人的自愈能力，免疫系统的细胞会把从椎间盘脱位的物质视为异物，通过酶的作用加以溶解，这就是自愈作用，但需要一些时间。

"对抗疗法"在某些情况下，如重症、急症、危症起到了重要作用，甚至包括"替代疗法"挽救生命，是一种重要的疗法。

4. 西药的毒副反应对身体的伤害

所谓西药指的是化学合成的药。在机械唯物论的思想指导下，通过动物实验，针对病因和症状研发的一种药物，发挥了对某些病症的治疗作用。初次使用效果很好，但随着临床多次或较长时间使用，毒副反应或耐药产生了。临床实践证明，某些西药的毒副反应对人体造成的伤害超过治疗的正效应，甚至又造成更多的疾病，成了新的致病因素。提出取消西医的人举了很多医生非常熟悉的实例，作者在临床上也深有体会。例如：慢性肾炎、再生障碍性贫血等，激素的应用不但原发性疾病没有治好，而且由于激素长期服用，又导致了许多并发症，诸如骨质疏松、高血黏度、自身免疫力降低、男性化、肥胖症、满月脸、性功能障碍等。更甚者，有些西药的毒副反应可潜伏十几年甚至隔代发作。如 20 世纪 60 年代四环素牙事件，造成了那个时代的人们十几年后要承受一辈子黑牙的窘况；又如 20 世纪 70—80 年代风靡一时的无痛分娩，造成了下一代女婴子宫癌病发率高出常人 4~5 倍。

临床上用药为什么会出现这种情况，究其原因有以下几种情况。

（1）动物实验的种属与人的差异。医学的实验主要是通过大鼠、兔或狗的实验所得的结果，引用到人。一些科研成果也多由动物实验类推到人，有重要的可信度，但是终究大鼠不等于人。

一个新药的开发，必须从大鼠身上开始它的程序，一直到上报批准才能上市，一般耗时十几年，耗资数百万元，似乎经过了千锤百炼，才称之为"科学成品"。可是新药面世不到几个月或长者几年，便出现了各种毛病，不但没治了病，它的不良反应简直骇人听闻。这些药物勉强撑不了几年，超过 10 年以上的药很少，这个千呼万唤出来的"圣品"就被淘汰了。

（2）药物的研制和应用效果缺乏科学性，主要表现在以下两个方面。

一是，由于机械唯物论的指导思想，只重视局部、忽视整体，只见树木，不见森林。药物的研发只根据病因或症状，治疗多为单靶点，时间长了，细菌就会变异，产生耐药性，于是产生了"超级细菌"，"超级细菌"的可怕性在于超级耐药，没有抗生素药物能够对它起作用，越来越多的细菌对抗生素产生耐药性，全球面临西药无效的局面。

二是，用药缺乏全面观。临床用药，就像工厂工人对待机器那样，是对号入座式治疗。即使对同一种病也不分病程的早晚阶段，不分人群个体的体质情况，不分春夏秋冬的季节性和地理环境条件，只要是同一种病，上至高级教授医生，下至乡村医生都是大同小异的一种治疗方案，怎能体现出科学性。

二、过度诊断和治疗对患者的伤害

西医的产生和发展主要依靠现代的物理、化学等先进的科学技术手段。大医院有名气，首先是有最先进的设备，如 CT、彩色 B 超、核磁共振、PET 等。

1. 先进的诊疗仪器带来的过度诊断和治疗

严格地讲，诊断手段的进步是光电技术的在医学上应用的进步，而不是医学的进步，是没病找病。正像一位医学专家所说，发现 X 光、CT、肠镜、胃镜的人，我相信他们都不懂得人体的复杂性，只把人体看成一架由无数零件构成的机器，用以人体的检查。所谓检查的先进性带来过度的检查，进而到过度治疗。如何正确认识新的诊断设备，合理应用并对其科学评价是当前医院值得研究的一个重要问题。

2. 医生罢工死亡率降低的启示

医生的天职是救死扶伤。医生罢工了，没有给人看病的医生了，死亡率应该是上升，可是却下降了。

据可查资料：1973 年以色列全国医生大罢工一个月，耶路撒冷埋葬协会的统计，该月全国死亡率人数下降了 50%；1976 年，哥伦比亚的堡高塔市的医生罢工 52 天，当地死亡率下降了 35%；1983 年以色列医生再次举行全国总罢工 85 天，事后耶路撒冷埋葬协会又做了一次统计，罢工期间全国人死亡率又下降了 50%。之后，加拿大曼尼托巴省的医生罢工 2 周，当地死亡率下降了 20%；不列颠哥伦比亚省的医生罢工 3 周，当地死亡率下降 30%。

看到了上述情况，不得不信，但也给医院和医生提出了一个严肃的问题，这是为什么？分析其原因不外乎两条：对患者的过度治疗和误诊误治造成的。

一是，过度治疗造成的伤害。医生罢工了，有病没处看，反而避免了伤害。不治之症的自然死亡率成了次要的原因，说明医院不仅是救死扶伤的场所，同时又是"合法杀人"的地方，令人警惕。

中国人也都深有感触。据资料显示，70% 以上的患者存在过度治疗。只要你进了医院，无病也要检查，也包括患者要求。如

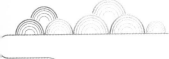

一个普通的感冒甚至给你做出 10 项以上的检查，如出现了不正常，尽管你没有任何症状，也要开出最好的药，造成不必要的治疗，也浪费了医疗费用。

二是，误诊造成的误治。医院误诊是一个普遍的现象，不去医院看病了，幸免了遭到误诊的治疗。据资料报道，美国的误诊率为 15%~40%，英国为 50%，我国医生的误诊率为 30%，门诊的误诊率为 15%。为什么会出现误诊？原因很多，表现在多方面，例如：医生理论水平不高，缺乏经验；与患者沟通不够，对疾病的发生、发展过程缺乏全面了解，忽略患者的病史；过分地依赖检查结果，让检查结果牵着走，而不是根据患者的实际情况进行综合判断，况且检查也还有误差。

误诊不仅带来了误治，也给患者带来了思想负担。过去虽有病，但没有任何不适，快乐地生活着，一旦检查出有病住进医院，在惊吓中自身免疫系统受到了抑制，失去了自我代偿能力，再好的药和技术也无能为力。

三、医德与医院经济

医生的工作是以人为本最高尚的职业，也是人们最相信、最尊重的职业，还有什么职业像医生那样，人民把生命都交给了你，对你有这样高的信任程度。

当前由于利益的驱动，也损害了医生的形象，玷污了"白衣天使"的美名。

在医院有的检查和治疗不是根据患者的需要，而是能不能有"经济效益"。德国莱比锡医院的外科专家做了一个很有说服力的实验：他把 100 位冠状动脉狭窄达到 75% 的患者分成两组，一组手术，另一组不手术，每天锻炼身体。一年后，手术组的康复率为 70%，而没有做手术的康复率却达到了 88%。像这样的实验结果和数据，医疗机构是极不情愿公布于众的，因为心脏手术带来的高额收入是医院和外科医生都无法抵御的"诱惑"，从医的职业道德在强大的利润面前摇摇欲坠。这就是如上所述，为什么全世界有 25 000 种医学刊物，每年发表 200 万篇医学论文，但其中 50%~70% 研究结果都不公之于众，因为这些论文反映的是现代医学的负面和弊端，一旦公布对医疗机构非常不利。这种自欺欺人的怪现象，难道还不能使医疗机构和医生觉醒吗？！不是医生"得病了"，而是"医院得病了"。"医院得病了"谁来治？怎么治？是医疗改革的根本问题。

医院不是企业，医生不是企业家，这是医院的性质所决定的。医院是一种特殊的事业单位，医院不能以利益为前提，这是医疗改革中要解决的首要问题。只有这样才能解决"看病难""看病贵"的问题。

第十四章　西医学的生存和发展

本篇介绍了西医产生的时代背景和发展的历史机遇，以及在发展中面临的困境和挑战。西医怎么发展？如何面对被"淘汰"的危险？

总的来讲，概括为四句话：以马克思主义的辩证观取代机械唯物论的指导思想；适应医学模式的转变，树立整体观；向传统医学靠拢，发展补充医学；要为中西医结合提供良好的西医内容，促进中西医结合。

马克思主义哲学思想的辩证唯物主义和历史唯物主义的观点是一切科学的基本指导思想，特别对复杂的生命有机体的整体观更是如此。要取代机械唯物论的片面思想，正确处理局部与整体的关系，适应医学的发展，为整体医学的形成和发展做贡献。

适应医学模式从"生物医学模式"向"生物—心理—社会"医学模式转变。1977年，美国内科学教授神经病学专家恩格尔在《科学》杂志上发表了"向生物医学挑战"的文章，提出"生物—心理—社会"医学模式（或前面作者提出的"生物—自然—社会—心理—个体"医学模式），明确地指出社会、心理因素在致病和治病中的作用。如今已过去40年了，可是在临床上"生物医学模式"仍起着主导作用。正如前面所说的还是"头痛医头，脚痛医脚"的局部观，现在必须全面地、正确地分析和解决上述的挑战。

在我国"中西医并存""中西医并重"的历史条件下，西医要向中医靠拢，发展互补医学，弥补西医的不足，但还不是中西医结合。

　　未来医学发展的方向是中西医结合医学，西医要为中西医结合医学的形成和发展提供西医特色的内容，融于结合医学中而发挥作用。

第四篇

中西医结合医学（整体医学）

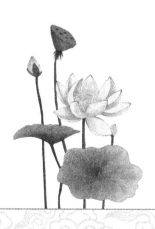

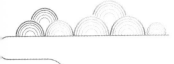

中西医结合医学是我国从中西医汇通启蒙思想到结合，经历了一个世纪的实践和研究，在世界上首创的一门新兴定义学科，是我国为数不多的在世界上独创的新学科之一。中西医结合医学已赢得国内和国际公认，促进越来越多的国家开展了各自的传统医药与现代医药结合的研究，涌现出如日本结合医学、韩国结合医学、美国的互补医学等不同特点的结合医学，表明全球性结合医学正在兴起。这些不同特点的结合医学均源于中国的中西结合医学。因此，中国中西医结合医学，在引领未来医学的发展中将发挥主导作用。

前两篇中，已较为全面地介绍了中医和西医，为研究中西结合提供了基础，可以从中寻找"结合点"，创建医学理论新体系，这是本书核心的内容。本篇将从其产生的时代背景、历史沿革、何谓中西医结合、为什么要搞中西医结合、怎么搞中西医结合、中西医结合思维模式、未来中西医结合医学的理论体系、中西医结合医学教育、中西医结合医院的定性和定位，以及中西医结合医学的展望等加以论述，实现习近平总书记指出的："中医药学凝聚着深邃的哲学智慧和中华民族几千年的健康养生理念及其实践经验，是中国古代科学的瑰宝，也是打开中华文明宝库的钥匙。深入研究和科学总结中医药学对丰富世界医学事业、推进生命科学研究具有积极意义"，这是该书编写的指导思想和根本目的。只有这样，才能使我国的中医药学在中西医结合医学形成和发展中，再现一次历史辉煌，为人类做出新的贡献。

第十五章　中西医结合医学产生的时代背景

一、结合医学提出的历史沿革

中医、西医都是我国和各国人民在不同的历史环境下经过千百年来同疾病做斗争积累起来的宝贵经验。在历史发展过程中，由于各方面的因素和影响，形成了两个不同的理论体系，各自进行发展。西方医学传到我国以后，由于它以近代科学为基础，它的传播给我国医学带来了新的知识。很多有识之士多年来一直努力于中西医结合，发展现代医学。但由于政治、经济等方面的制约，中西医结合发展较慢，直到现在才有了可喜的希望。回顾以往历史，根据发展过程中不同时期的特点、队伍的形成以及实践和理论研究的情况，大致上可分为四个阶段，提出来供讨论。

第一阶段（1884—1949 年）即思想萌芽阶段。这个时期，随着西方医学传入我国并逐渐得到了发展，引起了中医界的普遍重视。当时一些追求进步的医学家，就已经开始探索西方医学的学术见解，力图沟通和发展中医学术，逐渐形成了中西医汇通的思想和派别。中西汇通的思想虽然可以追溯到明末清初，但影响不大。早期的代表人物有：

唐容川（1862—1918 年），他的代表作有《中西汇通·医经精义》，发表于 1884 年，是一本有影响的书，可以以此作为一个起点。它以西医的解剖学、生理学来印证中医的理论，尽管有不少牵强附会之处，然而在当时历史条件下，敢于大胆汇通中西

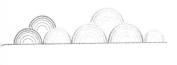

医学，此种革新精神是值得肯定的。

张锡纯（1860—1933 年），是我国中西医结合启蒙的先驱，他的代表作有《医学衷中参西录》，1918 年付梓出版。在 100 年前提出了中西医结合指导思想，难能可贵。他在中西医汇通中，从理论到临床，从医疗到药物，都进行了尝试，其突出的特点是中西药物并用，并在临床治疗中做了一些大胆尝试，"阿司匹林加生石膏"治疗热性病，就是大家所熟悉的一个例子。

恽铁樵（1875—1935 年），他的代表作有《群经见智录》，他强调"治医者不当以内经为止境"，承认西医学有先进之处，主张取西医之长发展中医，要求不断发展中医学术的开明思想，也是很可贵的。

王清任（1768—1831），字勋臣，河北玉田人，以医为业，只留下一部小著作《医林改错》，1830 年首次刊登发行。该书自 1830—1950 年间再版近 40 次，足见他开创了学术新风。该书的核心思想，就像书中所云："业医诊病当先明脏腑"；"著书不明脏腑岂不是痴人说梦"；"治病不明脏腑，何异于盲子夜行"。对于前人创著医书脏腑错误，后人遵行立论病本先失。

《医林改错》可贵之处，就像赵洪均所说："是给沉闷的医学界敲起警钟，指出前人走的弯路不少，老路不宜再走了"。

《医林改错》是欲把中医"藏象"与西医的"脏器"结合起来发展中医的结构学。"诊病当先明脏腑"这是王清任学术思想的核心。中医解剖学未能随着近代科学发展，不外乎两个原因：一是，受中国封建礼教的影响。"体之发肤，受之父母，不敢毁伤，孝至始也"；二是，学术思想上采用"取类比象"方法建立了阴阳五行生克的关系的理论体系，说明了脏腑功能及其之间的关系，不需要再去研究其解剖结构了。

王清任的活血化瘀的思想和精方，对后来的逐瘀活血和益气活血的研究和发展，提供了思想基础，做出了贡献。

上述中西医结合的思想，首先是由我国开明的中医学习西医开始的，当时还是自发的、少数人的活动，缺乏广泛的实践，还不可能看到中西医两种理论体系正确的发展方向，同时由于缺乏科学的方法，有很大的局限性。

新中国成立前，在解放区曾提出"中医要科学化，西医要中国化"的号召，鼓励中西医团结合作。毛主席于1928年在《井冈山的斗争》一文中，指示医院"用中西两法治疗"，给中西医汇通的思想和实践带来了生机。但在国民党统治区，却实行摧残中医的政策，因而中西医汇通的思想也随之受到压抑，难以取得成效。

第二阶段（1949—1960年）即发展和组织中西医结合的队伍，以开启中西医两法治病阶段。在中国共产党和毛主席的领导下，1949年中华人民共和国成立了，新中国的诞生也给中医带来了新生，西医也获得了发展的可能。中国医药卫生人员在旧社会几经迫害，饱受风霜，险及灭亡；新中国成立后，党对中医工作非常重视。建国伊始，1950年召开了第一届全国卫生会议，毛主席在给会议的题词中写道："团结新老中西医各部分医药卫生工作人员，组成巩固的统一战线，为开展伟大的人民卫生工作而奋斗。"毛主席在1954年全国高等医学教育会议和1956年同音乐工作者谈话时，又两次提出学习中医的问题，鼓舞了不少有志于研究中医的西医工作人员自学或参加了西医学习中医班。此时，西学中

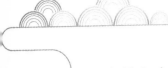

人员和中医一起，在临床实践中，采用了中西医和中西药两法治病，开展了中西医结合临床实践的初试工作，但中西医结合工作开展的还不够广泛深入。

以1958年10月11日，党中央和毛主席对卫生部党组织关于组织西医学习中医离职班的批示为标志，在中央文件的指导下，全国各省市自治区广泛地开办了西医学习中医班，"西学中"逐渐形成高潮。全国不少省市自治区纷纷成立了中西医结合研究会，组成了一支中西医结合队伍，有的单位还建立了研究机构，为中西医结合的生存和发展提供了组织保证。

目前我国中西医结合研究工作中的骨干，大多数都是在1960年左右西学中班毕业的。此时在全国初步形成了一支队伍，为以后广泛的临床实践和研究工作打下了基础。

第三阶段（1961—1976年）即广泛临床实践和理论研究阶段。在20世纪50年代，毛主席曾经预言：1960年冬或1961年春，我国大约有2000名中西结合的高级医师，其中可能出几个高明的理论家，实践证明确是如此。在这个时期，中西医药结合的临床实践和实验比较广泛地开展起来。如中医肾本质的研究、急腹症、骨折小夹板固定、针麻、大面积烧伤的治疗以及肿瘤的防治等，都取得了不同程度的可喜成果。

第四阶段（1977年—现在）孕育中西医结合医学研究发展的新时期。1976年，粉碎了"四人帮"以后，医药卫生工作得到了恢复、整顿和重建。1978年，党中央批转了卫生部党组《关于认真贯彻党的中医政策，解决中医队伍后继乏人问题的报告》，使中医和中西医结合工作又得到了发展。两年制的西医学习中医班又先后开办起来了，在医学科学研究规划中，中西医结合工作又占据了一定的位置。此时期一个重要标志是三支力量的提出，1980 年初，卫生部召开了中医和中西医结合工作会议，在这个会议上明确地提出了中医、西医和中西医结合三支力量都要大力发展，长期并存的方针。这一政策的决定，对中西医结合工作具有重要的意义。它标志着中西医结合已成为实现我国医学科学现代化的一支依靠力量，并预示中西医结合必将逐渐发展成为一门新医学——中西医结合医学，即既有我国民族风格，又吸取现代科学技术之长的中国医学。

2016 年 12 月 25 日，十二届全国人大常委会第二十五次会议审议通过了《中华人民共和国中医药法》，中医药法的通过是中医药发展史上具有里程碑意义的一件大事。中医药法第一次从法律层面明确了中医药的重要地位、发展方针和扶持措施，为中医药事业发展提供了法律保障，提升了中医药学的全球影响力，在解决健康服务问题上，为世界提供了中国方案、中国样本。为了确立中西医结合医学在我国医疗体系中的法律地位，在《中华人民共和国中医药法》中写进了三个法条。

第三条规定：**"中医药事业是我国医药卫生事业的重要组成部分。国家大力发展中医药事业，实行中西医并重的方针，建立符合中医药特点的管理制度，充分发挥中医药在我国医药卫生事业中的作用。发展中医药事业应当遵循中医药发展规律，坚持继承和创新相结合，保持和发挥中医药特色和优势，运用现代科学技术，促进中医药理论和实践的发展。国家鼓励中医西医相互学习，相互补充，协调发展，发挥各自优势，促进中西医结合。"**

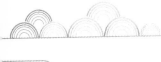

在我国立法史上第一次从法律层面明确了中西医结合的重要地位、发展方针。基于此规定，我们不难读出本条的深刻涵义：只有运用现代科学技术手段，坚持继承和创新相结合，中医与西医相结合，才能促进中医药理论和实践的不断发展进步，做大做强我国的中医药事业。中医、西医、中西医结合三者之间是"陆海空"，不是"魏蜀吴"。本条规定为中西医结合临床实践提供了法律保障。

第三十六条规定：**"国家加强对中医医师和城乡基层中医药专业技术人员的培养和培训。国家发展中西医结合教育，培养高层次的中西医结合人才。"** 此条对我国中西医结合本科及研究生教育乃至更高层次的教育提供了法律保障。

第三十八条规定：**"国家鼓励科研机构、高等学校、医疗机构和药品生产企业等，运用现代科学技术和传统中医药研究方法，开展中医药科学研究，加强中西医结合研究，促进中医药理论和技术方法的继承和创新。"** 这就为开展中西医结合科学研究，及其与中医药现代化研究的关系做了明确的规定和解析。

以上三个法条从临床、教育、科研三个维度系统全面地对中西医结合医学的地位和发展做出了明确法律规定。可以说，中西医结合医学事业又迎来了新的春天。

应当指出，上述分期并非绝对，其目的在于说明：中西医结合与其他事物一样，是一个具有从无到有、从小到大逐步发展的过程，而这个过程却是历史发展的必然。

二、毛泽东思想与中西医结合的形成和发展

毛泽东同志对我国医学发展的方向、道路和方法，在他的著

作、讲话以及中央文件中有过不少论述，历史和现实不断证明，这些基本观点是正确的。

邓小平同志指出："毛泽东思想的基本点就是实事求是，就是把马列主义的普遍原理同中国革命的具体实践相结合"，"毛泽东同志所以伟大，能把中国革命引导到胜利，归根到底，就是靠这个。"（《邓小平文选》第121页）。从这个基本思想出发，重温毛泽东同志有关医药卫生工作的论述，总结历史经验教训，进一步探讨我国医学的发展方向，具有理论的和实践的意义。

下面把毛泽东对卫生部党组关于西医学习中医离职班的批示附录如下：

尚昆同志：

此件很好。卫生部党组的建议在最后一段，即今后举办离职学习中医的学习班，由各省市自治区党委领导负责办理。我看如能在1958年每个省、市、自治区各办一个70—80人的西医离职学习班，以两年为期，则1960年冬或1961年春，我们就有大约2000名这样的中西结合的高级医生，其中可能出几个高明的理论家。此事请与徐运北同志一商，替中央写一个简短的指示，将卫生部的报告转发给地方党委，请他们加以研究，遵照办理，指示中要指出这是一件大事，不可等闲视之。中国医药学是一个伟大的宝库，应当努力发掘，加以提高。指示的附件发出后，可在人民日报发表。

毛泽东

1958 年 10 月 11 日

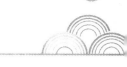

1. 坚持两条基本原则："古为今用"和"洋为中用"

在我国医药卫生战线上，现在是中医、西医和中西医结合并存。其中中医是我国医药卫生工作的特点，西医是促使我国医学发展的重要力量，中西医结合则是发展我国医学的优势。毛泽东同志提出的"古为今用"和"洋为中用"两条基本原则，明确地提出了正确地对待我国的文化遗产和外国的东西，使其为社会主义建设服务的态度，在医学上，就是如何对待中医和西医的问题。

毛泽东同志以历史唯物主义观点对中医做过全面的论述。他认为，中医对我国人民的贡献是很大的。我国人民从古至今之所以能够生衍繁殖，日益兴盛，固然有许多因素，而卫生保健事业所起的作用则是其中的重要原因之一。翻开中医发展的历史，历代名医辈出，他们在医疗保健中所起的作用是积极和伟大的，它的功绩是客观存在的。毛泽东同志把中医作为我国对世界伟大贡献的重要一项。我国的中医、中药、针灸在很早就给一些国家以重大影响，当今，随着对外开放，国际间的交往日益频繁，它的影响也必将日益扩大。

但中医作为一门科学，它必然随着社会的进步、生产力的提高和其他自然科学的发展而发展，尤其是辩证唯物主义哲学观点指导作用的普遍应用，将使中医有一个不断发展的过程。毛泽东同志曾指出，有的人看不起中医是错误的，也有的人把中医强调的过分了，也是不对的。历史上的东西有精华，也有糟粕，而且混杂在一起。马克思主义的历史观，对待文化遗产是批判地继承，取其精华，弃其糟粕。如何对待中医，毛泽东同志认为要有全面的、正确的认识。必须批判地接受这份遗产，必须保存和发展其一切积极因素，反对那种对中医的内容还没有完全理解就去持否定态度的人。他认为，必须懂得，才会批判。至于说中医不科学的观点是片面的，就中医总体来讲，它有明确的哲学指导思想和完整的理论体系，能指导临床实践并把病治好，这就叫科学。

"中国医药学是一个伟大的宝库，应当努力发掘，加以提高"。要发掘，说明它还有被埋没的东西；要提高，说明它没有达到日益发展的现代科学水平，这是我国医务工作者的历史使命。中医作为一门科学它必然符合科学发展规律，也离不开继承发扬，引进借鉴和互相渗透的规律。

西方医学传入我国，使我国医学发生了很大的变化。如何对待外国文化科学技术，毛泽东同志早在 1940 年所著《新民主主义论》中就明确地提出："凡属我们今天用得着的东西，都应该吸收。但是一切外国的东西，如同我们对于食物一样，必须经过自己的口腔咀嚼和胃肠运动，送进唾液胃液肠液，把它分解为精华和糟粕两部分，然后排泄其糟粕，吸收其精华，才能对我们的身体有益，决不能生吞活剥地毫无批判地吸收。所谓'全盘西化'的主张，乃是一种错误的观点"。对待外国的东西"一切排斥"是错误的，"盲目照搬"也是不对的。"无论是革命还是建设，都要注意学习和借鉴外国经验。但是，照抄照搬别国经验、别国的模式，从来不能得到成功。"（《邓小平文选》371 页）医学教育也是如此。西方医学由于它是以近代科学为基础，在现代科学的推动下发展起来的，它对人体、生命和疾病的认识和发展，已从系统、器官、细胞进入到亚细胞和分子水平，发展到了更深的层次，但西医由于过多地强调了分析的方法，而有忽略系统观的倾向，这在西医发展过程中也已日益引起人们的注意。对思维方法的指导思想，毛泽东同志早在 1954 年就指出，西医是科学的，但也带有唯心的东西，像机械唯物论也需要来改造。

2. 我国医学发展的必由之路

中西医结合的道路，乃是"古为今用"和"洋为中用"在我国医学发展中的具体运用的体现。中西医结合的思想在我国的发展可以追溯到明末清初，如在 1884 年，我国医学家唐容川（1862—1918 年），在他的代表作《中西汇通·医经精义》中，就大胆地提出了使中西医汇通的主张；继而张锡纯（1860—1933 年）又著有《医学衷中参西录》。他在"中西医汇通"中，从理论到临床，从医疗到药物，都进行了尝试。但都由于受到时代的限制，他们的医学思想和理论，都不可能得到发展。

毛泽东同志以辩证唯物主义和历史唯物主义的观点，分析了中医和西医所产生的时代以及各自的优缺点。他指出，学习外国的东西，是为了研究和发展中国的东西，自然科学和社会科学是一样的。一切外国好的东西我们都要学，学好了都在运用中加以发展，要做创造性的努力，用近代外国的科学知识，科学方法来整理中国的科学遗产，直到形成中国的自己的学派。他并举例说，西方的医学和其他有关的近代科学都要学，但是学了西医的人，其中一部分又要学中医，以便运用近代科学的知识和方法来整理和研究我国旧有的中医和中药，以便把中医和中药的知识与西医西药的知识结合起来，创造中国统一的新医学、新药学。毛泽东同志并多次提出"西学中"是关键的思想。他对西医学习中医离职班寄予很大的希望，1958 年他曾预计到 1960 年冬或 1961 年春，大约有两千名中西结合的高级医生，其中可能出几个高明理论家。毛泽东同志这个预测，后来虽然经过历史的挫折，特别是"文化大革命"的破坏和干扰，但中西医结合的工作还是得到了发展。我国当时有西医离职学中医两年以上的达 4700 多人，其中定为中西医结合主治医师职称以上的有 1590 多人，且有定向研究取得优异成果的专家约百人之多。如卫生部 1980 年底统计，全国中西医结合科研成果获奖项目累计达 189 个，占医药卫生科研成果获奖总数的 15.6%。仅就西医队伍有几百万人，中医队伍有几十万人，而中西医结合队伍只有几千人而言，中西医结合取得如此的科研成果，是一个可喜的和令人鼓舞的成绩。

毛泽东同志从 1928 年在《井冈山斗争》一文中提出"用中西两法治疗"，用现代的科学知识和方法整理中医，使其在理论体系上中西医统一于一体，创造具有我国特色的新医药学，是一个质的飞跃。在我国的"六五"规划中，又明确地提出了"要继续坚持中西医结合的方针"，在六届人大一次会议的政府工作报告中，又重申了这一方针。

在我国医学发展的道路上，根据中西医各自的发展特点和规律，发展中医的道路，就是我国医学发展的途径。发展中医的手段就是用现代的科学知识和方法来整理中医，提高中医，使中医现代化，并把中西医的理论统一于一体。真正达到中西医结合，乃是我国医学发展的必然趋势，也是必由之路，这将是一个长期的历史任务。从目前世界医学发展的趋势而言，各国也必将把各自的传统医学与现代化医学结合起来，促进世界医学的发展，这是不以人们的意志为转移的客观规律。

3. 三支力量在发展我国医学中的地位和作用

中医、西医、中西医结合三支力量的提出，是我国医学发展过程中的历史产物。1979 年末和 1980 年初，在广州召开的全国医学辩证法讲习班（实为学术讨论会），根据会议争论的焦点，有人提出了中医、西医、中西医结合并驾齐驱。在 1980 年卫生部召开的中医和中西医结合工作会议上，明确地提出了中医、西医、中西医结合三支力量都要大力发展，长期并存的方针，它是在总结历史经验的基础上，从客观实际情况出发而提出来的正确指导方针。毛泽东同志在 1958 年就号召要有一部分人学完西医，还要学中医，作为一个方面军去承担整理和提高中医的使命。20 年后，这部分人已经形成了一支队伍，而且在不断壮大发展。

中医、西医和中西医结合，在我国历史上和现实的人民生活保健事业中，都起过和正在起着重要的作用。

所谓的西医，实指的是现代医药学。在它的发展中，我国的医务工作者也贡献了一份力量。它是我国医药、卫生和防疫工作中的骨干力量，由于它与现代科学紧密的结合，得到了长足的飞跃发展，在当今的人民卫生保健事业中担负着主要任务。

中医是我国的传统医学，在中华民族延续后代，繁衍昌盛中，有着不可磨灭的历史功绩。它的宝贵精华还在放着夺目的光彩，目前仍然是我国保健事业中一支不可缺少的重要力量。

中西医结合是我国在医学上的独创，是毛泽东思想的一个具体实例，它把"古洋"统一于一体。中西医结合这支队伍在发掘、整理和提高中医方面体取得了一些可喜的成果，引起了国内外医学界的普遍重视，它必将为世界医学的发展提供新理论和新的医疗方法。

中医、西医、中西医结合三支力量都需要发展，这是我国医学科学现代化的需要，是人民卫生保健事业的需要，也是我国医学本身发展的需要。

中西医结合是我国医学发展的道路。这种结合是前进中的结合，发展中的结合。只有现代医学发展了，才能获得新的科学知识和方法；只有中医发展了，才能显露其精华。这样的中西医结合才是高标准的结合，才是创造新医学的基础。

毛泽东同志非常关怀中西医之间的团结。在建国伊始，1950年召开的第一届全国卫生会议上他就提出了"团结新老中西各部分医药卫生工作人员，组成巩固的统一战线，为开展伟大的人民卫生工作而奋斗"的号召，后来他又多次谈到真正解决中西医的团结问题，并首先要求各级卫生行政部门要从思想上解决。目前，又从西医队伍中分出了一部分人，专门从事中医的研究工作，已逐渐形成一支队伍，这是一支富有生命力的幼苗，它必将起着重要桥梁作用。"三支队伍"的出现，毛泽东同志关怀和号召的团结问题就更重要了。这里包括三支队伍之间的团结和每支队伍自身的团结。如何搞好团结，毛泽东同志曾在1939年对中西医团结问题的题词中提出"打倒宗派主义"。在学术问题上，要贯彻百家争鸣的方针。历史将证明中西医结合是发展我国医学的正确道路。不是单靠以行政命令去宣传或推广某个学说，应尊重科学自身发展的规律，要汲取这方面的历史教训。团结和依靠这三支力量，从我国的现时情况出发，定能促进我国医学科学事业的发展，并对世界医学的发展做出贡献。

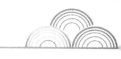

毛泽东同志非常关心医药卫生工作，因为他把卫生工作看作是关系到人民的生、老、病、死这几件大事。医药卫生工作在民族革命战争中发挥了重要作用。在社会主义建设中，做好这项工作必将有利于生产，有利于工作，有利于学习，有利于改造我国人民的体质。今天，重温毛泽东同志有关的论述，更加体会到，邓小平同志提出的"完整地准确地理解毛泽东思想"的重要性。在新的历史时期，坚持和发展毛泽东同志有关医药卫生工作的思想，一定会使我国医药卫生事业沿着健康的道路继续发展下去。

三、互补替代医学在国外的发展

1. 何谓互补替代医学

互补替代医学的名称或称"替代医学"较多，比较混乱。有些人常用"另类医学"（Alternative Medicine）或称"互补医学"（Comp Lemen Tary Medicine）或"互补替代医学"（Complementary and Alternative Medicine，CAM）。所谓互补替代医学，可以认为是各国的传统医学的统称，称为"互补"又补充现代医学之意。在西方已发现西医在医疗中有诸多不足之处，可采用传统医学加以补充。此处的"补充"不是现代医学与传统医学结合，可以看作是"结合医学"前奏或初级阶段。

2. 互补替代医学在国外的发展

杨进刚翻译的《医疗大趋势——明日医学》专著和陈维养在《中国传统医学发展的理性思考》书中都有介绍，说明现代医学与传统医学结合已成为未来医学发展的一种趋势。

因为西医（现代医学）在机械唯物论的思想指导下，采用还原论的分析方法，虽局部清楚，但宏观整体模糊日益突出，需要传统医学来补充其不足。

补充医学在东西方不少国家如英国、德国、法国、芬兰、荷兰、澳大利亚，特别是美国发展最为全面。日本、韩国称为结合医学，对其开展了研究。

互补替代医学传播的主要内容包括针灸、按摩、草药、身心医学（冥想、放松训练、意象引导）、支持疗法等，把西医与补充医学结合，提高了临床疗效。

互补替代医学在美国由于政府的重视，制定了一系列的重要措施，发展比较全面。表现在：

（1）成立了替代医学办公室（Office of Alternative Medicine，OAM）。由美国国会倡导，在美国国立卫生研究院（NIH）内设立替代医学办公室。负责协助对互补替代医学治疗的一些困扰国家的疾病做出评价；建立信息情报网，交流与互补替代医学有关信息；负责支持与互补替代医学有关专题的研究培训，并有一个顾问委员会指导。

（2）为替代医学办公室拨出专门经费。由国会拨款，由1992年的200万美元到1996年增加到740万美元，主要用于科研，召开会议和日常开支。

（3）召开一系列会议。自1992年以来，召开了不下20次较大型会议。会议的目的在于强调互补替代医学在医疗保健中的重要作用；讨论建立互补替代医学的评价标准；探讨开展互补替代医学研究的方法学等。

（4）支持互补替代医学的研究工作。仅1993—1994年度由

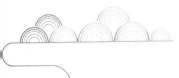

OAM 承认并资助的课题就有 42 项（每项资助 3 万美元）。承担课题的单位有 41 所医学院校或医学中心。

（5）互补替代医学列入医学院校的教学课程。美国不少医学院校已经开始将替代医学列入课程。课程内容多种多样，从对各种类型的互补替代医学疗法的纵览至对某一特殊疗法如针灸的系统讲授。目前开课的医学院校据不完全统计有哈佛大学医学院、约翰·霍普金斯大学医学院、加州大学洛杉矶分校医学院、斯坦福大学医学院、耶鲁大学医学院、加州大学旧金山医学院、哥伦比亚大学内科外科医生学院、波士顿大学医学院、亚利桑那大学医学院等 27 所，其中不少是名牌大学。

（6）设立互补替代医学博士后项目。该项目 1994 年起设立，合格的入选者应是具有医学博士、哲学博士或牙科外科博士学历，受过常规研究的训练，而又愿意研究互补替代医学者，每年 4 月、8 月、11 月接受申请。

（7）出版刊物。1994 年 10 月出版了"Alternative and Complementary Therapies"杂志，1995 年改名为"The Journal of Altenative and Complementary Medicine"，双月刊，报道互补替代医学的研究成果、方法及政策。OAM 还出版了"AM"简报，每两个月出版一次。此外，还出版了一些有关互补替代医学会议的汇编及书籍，传播交流有关互补替代医学的信息。

3. 国外互补替代医学的兴起对推动我国结合医学的思考

互补替代医学在西方正处于上升状态，已引起了医学界和政府部门的高度重视。著名大学和高层次学者的参与，科研重点突出，科研经费充足，学术交流日益活跃，对中国首创的中西医结合事业给予了很大的启示和思考。

我国中西医结合的兴起和发展，特别是在毛泽东主席于1958年10月11日对卫生部党组关于西医学习中医离职班的批示，在我国得到了发展。一支中西医结合队伍已经形成，在科研方面取得了很多成绩，特别是屠呦呦青蒿素抗疟的研究获得了2015年诺贝尔奖，给我国中医药界和中西医结合工作者很大的鼓舞。

我国中西结合要真正担当起引领未来医学前进，仍有很多不足，从互补替代医学在美国发展的启示，作者认为我国应加强以下几个方面的工作。

（1）**国家成立"国家中西医结合管理局"**。中西医结合要想得到发展，首先要加强党和政府的领导。目前中西医结合没有专门的政府领导机构，只作为国家中医药管理局内一项工作内容，缺乏规划和目标。因此，急需在国家健康委员会下，成立"国家中西医结合管理局"，规划我国未来医学的发展，确定中西医结合的地位和作用。

（2）**教育部在科学目录中增加"中西医结合学科"目录，取代目前的"中西医临床医学"专业**。在我国医学教育体系中，西医院校以西医为主，中医院校以中医为主，是学校性质所决定的。目前全国在中医和西医院校内不少学校有中西医结合二级学院，招收的专业是"中西医临床专业"。看起来既学西医又学中医是一个"全科医生"，应当受到社会的欢迎。但实际上，在中医机构内不认可中医，在西医机构内不认可西医，就业就很困难了。要改变这种现状，必须明确学科目录，建立中西医结合基础和临床学科体系。教育是中西医结合医学立足和发展的根本，在

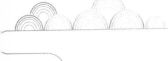

全国除现在附属于中医西医院校内的中西医结合二级学院外，应建立独立的中西医结合院校与中医和西医院校处于同等地位。

（3）培养中西医结合高级医生。全国高等中医院校设"西学中系"，纳入中西医结合教育体系，常年招生。招收对象为西医院校讲师和主治医生以上的学员，学制3年，毕业后，经考试合格者，可授予硕士学位或博士学位，培养中西医结合骨干。

健全和扩大中医院校和西医院校硕士研究生和博士研究生，这更是培养中西医结合高级人才的一条重要渠道。有条件的中医和西医院校引进培养博士后在职提高。

（4）设立专项研究科研基金。

国家设专项科学研究基金，包括国家科技部、健康委员会、国家自然科学基金委、国家中医药管理局等单位，设中西医结合专项科研基金，鼓励在中医药方面中西医结合创新。在屠呦呦荣获诺贝尔奖之后，希望诺贝尔奖在不久之后能够随之而来。

4．加强东西方结合医学的国内外学术交流活动

交流经验，开展国际间的大合作，发挥我国中西医结合的领军作用。

5．注重群团组织作用，发掘人才

加强对各级中西医结合学会的支持，扩大群团组织的作用。发现人才，提供培养目标，起到"伯乐"作用。

6．通过创新型中西医结合论文来提高影响

加强对我国中西医结合学术刊物的支持和引导，发表具有影响的创新型的论文，提高影响因子，纳入国际学术刊物先进行列。

第十六章　中西结合医学的定性和定位

何谓中西医结合？它与中医现代化有什么区别？它在我国"三个医学"中的地位和作用等首先应该有个明确的概念。

一、什么叫中西医结合

1956 年，毛泽东提出：把中医药学的知识与西医药学的知识结合起来，创造我国统一的新医学、新药学。特别是 1958 年更明确地提出："这是一件大事，不可等闲视之。中国医药学是一个伟大的宝库，应当努力发掘，加以提高"，明确了中西医结合方向。

首先应当指出，中西医结合是我国独创的一门新的学科，作者认为有广义和狭义的理解。从广义来讲，中西医结合医学是一门理论医学或称为"医学学"，是研究中西医结合医学是一门什么医学，就是要研究中医和西医的哲学思想、内容和方法，如何取两者之长优势互补，实现毛泽东同志提出的把中医药学的知识与西医药学的知识结合起来，创建我国统一的新医学、新药学，中西医结合是研究未来医学发展方向的。从狭义来讲，在中西医结合理论思想指导下产生的一门新的中西医结合医学，与西医学、中医学并存的第三医学。

作为一门新的医学，应有它的定义。根据它的内涵，并通过多年的实践，作者把其定义概括为："中西医结合医学是一门研究中医和西医在形成和发展过程中的思维方式、对象内容和观察方法，比较两者的异同点，吸取两者之长，融会贯通，创建医学

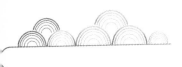

理论新体系，服务于人类健康和疾病防治的整体医学，简称为中西医结合"。用研究、比较、吸取、创建、服务10个字概括地说明了中西医结合医学的性质、内容、方法和目的，并代表了未来医学发展的方向——整体医学。

应当指出，中西医结合医学不是单纯的方法学，而本质是一门新的医学。

中西医结合是指现代医学与传统医学相结合，在国际上称为西方医学与东方医学结合，发展现代医学。

中国称为中西医结合医学，实质上是指传统医学与现代医学结合。世界上不同国家都有自己的传统医学，可以与现代医学结合，形成具有本国特点的结合医学。

开展结合医学研究必须扩大了解什么是传统医学和现代医学。

什么叫传统医学？ 1976年，世界卫生组织（WHO）非洲地方组织对传统医学达成了一个定义："不论是否能解释，它是用于诊断、预防和消除身心和社会失衡的全部知识和实践总结。它主要是依靠世代相传的实践经验和观察的结果，这些经验和结果不论是口头流传的或是文字记载的"。这个定义被1977年在日内瓦召开的WHO首脑会议"关于传统医学的发展与促进大会"所采用。而WHO在第八次工作纲要中，概括了1990—1995年的工作，把传统医学定义表述为："它是在现代医学传播和发展以前就已存在几百年的有生命力的医疗实践，而且至今还在应用。这些实践由于各国的社会传统和文化不同而存在很大差异"。上述定义说明了传统医学是一种经验医学，能防治疾病，但其机制有待研究和发扬。

所谓西医即现代医学，产生于实验医学时代。其医学模式为生物医学模式，思维方式为逻辑思维，研究方法为实验分析法。其特点为以实验分析研究方法为主，从器官、组织、细胞、亚细胞以至分子水平，说明人体的结构和功能，以及疾病的发生、诊断、预防和治疗。

可见，结合医学会已在世界范围内得到了发展。

二、中西医结合与中医现代化区别

有人提出"用中医现代化替代中西医结合"，要想解释这个问题，首先必须说明两者之间的关系。

中西医结合与中医现代化既有联系又有区别。

1. 中西医结合有两个任务。

一是，要研究中医，引进现代科学技术和方法，发展中医高于中医现代化；二是，要研究西医的理论，寻找与中医的结合点，创建新的结合医学。

2. 中医现代化。

是以中医固有的形象思维的方式为指导和完整的理论体系为内容，采用现代的科学技术和方法，促使中医学与现代科学同步发展，即中医现代化。

这里特别值得提出的是"中医现代化"而不是"西化"。如果以西医的机械唯物论思想为指导，以西医现有的理论为标准，采用现代科学技术和方法解释中医，使中医与西医同化，这叫"西化"。中医学西化不会使中医得到发展。

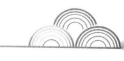

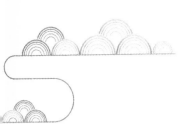

第十七章　为什么要搞中西医结合

一、中西医结合是我国中西医并存的产物

自从西方医学传入到我国，如何对待外来的医学？我国开明的中医提出"中西医汇通"的思想。随着西医学的发展，在我国"中西医并存"的情况下，在"汇通思想"的基础上，进一步提出了中西医结合思想。

中西医结合，促进了中医药现代化，为与中西医结合找到了共同点和结合点，必然产生医学新理论，促进整体医学的形成和发展。

中西医结合是在我国中西医并存的历史条件下的必然产物。

中西医结合作为我国产生的一门新的医学，这就为我国医学科技工作者，提出了一个历史性的任务，进行研究，责无旁贷。

二、"三个医学"比较说明中西医结合的必然性

下面从中医、西医和中西医结合产生的时代、思维方式、模式、内容和方法五个方面做一综合比较，说明各自的特点和为什么要搞中西医结合（表17-1）。

表 17-1 "三个医学"比较说明

	中医学	西医学	中西医结合医学
产生时代	经验医学时代	实验医学时代	整体医学时代
思维方式	形象思维	逻辑思维	辩证思维
医学模式	自然哲学医学模式	生物医学模式	生物—自然—社会—心理—个体医学模式
研究内容	阴阳五行、藏象、气血、四诊八纲、经络、七情等	解剖、生理、病理、病因、诊疗技术等	研究中西医对人体和疾病的认识，进行比较研究
研究方法	观察法、直接领悟，取类比象	实验的分析方法	分析与综合统一的研究方法
特点	注重天人合一、整体性、心理因素、治疗个体化	注重局部和微观研究	宏观整体、微观分子水平结合治疗方法，标本兼治

注：从表中不难看出，中西医结合吸取了中医学的整体观和辩证观与西医的微观局部结合起来。其创新点，已成为当代科学研究的高度分化，需要高度综合，把两者综合起来的典范

三、满足医学发展"五个方面"的需要

为什么要搞中西结合是时代发展的需要，是"中西医并存""中西医并重"的"嫁接"产物。从宏观来讲，满足"五个方面"的需要。

1. 我国医学创新的需要

中西医结合是我国医学的首创。在我国医疗保健中，不仅有西医、中医，还有中西医结合医学，这是我国人民的福祉。研究

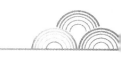

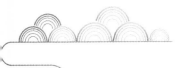

和发展中西医结合医学，不仅为国人健康服务，必将为人类健康做出新的贡献。

2．中医药学发展的需要

中医药学要发展，必然要采用现代的科学技术和方法，促使传统医学现在化，与现代科学同步发展，旧貌换新颜，让中医药学再现一次历史辉煌。

3．扩大西医学内涵的需要

医学模式已从"生物医学"模式，转变为作者所提出的"生物—自然—社会—心理—个体"医学模式。西医学也要发展，可以吸收"互补替代医学"内容，丰富西医学，并为中西医结合医学提供基础。

4．未来医学发展的需要

医学正在从"经验医学"时代向"整体医学"时代过渡。中西医结合将为整体医学发展发挥"代桥"（generatinal bridge）作用。

5．推动中医药走向世界，扩大国际学术交流的需要

中医药学在世界传统医学中，可以说是理论最完整、经验最丰富，曾对人类健康做出重要的贡献。

如何让中医药走向世界，必须要有共同的语言，其中翻译是重要的手段。在此，把李照国教授所著《中医翻译导论》和作者的评价做一简要介绍，可供参考。

中医要走向世界，为全人类健康服务，随着改革开放的深入，中医学已为国际医学界所重视，中医对外翻译日益显得重要了。作者于1993年喜读陕西中医学院李照国所著《中医翻译导论》一书。一是，看到了他对中医翻译有很多独特的见解；二是，现

已有人把中医翻译作为一个独立学科而研究，李照国就是邵循道教授培养的一位跨学科的研究中医翻译的硕士。

中医和西医的起源和发展是两个完全不同的理论体系，把中医原意译成外语确是一项十分艰难的工作。正像邵循道在为该书所写的序中所说："中医经典著作都是用古文写成的，语义难懂；中医著作中渗透着古代哲学思想，概念抽象，不易理解，中医术语本身缺乏统一，许多术语在现代医学上又无对应语，使翻译更加不易；中医翻译目前尚未形成一套指导其健康发展的理论体系，致使译名极为混乱，如此等"，而《中医翻译导论》对上述问题做了有益的探索。

李照国教授鉴于目前中医翻译出现的混乱局面，多是由于中医为古文，有古典文学和哲学色彩，又无对应语，歧义性多。他根据多年从事中医翻译工作的体会，结合国内外译者的实践，提出中医翻译三条原则。

一是，薄文看医，得"意"忘"形"。中医语言中有浓厚的古典文学及哲学色彩，而中医是一门医学科学，译者向读者传达的是古老的医学知识，而不是文学或哲学知识。译文应努力保持中医的传统特色，但在大多数情况下，对文学过浓的用语，还是得"意"忘"形"为好。有的可用现代医学术语表达，易为外国人所接受。例如《素问·上古天真论》有这样语："上古圣人之教下也，皆谓之虚邪贼风"，其中"贼风"实为致病的因素，可用现成医学科学术语"pathogen"或"pathogenic factors"，而不用"thief wind"。

二是，比照西医，求同存异。中医和西医的差异是显而易见

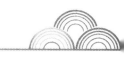

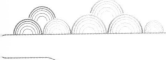

的，但也有相似之处。如心、肝、脾、肺、肾，其含义不尽相同，但又有共同点，相应的译为"heart, liver, spleen, lung, kidney"，也有人主张音译为"Xin, Gan, Pi, Fei, Shen"。李照国认为上述直译也不会使人产生误解。因为中西医早期有不少接近之处，如汉语"伤心"，英语为"heart-breaking"，"关心"英语"to take to heart"。还有一些中西医名异实同病症，如中医病名"痨瘵"，西医病名为"pulmonary tuberculosis"（肺结核），中医"疳积"西医为"infantile malnutrition"（小儿营养不良），中医"瘿"西医为"goitre"（甲状腺肥大）等。早期西医传入中国也采用直、音译或意译，区别对待，并未引起西医与中医的混乱和影响西医在中国的传播。如"心"直译为"heart"，而没有音译为"哈特"，而淋巴则音译为"lymph"等。

三是，尊重国情，保持特色。语言国情学认为，一种语言中总有一些反映该民族特有的事物、思想和观念，在别国语言中找不到对应词，中医则有少部分即是。中医有一部分用语，从表层意义上看似乎在英文有对应词，然而究其深层却不一样了，如"失笑散"，译为"powder for lost smiles"，实际上这里的"失"不是"失去"，而是"得到"。因此应该音译为"shixiao powder"，在文章首次出现时可加一些注解，要少而精，可译为"a powder dissipating blood stasis"。现针灸经穴名称一律采用音译，已被世界卫生组织公认。音译是不得已而为的办法，如含多义的"气"最好也音译，而不用"vital energy"，还有"三焦""命门"等。

作者与李照国和李振江共同主编的《黄帝内经理论传承与现代研究》英文的翻译主要以此思想为准。

第十八章　如何搞中西医结合

以上谈了什么叫中西医结合？为什么要搞中西医结合？现在要回答第三个问题：怎么搞中西医结合？中西医结合在实践中，有经验也有弯路，需要从指导思想、研究内容、研究方法、中西医结合难点和现在提出的问题等，进行历史性和现实性的分析。

一、几种思维模式

中西医结合从中西医汇通到结合，已走过了一个世纪，方法多种多样，有不同层次、不同途径、不同方式的经验。中西医结合同道做了许多探索，有经验，也有"失误"，均值得借鉴。

如何结合？这需要有一个指导思想即思维模式。作者在指导博士生研究的实践中，学习和借鉴了多种思维方式，进行了研究，发表了相应的论文。在此做一个回顾性选录，可以扩大研究者的思维，达到殊途同归。

（一）系统论、控制论、信息论与整体医学调节

系统论、控制论、信息论（简称三论）是 20 世纪 30—40 年代发展起来的一门横向学科，是在总结了许多其他科学成就的基础上发展起来的，是人们认识事物、进行科学研究的重要方法论。"不管自然科学家采取什么样的态度，他们还得受到哲学的支配"（恩格斯）。

医学是研究人体的科学，人体是一个有机整体，"三论"在

医学上的应用是促进整体医学发展的重要方法。

1. 系统论及其在医学中的应用

（1）**系统论的概念**。所谓系统，可以定义为相互作用着的若干元素（部分）的复合体。它有两个主要特征。

整体性：系统由若干个部分构成，而系统却具有组成部分在孤立状态中所没有的整体特性。如一个化学分子的化学特性是组成的原子在孤立状态所没有的；一个生物体的整体功能不同于细胞；一个社会的规律绝不是每个成员行为的累加。所以，必须把系统作为一个整体来观察、研究和处理。

系统内部分（元素）之间存在着广泛的相互作用。若干元素处于某种关系之中时的行为不同，才使系统呈现出不同于部分的整体特征。

系统的本质即整体与部分的对立统一。整体与部分的差别，所谓"整体大于部分之和"的含义是：系统的整体性具有其部分在孤立状态中所没有的新质（如新的特性、新的功能、新的行为、新的规律等），即系统的整体对其组成部分有质的飞跃（如中药复方与单味药）；新质的出现使得系统整体在其特定量度上，获得的大于各个组成部分之和。"整体由部分构成，整体等于部分之和"，"整体是由部分构成，整体大于部分之和"，这两个命题都成立，这样的二律背反，无法在形式逻辑的基础上统一，如同其他二律背反定律一样，只能在辩证法的基础上统一起来。

现代系统论的概念与历史上机械论和"整体论"有原则区别。机械论只强调部分对整体的决定作用和部分对整体的直线因果关系，而看不到整体的质的飞跃，看不到整体对部分的支配控制作用及部分对整体的依赖关系。

在系统的层次结构中，一个系统对其组成部分来说是整体，而对于其上一层次的系统来说又是部分。所以，任何系统既是整体又是部分，整体部分是相互转化的。

（2）系统中整体与部分的统一。

相互作用：是系统呈现整体性的真正的终极原因。相互作用与系统的组织化和有序化的程度有着密切的关系。系统的组织化和有序化的程度，即这个系统所包含的结构信息量。

量变与质变：系统整体对于一个个体部分，其物质量或运动量增大，但只要还在临界点以内，物质量与运动量的变化不会引起质变而给整体带来新质，但有相互作用的系统整体的结构信息量却大于任何一个组成部分。所以，系统整体的结构信息量要大于部分结构信息量的总和。量转化为质，结构信息量的增大给系统整体带来新质。化学中的同分异构体、生物中的 DNA 遗传密码氨基酸是组成蛋白质的基本单位，而蛋白质不是氨基酸的"堆积"，是通过肽键连接成多肽，再通过氢键等形成立体空间结构的蛋白质。

系统整体的附加量：系统整体的新质又会带来新的量，并有可能在一定程度上获得附加量而且总量大于部分之和（1＋1＞2才是系统工程）。应用系统方法的目的之一就是争取获得系统整体的附加量。

（3）系统的稳定性。一个系统要存续，就要保持相对的稳定性。它的组成部分要按照一定的结构和秩序及相互关系稳定地处于整体之内。

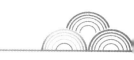

反馈作用：是系统中的重要相互作用两个组成部分，A 与 B 的活动范围依赖于整体的特性，如果偏离整体的要求，就会被拉回来，其间主要控制是负反馈（如血压、血糖的调节）。

正反馈的出现，在某种情况下，使系统不能稳定，如超过该系统存在的临界条件而崩溃解体（是体内自我调节的重要方式）。

中心化趋势：在比较复杂的系统中，在其组成部分相互作用下，会出现中心化趋势。某一组成部分成为中心，而其他部分成为被控制对象，之间存在着反馈，调节各部分之间的关系，维护整体的特性，保持系统的稳定性（如神经系统）。起着控制中心作用的那个组成部分在很大程度上代表整体（如酶结构的活性中心有结合基团和催化基团，是酶发挥催化作用所必需的基团），这一部分变质或破坏，就会引起整个系统的崩溃。

有序性与稳定性：系统的有序性是由于统一稳定联系所决定的。"稳定的联系构成系统的结构，保障关系的有序性"。此种有序原则作为方法论对于揭示人体各种运动规律，对于按照人体规律预防和治疗疾病具有重要意义。

有序性与熵：越是复杂的系统，其稳定性就愈差。因为这样的系统元素众多，相互作用频繁，不同组合方式的可能性很多，要形成一个稳定的系统，需要在严格的条件下确定一种可能性，使其变成现实，而限制其他的许多可能性。条件稍有变化，就会使系统发生变异。

人的生命与死亡是由于熵的变化的结果。人体生命的结束，就是系统熵的值达到最大，人体与外界能量交换停止。而人体在生命发展过程中，"是在连续不断地引入与排出之中，在不断构成或破坏组成成分之中来保持自己的"，这样就使得熵的增加可以改变。熵的增加，会使机体为了维持系统的稳定，需要从环境中输入负熵，以抵熵自发增大的趋势。因此，组织化、程序化程度高的系统，都应该是开放系统。人患病用药物治疗以改变环境因素的影响，可看作是输入负熵，疾病可以治愈。医学科学的活动，在某种意义上讲，是使熵的增大与降低两种趋势的动态平衡，维持系统的稳定性，保持整体与部分的统一。

稳定性与破坏性：部分通过相互作用建立整体，但部分也能通过相互作用破坏整体。整体对部分的控制不是绝对的，部分有可能偏离整体的要求而"犯错误"，这种"错误"有可能通过相互作用引起其他部分的"错误"，这些错误的积累和相互增强，就有可能使系统整体发生变化。这又有两种可能：系统的"死亡"和系统的进化。因此，任何一种疾病，都可以看作是全身疾病在某些组织和器官的特殊表现。这就决定了疾病的治疗观应该是宏观整体调节扶正、微观局部调节祛邪。

（4）系统研究的方法论。系统中整体和部分的关系，反映在方法论上，表现为分析和综合的统一。辩证法的要素之一是"分析和综合的结合——各个部分的分解和所有这些部分的总和、总计。这里所说的总和、总计，并不是部分简单相加的意思，而是这各种各样关系的全部总和，对立面的总和与统一"（列宁）。

分析方法在科研中的运用及局限性：科研方法在现代科研系统概念和系统方法出现之前，实际上都是分析与综合相结合的，但强调的是分析，或说以分析为主的。

分析方法在近代以来的科学研究中取得极大成功，以致人们

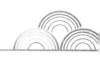

把"分析"一词当作"研究"的同义词了。这种分析程序在现代科学研究中仍然是大量的有效方法。

分析方法有其局限性。分析方法中适用于对象内部相互作用较好，整体行为与部分行为具有同一的形式下进行分析，而面对一个具有很强相互作用复杂系统，就不那么简单了。因此，在这样的系统中，部分的特性和行为是强烈地依赖于整体，不能简单地把部分从整体中分割出来。如果事先抽掉相互作用关系，把整体分割为部分，那么分析出来的部分行为不同于它在整体中的行为，把它们加合起来不等于原来的整体，甚至会出现"盲人摸象"的错误结论。

系统方法的综合程序：在系统工程中大致有如下 5 个步骤：①提出和确定系统整体所要解决的问题和要达到的目标；②进行系统综合，即把各元素以及它们之间的相互关系综合在一个系统结构；③进行系统分析，即在系统综合的指导下，把系统分析成各元素或子系统，考察它们如何才能满足整体的要求，分析的结果要反馈到系统综合中去，使系统综合控制分析过程，这样就能把分析的范围限制在一个有限的可能性区域中，并且迅速缩小这个可能性区域，使分析与综合得到统一，建立起模型；④优化，即根据整体目标以及评价标准，对从模型中得出的一组进行优化，以达到最佳效果；⑤达到整体目标，这种综合程序把综合分析更密切地有机结合起来，丰富了辩证法关于综合与分析相结合的思想。

（5）**系统论在中医药研究中的应用**。中医方法学与系统论。中医方法学的突出特点：一是，在对统一观念指导下辨证论治方法；二是，在整体观念指导下的系统调节方法。中医的辨证论治，就是综合性原则的雏形，它排除单纯的线性因果关系和机械决定论，它把病理过程视为多层次、多因素、多变量的非线性因果关系，甚至是模糊的全部相互关系和相互作用的集成结果。

从熵的观点谈"正"与"邪"。系统论认为，生命作为开放系统，与环境进行物质、能量、信息交换是存在的前提。"正气存内，邪不可干"，"邪之所凑，其气必虚"，即机体自组织能力正常，能够控制机体与环境之间的物质、能量、信息交换的数量和质量，正常机体不存在增熵过程。

"正气"实际指的是机体自组织能力；"邪气"的实质是增熵（发生疾病）。"扶正祛邪"的治疗原则，把重点放在恢复和提高机体的自组织能力上，以调整物质、能量、信息交换过程，恢复内外环境的动态平衡，维持机体系统的有序稳态。

阴阳与系统论。生命的结构和功能具有"目的性"和"有序性"，通过子系统间的相互作用和协同作用，把机体从运动中拖向一种"预定"的稳定状态。在正常情况下，机体在这种状态上震荡。

中医所说："阴平阳秘，精神乃治；阴阳离绝，精气乃绝"。其实只是把生命活动的复杂因素和过程概括为对立统一的阴阳两相，即两个子系统正常的机体活动能自动地达到阴阳动态平衡——阴平阳秘，这是机体的最佳状态，即协同论讲的"目的环"。阴阳两相随各种因素的变化发生震荡，振幅过大偏离"目的环"时，阴阳失调，即成疾病。

中医与现代系统论的时代差距。中医的基本理论和方法，用"牛顿模式"或一般物理学、化学、解剖学、生理学的观点和方

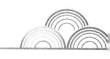

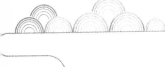

法来解释，往往成为不可思议的东西，常被怀疑或贬低。从系统论的观点来看，它正反映和把握了人体作为功能系统最本质的东西，与现代系统论在本质上是一致的。这是发展我国医学的巨大优势，它的价值将在系统整体时代充分显示。

但中医与现代系统论两者存在时代差距。中医理论和方法包含着深刻的科学道理，但其发展程度远还没有达到现代水平。它形成的整体时代，没有经过分析时代的"分化"。一方面，它避免了分析程序带来的那些形而上学的弊病，以保留着整体、系统的突出特点；另一方面，它也没有吸收分析时代发展起来的，使人类对世界的认识达到空前的高度，对机体的系统本质没有从细节上加以揭示，仍保留着经验总结、现象描述、猜测性思辨等特点。"这种观点虽然正确地把握了观察的总画面的一般性质，却不足以说明构成这幅总画面的各个细节；而我们要是不知道这些细节，就表不清总画面"。（恩格斯《反杜林论》）

这种历史局限性表现在两个基本方面：一是，对机体的系统基础、系统本质的认识，还是朴素的、模糊的。如关于系统的等级秩序、开放性、有序性、动态性、目的性、综合性和自组织性等基本规律，远远没有真正揭示出来；关于物质、能量、信息的本质，相互关系及其作用，关于结构和功能的关系等问题，有的虽然涉及了，但没有建立起确切的概念和范畴，还没有从本质上把握准；有的问题则远未触及到，有的已经形成的各种认识，也多属于思辨的和定性的，没有达到实证和定量水平。二是，对系统进行调解的"工艺"是粗略的、笼统的、本质上是"黑箱"式的，其根源是没有把握系统的各个细节。"黑箱"方法是现代控制论的重要方法之一，但不居主导地位和基础地位，是"白箱"方法的补充和发展，而中医缺乏"白箱"的方法作基础，把"黑箱"方法作为主导和基础等方法，这种"黑箱"在很大程度上是模糊的，特别是缺乏定量基础，远不能广泛应用数字手段，对系统调节和控制就达不到必要的精确和严格程度，离系统工程的要求差距较大。中医在整体医学时代，除特别要注意发挥固有的思想和理论体系，但也要吸收现代科学的分析的方法，才能得到完整的发展。

中医的发展与现代系统论相结合：①中医的系统论"原型"必须吸收分析时代以来形成的科学理论和方法的主要成果。中医不应当"重演"分析时代的历史，而是充分运用已有的科学成果，为我所用，才能逐步、全面、深刻地揭示机体的系统基础和系统规律，并在此基础上建立起精确而严格的系统控制工艺，进而发展为医学系统工程；②运用现代医学关于机体的统一体和系统本质的认识，依靠分析时代以来，医学和自然科学关于机体的研究成果的积累所达到的、具有精确而严格的性质，基础是坚实的；③利用系统论"综合—分析—综合"的方法。建立医学系统论和医学系统工程的条件已经成熟，表现在：一般系统论提供了理论和方法论武器；中医系统论的"原型"和现代医学初步的系统认识奠定了基础；现代科学提供了新技术手段；辩证唯物主义提供了最新的思维方法。

2. 控制论在整体医学研究中的应用

（1）控制论的概念。控制论是20世纪40年代迅速发展起来的一门横向的科学。1943年美国著名的数学家和哲学家维纳（1894—1964年）等人合作发表了《行为、目的和目的论》的著名论文，首先阐述了控制论的基本思想，为控制论的创立奠定了重要的思想基础。1948年维纳《控制论》一书出版，是这门学科诞生的重要标志。

控制论的思想渊源，可以追溯到古代和近代生产控制、自动化技术和通讯技术工程。《黄帝内经》提出五行学说生克理论，说明了世界上一切物质的依存和制约的反馈关系；古希腊哲学家柏拉图，就曾经把航海掌舵的技能称为控制论，所以控制论（cybernetics）一词从希腊字"舵手"演变而来，"管理人"（governor）也是由希腊字演变来的，并且是"政府"（government）一词的词根。所以，控制论和国家管理艺术有着文字上的亲缘。

控制论的经典定义：控制论是关于动物和机器中控制和通讯的科学。维纳在长期的研究和思考过程中，形成了自己的哲学见解，认为"世界是有机体"。他的一个重要学术思想是从统一的观点出发，强调对不同学科、不同领域之间的"无人区"的综合开拓。他认为"在科学发展上可以得到最大收获的领域是各种已经建立起来的部门之间的被忽视的无人区"。现代科学技术的发展，日益出现整体化的趋势，在高度分化的各门科学技术之间，越来越相互联系成为统一的整体。因而，迫切需要横跨各个领域的控制论一类的理论和方法，来沟通各门科学技术之间的联系，特别是医学，面对"人"这样一个复杂的有机体，它既有生物学属性，又有社会学属性。在分析研究的基础上，要综合认识人体各系统、各器官、各组织之间的关系，甚至是细胞也非独立。现代细胞学提出了"细胞具有社会性"，认为无论在单细胞生物体或在多细胞生物体，任何细胞都不能孤立的存在及行使功能，都与其环境中的其他细胞直接或通过其他细胞释放的分子而间接发生作用，不断从其环境中接受信号，发生反应，并可释放信号分子或通过不同方式对其他远、近细胞施以影响。细胞对其他细胞环境的紧密依存、互动关系可谓是细胞的社会性。根据系统论的观点，某一局部作用，只能通过整体才能显示出其功能（或原孤立时所没有的功能）。要防止孤立地认识事物，甚至在研究中以还原论的分析方法得出"盲人摸象"的错误结论。

控制论与信息论的关系：维纳把控制和通信看作同一类问题，把信息作为研究控制和通信的关键因素。控制论通过信息反馈和系统概念，把本质上不同的技术系统、生物界和社会沟通，找出不同事物间的联系。

（2）**生物控制论**。控制论形成一个庞大的科学体系，主要有四大分支——工程控制论、社会控制论、生物控制论、人工控制论。本文主要介绍生物控制论。控制论从工程控制论得到启发，将自动化和生命体进行对比研究，进而发展为生物控制论。1960年，斯坦莱·约里斯提出生命系统的控制论，受到医学界的重视，用于指导研究神经系统、肌肉运动系统的控制论和信息处理等问题。

生物控制论着重研究生物系统的控制过程和信息处理，对揭示生命现象的本质有着重大的意义。生命不仅是机体的新陈代谢，还具有对外部自然界的信息发挥信息调节作用的特点。

生物控制论与疾病：控制论在医学上的应用，从生理的控制过程和信息处理，探讨发病机制，特别是精神疾病（正反馈）、高血压、糖尿病，把疾病作为控制过程的复杂系统，加以研究，借以改进诊断，提出新的治疗方法，通过生物反馈的原则达到诊疗的目的，使病理状况恢复为生理状态。

生物控制论与中医研究：中医治疗疾病的特点在于整体调节，如反馈原理与脏腑关系、黑箱理论与辨证施治、同构理论与五行学说等，实为中医学最早控制论思想及其应用。

反馈原理与五脏生克的关系：中医学的肝、心、脾、肺、肾相应为木、火、土、金、水。根据五行相生相克的理论，一脏多能，从而提出一脏有病辅以它脏治疗。如肝属木、肾属水，肝脏有病临床证明，可以疏肝理气、辅以补肾，采用滋肾水以养肝木，取得了更好的效果。

黑箱理论与辨证施治：什么是黑箱？黑箱就是只知其输入和输出，不知其内部结构和功能变化的系统。"黑箱就是内部结构一时无法直接观察，只能从外部去认识的现实系统。"（相对的有"白箱"或部分直接观测的"灰箱"而言）

中医临床治病，首先根据患者的主诉说明症状，医生得到信息，经过望、闻、问、切"四诊合参"，加以辨证确定发病机制和治法，组方配药，再输入给患者，患者服药后，有何变化，在通过输出给医生，说明疗效，而在体内变化的细节、作用机制尚不知道，可以是"黑箱"的。

另外，"黑箱"理论，特别用于大脑功能机制的研究。由于神经控制论向心理学和生理学渗透，随着感觉生理学、心理物理学、思维心理学的发展，有可能揭开大脑之谜。

同构理论和五行学说：中医学家认为，"五行"的每一"行"都是运用同构理论，将人体内外环境系统中具有相似特征的事物联系起来，组成一个同构系统。这种同构系统是不同层次、不同类别因素的组合，来源诸多的因素，都用五行相应性联系起来。如四季、气候、方位、五味、五色、皮肉、筋骨、感官、脏腑、情志等人体内外环境系统的不同层次。五行在人体中，如肝为脏属木。在人体归类：五腑为胆、五官为目、五体为筋、情志为怒、五声为呼，变动为握。在自然界归类：五音为角、五味为酸、五色为青、五化为生、五气为风，五方为东、五季为春等。尽管它们有相似的特性，毕竟不是同类的。五行学说分别属于五个不同的生理系统，具体表述人体与自然、脏与腑、脏腑与体表、五官、生理与心理等种种联系，从而体现了中医学"天人合一""形神统一"的整体观。

五行系统作为传导系统，通过生克制化的关系，是一种控制和反馈的联系，使人体五行系统处于相对的稳态。所以，五行系统既是生理系统，又是病理系统。

生物控制论与仿生学：把机器与生物进行类比，模拟生物系统，建造人工装置，如"视觉 – 化学"方法，模拟生物功能（视网膜视紫红质与视物），实现人工视觉；模拟听觉，恢复听力；还有大脑功能的模拟等。

黑箱方法的发展：在古老的黑箱方法基础上，发展中医学研究方法，以及产生现代黑箱方法。

古老黑箱与中医方法：最早人们对于自然界的认识，基于自觉对事物所作判断必然带有经验的性质（万物皆黑箱）。有从整体、从整体与环境的相互联系出发，借用模型考察对象的行为、功能和特性等，是黑箱方法的萌芽。又从人体与周围生活条件的相互作用中逐渐熟悉人体的各种功能，学会同疾病做斗争，产生了古代医学。中医在 2000 年以前就形成了关于人体生命活动的控制系统的经络学说，同时也总结出一套如"审证求因""辨证论治""针灸"等诊疗原则和手段，这些都是黑箱方法的研究成果和具体运用。

分析的方法、解剖的方法为了解黑箱内容提供了细节，但并非都能解决问题。即使分析和解剖的成果，可能又孕育了新的黑箱，黑箱的方法所以不能废弃。"终有一天我们可以用实验的方法把思维'归结'为脑中的分子和化学运动，但是难道就把思维的本质包括无遗了吗"。（恩格斯）

现代黑箱方法的产生：在分析的基础上，要求从整体和事物之间的相互关系上研究问题，如思维、人脑的功能等，又提出了现代黑箱的研究方法。

控制论已不满足于从外部输入与输出关系去研究系统的控制功能，而要求深入到系统内部去，寻找某些能够外推的根据，这样控制论便由原来的传递函数为特征的经典控制理论，进而发展到以状态空间法为标志的现代控制理论，已成为研究生命科学的重要方法。

3. 信息论及其在医学研究中的应用

信息论的概念。信息论一词最先于 1951 年得到英国无线电工程师协会认可，以后又相继获得其他学术团体的承认，它的科学地位才被确立。人们一般对信息论有三种理解：一是狭义信息论，即消息的信息量、信息容量及消息的编码问题；二是一般信息论，除研究通信问题外，还包括噪声理论、信号滤波、预测、调制和信息处理等问题；三是广义信息论，除一、二的内容外，还包括所有与信息有关的领域和心理学、语言学、神经生理学及语义学等。有人把广义信息论称谓信息科学，认为信息科学是在信息论、控制论、计算机科学、仿生学、人工智能和系统工程学基础上发展起来的边缘、交叉和综合科学。

信息论与控制论相关性的结合：在控制论中，关于信息概念，维纳曾指出"信息这个名称的内容，就是我们对外界进行调节，并使得我们的调节为外界所了解时而与外界交换的东西。"维纳强调，信息是负熵，它可以表征一个系统的组织化、有序化的程度。一个系统的组织化、有序化程度越高，其所含的信息量就越大。在控制论中，信息概念有更加广泛的含义，它密切联系着系统内部的调节与控制过程。信息的主要特征是可度量性、可传递性和可抽象性。

人体作为一个复杂的有机体，能保持它的组织化、有序化，在于不断接受内外环境的刺激（信息），进行调节和控制，达到一种动态的平衡和稳定。人体的信息量远比一般自动化机器大得多。神经系统作为第一信使→通过内分泌系统第二信使→到细胞膜（核）第三信使（包括 cAMP 和 cGMP）→最后落实控制物质代谢的酶。此种相互控制链，从信息→传导→信息受体。如人体血压的稳定、血糖的正常波动等处于生理状态，表现为正常功能。

信息论与经络学说：人体经络的传导，完全体现出信息的传导和归宿。从人体接受内外来的信息，由穴位接纳→经络传导→络属脏腑，而表现出生理功能和病理变化。例如，我们选足少阴肾经上的穴位给药（信息），通过经络传导，络属脏腑于骨，可治疗骨病。虽然信息量较少，但通过传导得到放大，发挥较大的调整作用，这就成为针刺或穴位给药疗效的机制。

遗传信息与生物的自我复制：遗传信息是由 DNA 传递给 RNA 的"复制"，在从 DNA 传递给 mRNA 的"转录"，而后由 mRNA 在传递给蛋白质的"翻译"，这一系列的过程就是遗传信息的表达过程。

科学家把这一"复制""转录""翻译"的全过程称谓"遗传中心法则"，生物的遗传就是遵循这一法则而进行的。通过这一中心法则 DNA 分子中的基因作为指导，建造出不同人体结构。生物体不断地受到外界环境的影响，接受新信息，通过遗传和变异的统一，促进了生物的进化。

（二）从"并协"走上融入——中西医结合一种模式

所谓"并协"或称"叠加"，是根据物理学家玻尔提出的"一个系统中互相排斥而并协的关系，它们不能用一个概念来描述，而需用两种表达方式""我们只有借助于两种完全不同的、相互排斥的图像才能描述整个系统，而又不会产生任何逻辑上的矛盾"。从现代物理学研究的成果来引申出的并协性哲学原理得到启发，如何把并协概念用于表述中西医的关系，解决目前中西医结合所谓"结而不合"的困惑，从医哲一体的中医学，医哲分离的西医学由并协式进入融入式，作为中西医结合的模式，以继承和批判的科学史观，探索中西医结合之路的一种更有效的模式。

该文章为赵晓林博士论文一部分，曾发表于《医学与哲学》杂志 1994 年第 11 卷第 11 期。

中医属于经验医学，西医属于实验医学，两者是处于不同历史发展阶段的两种医学体系。中医因其在漫长历史时期"高度隔离分化"的结果，显示出与一般现代科学包括西医巨大的差异，以致较难和西医交融，仍保持了其古朴而原始的自然哲学医学的面貌。相对于西医的医哲分立，实验性和非自然疗法的特点，中医的特点是医哲一体、经验性和自然疗法。在西医尚未发展到足可以普遍高效的手段治疗疾病的阶段，中医因这些特点就仍以其最终能发挥更好的疗效显示存在的价值；还因具有显著的经验性可提供大量的人类疾病诊治素材，并以其理论可能隐含了更深刻的尚未被认识的人体生理病理及其和自然界的复杂关系，而可为西医发展提供富含启示性的思路。

中西医结合正是这两种医学体系得以实现其相互影响从而促进中医向实验医学的转变，也即促进了西医学发展的研究领域。在该领域恰当地认识和对待中西医两体系的关系是许多年来较为关注的问题，对这种关系的表述，我们认为可借助并协性原理。

1. 并协式是中西医结合初级模式

并协原理指"一个系统中互相排斥而并协的关系，它们不能用一个概念来描述，而需要用两种表达方式"，"我们只有借助于两种完全不同的、相互排斥的图像才描述整个系统，而又不会产生任何逻辑上的矛盾"，这便是玻尔并协原理的精神。许多年来，人们对中西医结合研究的结果是"结而不合"而感到困惑。我们可以从这种现代物理学成果引申出的并协性哲学原理得到启发，把并协概念用于表述中西医的关系以至中西医结合发展模式。

按照并协性原理，过去中西医结合研究和应用正是作为一种特殊的医学模式类型兼顾了两种不同性质、不同发展阶段的医学

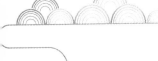

体系而显示出更高的优越性，这尤其表现在临床治疗方面。在医学发展现阶段，实际上该体系正是主要兼顾了中、西医各自的基本特点及优势：亦即医哲一体和医哲分立、经验性和实验性，自然疗法和"人工"疗法，这种情况很符合并协精神。

2. 医哲一体和医哲分立的并协

以元气论为自然观的中国古代宇宙哲学，虽是中医理论建立和发展的基础，但也因两者始终相伴，医哲交融，医学内容未能从医哲一体中分化出来，使中医难于摆脱其笼统性和含混性。如中医文献动辄出现气、阴阳、五行这种古代哲学范畴内容，甚至现代中医学教科书也用哲学范畴内容来解释概念或下定义，如"……精气是构成人体的基本物质，也是人体生长发育及各种功能活动的物质基础"，然而这种宇宙哲学对中医理论有利的一面在于：基本上把人体作为相当于现代黑箱理论的疾病诊治对象看待，并不力求（也无条件）深入到更客观精细的结构和功能规律的研究水平，而主要靠"输出信息"——四诊和"输入信息"——各种自然疗法（尤其是中药）来对机体解剖、生理和病理等进行揣想和思辨。这使中医在当时人类认识的历史条件下，得以在一定程度上反映机体疾病规律，并取得良好的诊疗效果成为可能。作为功能系统的藏象、四诊尤其是舌诊和脉诊，精细而丰富的中草药内容和中医脏腑密切关联。病因学说，对机体和环境关系的注重等都体现了医哲一体的影响。因为在治疗上显著有效，也就反映了中医体系一定程度的合理性、正确性，也反映了中医理论中哲学内容有积极意义的一面，很值得现代西医学高度重视和研究。与医哲一体的并协，还可能使西医更易于汲取接受中国古代哲学独到的有机宇宙观的有益影响。

　　然而单靠这种医哲一体模式及中国古代哲学，难于把中医推进到实践医学中融入现代西医学。爱因斯坦也曾说："物理学当前的困难，迫使物理学家比其前辈更深入地去掌握哲学问题。"医学作为更高级更复杂的运动形式的研究领域，当然更需要以开阔的哲学思想作指导，或努力从学科本身导出新的哲学概念或理论。这样哲学不仅是指导思想，又构成中医理论（如肾阴、肾阳）并指导临床实践。现代西医学的发展事实上必然是充分经受过近代和现代不同哲学流派洗礼的，既然其能发展到目前的发达程度，说明这些哲学必含有许多很有助益的内容。相对而言，我们医哲一体的中医学在理论结构、语义、逻辑、理论体系的论证方法以及主客体的关系上都存有许多问题，这就需要从西方哲学思想如：不仅以马克思主义唯物辩证法，也要汲取其他哲学流派中有益部分，来对其分析思考加以解决。要找到中西医结合更有效的研究途径或方法，在哲学领域中寻找起点，恐怕是须先行的重要一步，把综合整体与分析局部结合起来。而由于历史的原因，我们还难以从某种框架中解脱出来，这种局面亟待改观。

　　各种哲学是不同的，但从人类文化发展整体看，它们又是相互影响、互动着的有机的一体，哲学与各门其他学科的关系也是如此。中国古代哲学对世界范围哲学发展史有它自己的贡献，如并协性原理，有人曾提到其哲学性观察竟发端于中外古代哲学"互补"内容的思想渊源。对这种思维理论的自然交流，我们应怀有自觉的意识，并尽力促进之。在中西医结合的哲学并协方面，努力使中、西哲学对中西医结合的研究和应用，发挥其重要的思维

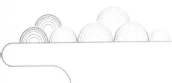

能力，起到原则上的指导作用。

3. 经验性和实验性的并协

中医学属于经验医学，西医属于实验医学。历史上，尤其是16世纪后，中医理论体系基本是在封闭状态下独立发展的。因古代中国物理学、化学、数学和逻辑学等重要学科未能建立或充分发展，同时又缺乏像西方原子论那样富于分析精神的哲学背景，因而中医终未能从其经验性中走出，及时进入实验医学阶段，而包括西医在内的西方科学正是循着"综合—分析—综合"的辩证否定的螺旋上升路线发展的，即各门科学从哲学中分出并以原子论为根基走向不断深入的分析性研究，这体现了一种努力寻找事物内部结构和规律的可贵的科学探索精神。这种研究路线启发人们用物质微观结构的要素来推导宏观物质的性质，也使西方经验医学完成向实验医学的转变。半个世纪以来，西医学关于新的健康概念的提出，新的医学模式的倡导，以及医学交叉学科的大量涌现等，也正标志着西医在向着更高层次的综合转变，以完成其辩证否定式发展的一个全过程。

应特别提及的是，作为实验科学重要基础的逻辑学，已发展到了数理逻辑的阶段。而中医理论却未受到即使像形式逻辑这样初级的逻辑学的指导或规范，其大部分作为公理的判断或条文，都具有很强的或然性。但自古迄今，我们基本上都作为必然性判断看待，这极易使我们的研究和应用误入歧途。因此，须加强用现代科学方法（包括逻辑学）对中医理论和临床进行论证。

现代西医学还有很长路要走，但其又在伦理上禁止纯粹形式的医学人体实验，这就历史性地失去了高效率地积累临床直接经验资料的宝贵时机。这种情势下，传统的经验医学尤其是中医不仅在一定程度上可实现更好的疗效，也可为西医学研究提供宝贵的临床实验性素材，这素材可以是文献的，如经典著作，也可以是现实的中医临床实践。有这样的例子，美国曾在本世纪中期进行大规模的天然药物成分筛选动物实验，耗资巨大而收效甚微，原因主要是没有充分地以经验医学作基础，这样的教训可谓是深刻的。

总之，中西医经验性和实验性的并协对现阶段医学发展是十分必要的。经验医学要用先进的科学方法（尤其是严密的逻辑思维方法）来论证、修正甚至重建其理论体系，而西医应以经验性素材为线索，深入研究使自身发展，或在熟悉中医理论前提下，直接有效运用其经验性治疗手段。

4. 自然疗法和人工疗法的并协

自然疗法和人工疗法的科技程度不同。中医的疾病诊疗方法主要是自然疗法，是一种调动机体自我代偿能力的方法。尤其可贵的是积累了丰富的天然药物治疗经验，这是其他传统医学无可比拟的。而现代西医学所利用的"对抗疗法"与天然产物母体或其衍生物要少而局限得多。注重应用天然药物是中医一大特色。而中医理论许多内容如藏象学说、病因病机、治则等都与中药有密切不可分的联系。从理论上推测，中医利用天然药物尤其是植物药物，常获良效，可能是自发地利用了生物进化史中相互作用而形成的复杂关系，即天然产物和人体功能、病理的特定关系。这是很值得现代医学利用和研究的内容。其他自然疗法如针灸、按摩、气功等也是现代医学易于接受的疗法。

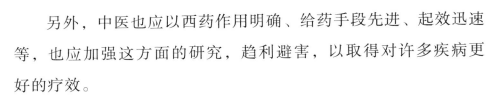

另外，中医也应以西药作用明确、给药手段先进、起效迅速等，也应加强这方面的研究，趋利避害，以取得对许多疾病更好的疗效。

5. 融入式应成为中西医结合的更有效模式

目前阶段，中西医结合的主要模式是并协方式，即两种医疗体系分立并存分别在不同情况下发挥其优势作用。而按医学发展趋势，作为经验医学的中医学必然要进入现代化的实验医学阶段。相对于并协式来说，融入式应成为中西医结合促进和完成该转变的主要模式，即通过以现代科学对中医理论充分研究以西医理论兼收并蓄之，亦将中医融入到现代或未来医学中。

近半个世纪以来，在中西医结合领域，证本质研究、中医客观化、微观化、精确化研究，西医辨病中医辨证和西医诊断中医治疗，以及依疾病的轻重和阶段不同，分别采用西医和中医的诊治手段等，严格说大都未超出并协式范围，主要因研究水平和资料积累的限制，融入式暂处劣势，然其成果难能可贵，意义重大。如从清虚热药青蒿研制的青蒿素，因化学和药理明确，疗效肯定被推广使用，并获得 2015 年诺贝尔奖；经络针灸原理的研究成果已在补充现代医学神经体液调节网络理论，并由此引出全新的体表内脏反射概念及相应疗法；再有小夹板固定治疗骨折，因其具有更多的优点，所以较早地被国内西医广泛使用；我们还应记得，本世纪初首届诺贝尔生理学和医学奖得主是发明抗血清疗法的德国细菌学家贝林，而他的成功是发端于中医"以毒攻毒"治则的启示等。这些融入式范例虽不多，但应引起我们关注和认真思考。融入式并非目前中西医结合模式的主导，恐怕还与思维方式、研究策略有一定关系。譬如说：过去 40 年来大量的工作都属于中、西医两个理论体系的相关性验证，如脏腑的归属及其功能病理等，积累了一定资料，无疑在一定程度上说是中西医结合发展的必要环节，但问题在于，对通过思维或观念能获得基本解决的问题是否还需再作大量的耗费人财物的这种验证。我们似应足够重视这种理念层次的中西医结合的"研究"，甚至"思想实验"，其对进一步正确高效的实际观察和实验可能至关重要。

中西医研究的对象主要都是人体，故中医许多内容（如解剖、生理、病理、病因等）都应能被西医兼容。我们的研究应重点关注中医不易被西医兼容的部分，直切主题，及时建立医学新概念、新理论，做出现代医学观点和标准的新发现、新突破。如中医有关虚损和补益、痰湿、表证及其治疗等理论都很值得选题研究。

总之，充分熟悉中西医两种理论并深入思考其关联性，刻意探寻可能为现代医学带来突破性进展的富于启示性的内容或关键点，力求做出新发现、发明，此即融入方式，应成为中西医结合更有效的模式。

中西医结合无论是并协还是融入模式，都应对中医有足够的认识，亦即应对这种经验医学采取去粗取精、去伪存真的科学态度。

以此类似，实验医学的建立和发展也不能完全排斥经验医学，中西医结合体系的存在正是这种必然性的现实。中西医结合模式在转入融入式之前，以并协式发挥重要的过渡性作用，即使进入融入阶段现代医学充分发展的将来，至少在应用方面人类或许仍在一定程度上需要经验医学，尤其是在自然疗法方面，这也是并协式哲学原理的启示。

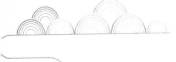

（三）"意形并重"范式与中西医结合的创立

中医学的特征是重视"意"，所谓"医者意也"，而西医即现代医学重视"形"。"意形并生"是中医和西医并存的现状，两者可能会长期存在，按各自的规律发展。关键是中西医结合医学怎样把两者结合起来，整体与客体的统一。有的可以用"客观检验性"加以说明，有的目前还做不到，或只能从宏观整体上加以说明。这里也有一个从"意形并重"到"意形融合"的问题，这将是一个长期的研究任务。

1．中医学从古至今，一点灵犀在传"意"

中医学是中国传统文化思想的一个缩影，最能体现中医学范式特征的是"医者意也"。这不仅外化成中医理论的基本框架，而且也内化为它的认识取向、认知方法，使医者在寥无可依的外在辅助下，做出接近了生命本质取向的判断。中医学几乎所有的结论都不是依重视有形，依实证的方法得出来的，以下从几个方面来寻找中医传"意"的灵犀。

《黄帝内经》集中阐述中医学世界观的篇章首推《素问·阴阳应象大论》，此篇大论题目明确向人们揭示"应象"思维是中医学的基本思维框架，与西医学抽象思维不同，"应"字应该理解为感应，对应之意，"象"用"藏象"来理解为由藏居于内的脏腑表现外的功能之象，可感应之象，可阅之象，可类比之象，是整体之象，动态之象；中医学至高无上的"证"是病理之象，可模拟之象。西医传教士对"华医习医，不知脏腑何形"表示奇怪不解，脏腑功能和形态没有丝毫联系，命门和三焦在人体中根本找不到实质器官，像"上焦如雾，中焦如沤，下焦如渎"这样的理论很多。中医学数千年来，舍去实证寻找有形的手段，用意念直观思辨达到了逻辑上的圆融，跨越了"技术上"的难关。正如特德·凯普特查克所说："中医学不发掘疾病的本质或引起疾病的明确原因，但是对整个的人做一种近乎诗的，然而却非常有用的描述"。《黄帝内经》时代之前的古人与大自然关系较紧密，用认识大自然最灵巧的仪器即生命直接和万物对话，以自己的体验去理解万物，当时的古文也是字少、音节少，应象思维比现代与大自然逐渐远离的今人要强得多，这只要想一想五行分类图表就可以知道。

许多有经验的老中医看病，往往患者一进门，病情心中已经有数，而在旁抄方子的徒弟对这一"感知"能力，很难学到手。不要认为老中医的治疗经验都可以写出来，语言所能表达的只是抽象的理性知识，此正所谓"只可意会，不可言传"。中医四诊中的切诊需要去体验什么叫"脉理精微，其体难辨。在心易了，指下难明"，像弦、滑、涩脉诸多比喻实在是不得已而为之。中医诊病的技能从根本上说，是培养医生对患者神色形态总体把握能力，切脉指端感觉的是患者阴阳气血的盛衰变化。如果只是体会教科书中抽象语言表达的二十七部脉象，那是低层次的东西，离要求传统的中医诊断不靠仪器，靠的就是医生"视其外应，以知其内脏，则知所病矣"的超感知能力差得太远，只有经过"学而思"和"思而学"的反复循环，才能向四诊的最高境界——"望而知之谓之神"靠近，比如扁鹊见齐桓侯就是人们熟知的例子。从而看出四诊的最高层次也流露着传"意"的痕迹。

治则和治法是中医学理论体系的一个层面。历代名家名著每每能够"大匠示人以规矩"以其创立的治疗法则传世。如像逆流挽舟法、增水行舟法、釜底抽薪法、提壶揭盖法等，反映着历代医家的理论水平和判断能力，体现着传统文化特征和医者主观能动性发挥的治疗艺术，以"医者意也"从而启发治疗疾病的"圆机治法"，体现着"医之法在是，法之巧亦在是"。

2. 迅速发展的现代医学在执着地重"形"

15 世纪下半叶获得迅速发展的现代科学应用于医学，不断地开拓着新的研究领域，扩大着人们的视野，加深认识的层次，使人们对器官、组织、细胞、亚细胞，一直深入到分子层次的认识。可以预测，今后还可能创立量子病理学，就像现在量子生物学和量子药理学一样。与物质无限可分性原理一样，随着现代科学不断深化，西医对人体生命科学及疾病的认识，还会达到更深的层次。现代科学的这种还原论方法最大特点是将事物化整为零，进行"解剖式"分析，执着地重视有"形"的东西。

现代科学的范式（paradigms）方法论基础源于希腊古典哲学，精神和物质的分离对立是其认识论的出发点。即在认识过程中，必须把主体和客体分割，孤立起来，进行客观地观察，从而得出对于客体的客观的认识，这正是现代科学奉为圭臬的科学实验"客观性"原则；"可检验性"意味着在同样条件下所观察到的现象规律等是可重复的；"客观可检性"一直被人们看作是科学与非科学的试金石。这在常规尺度的物质世界里，是合理可行的。但是在微观（亚原子）世界里，主体与客体之间是无法截然分开的，所观察到的结果是两者相互作用的结果。因此，"要描述发生了什么事情，就应该抛弃'观察者'这个词，而代之以'参与者'

这个新词"（约翰威勒），而用玻尔的话来说，就是既当"观众"，又当"演员"。科学家们为了摆脱这一困扰，将"客观可检验性"原则修改为：把主体与客体的界线划在观察者的"大脑"与"感官"之间，把观察对象与本来作为观察者"感官"延伸的观测系统看作一个整体——被认识的客体。这与中医学体验（主客一体）为主的应象思维传"意"有一些靠近，但还是远远不够的。

系统论、控制论的方法在半个世纪迅速崛起，原因是：科学的宠儿——分析，重"形"对复杂开放的非线性生命系统，往往是吃不开。把观测对象从它赖以存在的背景上"孤立"出来的局部，远不等于在整体中的局部。所以，寻找一个合适的边界，把观察目标和与它密切相关的背景一起，看作一个"亚整体"，从真正的大整体中"孤立"出来，观察这个"亚整体"的规律。显然这种方法也具有相当的主观任意性（比如取"亚整体"的位置和多少等）。严格地说，这并不真正符合"客观可检验性"原则。

应该看到，"客观可检性"本身也有其方法论内涵的。比如许多像三焦辨证、六经辨证等从治愈疾病这一点来说，是"可检验"的，但是六经何在？三焦何在？这些都是传"意"的东西，显然非实证，不唯一，因而是"不可检验的"。控制论黑箱方法也有同样的问题：若着眼于整体，承认理论的多样性，那么黑箱理论是可检验的；若从构造论出发，追求理论的唯一性，那么黑箱理论是不可检验的，除非变成"白箱"。所以，"客观可检验性"原则也是具有主观规定性和人为的社会约定性的，是习惯于在现代科学范式下工作、思考的人们，已经把精神（"意"）和物质（"形"）的分隔和对立、主体和客体的分离和对立公理化，习惯

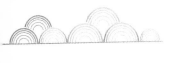

成自然的结果。

3. 中西医结合医学科学创立应该"意形并重"

目前，中西医结合许多领域，已经积累了大量经验，形成许多具体的"常规"，必须从中西医学跨文化认同基础上"提炼"出"意形并重"的科学范式，形成理论体系，才能指导具体的研究，获得向前发展的动力。我们认为，在很长时间里，中、西、中西结合三支力量将长期并存，各自都要发展，现代医学高科技工作者对中医传"意"很难接受；而全部掌握传"意"的中医又很少有机会更深入地接触现代科技之重"形"手段。从而造成"意形"的脱节。我们提倡"名牌"中西医结合大师不应停留在一脏一腑，一病一证，一方一药的低层次研究。应该把握"意形"并重的科学范式，在高层次上"大匠示人以规矩"在各自中西医结合领域创立新理论、新学说以传世。

中医学从"诸身"出发，研究"诸物"，"仰则观象于天，俯则观法于地"。讲究体验取象的"内求"法，重在提高观测者的素质，即人的能力，发展的顶端是超常感应，尤其需要的是感觉；西医实验科学的"外求"法，重在发展观测有"形"结构的仪器设备，发展的顶端是现代高科技，尤其需要的是理解。这两种方法并无高下优劣，在本质上是对立统一的，两者是鸟的双翅，车的两个轮子，相互支持，缺一不可，如西医重"形"的外求法，应用的是机械仪器，性能有限，目前对140亿光年之外的超远宇宙和夸克以下的超微世界已无能为力，对超时空的多维宇宙物态和疾病生命态更是望尘莫及，不知其然。中医在传"意"基础上的内求法，从外界五方、五气、五化等自然环境、社会人文等变化，接受来自外界时空多方位的信息，进行整体综合分析，做出应答，对生命现象进行更逼真的立体画面的描述。中西医结合医学科学要靠"意形并重"方法论奠基，然后不能总在"双亲"的羽翅下呵护着，应该从"雏鸟"发展壮大成"雄鹰"，随着疾病谱的改变，科学环境的变迁，"孵化"出自己的后代，改变必须"中医点头，西医也点头"才算中西医结合的局面。

我们再强调一下中医的灵魂在传"意"，一定要理解为真正意义上的传意。比如：治疗肿瘤的"断氧断粮疗法"是根据中医"釜底抽薪"法的原理用乙酰黄酮限制血流达到肿瘤病区，使癌细胞失去血液供应而萎缩，以收治疗之功。所以不要总限于"釜底抽薪"原意是治"上热病证而用下法"而不敢发展。实际上中医治则是示人以"意"，就像开会的目的是要领会上级的精神一样，只要掌握"釜底抽薪"的深"意"是可以灵活运用的。再进一步扩展一点，我们每一位中西医结合医者的思路：只要掌握真正意义上中医的精髓在传"意"，审度揣摩捕捉字里行间时隐时现的至理要意，融贯古今，运用现代科学重"形"的执着，就可成为博大精深的中西医结合"大医风范"。

（四）从中医藏象理论入手，研究中西医结合的思维模式

作者通过半个世纪对肾藏象理论传承与现代研究，得到启示，扩展为对中医理论的研究模式，以中医为体，西医为用，构成一种实践性的思维模式。包括五个部分，即：以中医学形象思维思辨学为指导，以中医基础理论为"体"，以现代科学技术方法为"用"，以临床疾病为切入点，以"法"求"理"。分述如下：

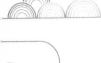

1. 以中医学形象思维思辨学为指导

形象思维是认识事物的突破口。中医学"医哲交融"，自然哲学为其指导思想，又具有人文精神。其特点表现在以下四个方面：

（1）感官是知识事物的第一性，说明物质是什么，留下印象和思考，是认识事物的前提。

（2）从对各种事物的认识，联想其属性及其之间的关系，如五行学说的生克理论，把世上复杂的事物分为五大类，即木、火、土、金、水，并与五脏相对应，如火（心）生土（脾）、土（脾）生金（肺）、金（肺）生水（肾）、水（肾）生木（肝）。反之，水克火，火克金，金克木，木克土，土克水。

（3）从表及里提供了对脏腑本质的认识。如"有诸内必形于外"，从证的外在表现，推测内部的变化，为治疗提供了理论基础。

（4）形象思维的联想和推理，具有原创新思想的超前性，发现新物质，阐明新功能。如"肺与大肠相表里"了解其间的关系，当肺与大肠有病时，可采用互治的办法，提供了指导思想。

2. 以中医理论基础为"体"

中医的理论体系构成了中医整体框架。根据中医的形象思维、取类比象、医哲交融而形成的阴阳五行、脏腑经络、气血、津液、情志等构成了中医学的以功能为主的理论体系。

阴阳五行本属哲学范畴，但它应用到中医学不仅是指导思想，又是中医理论的组成部分（如肾阴、肾阳），并应用于临床指导实践。此种"哲学思想—理论体系—临床实践"医哲为一体，这在其他自然科学中是非常罕见的。

研究中医理论体系的内涵和特点，是中西医结合研究的"结合点"和"创新点"。

3. 以现代科学技术方法为"用"

用现代科学技术和方法进行中医学研究，是分析方法的重要手段，促使中医理论现代化。

取类比象多为臆测，有很大主观性和产生时代的局限性，只有通过研究，才能去伪存真，得到发展。

中医学既是文化，要发挥其中国传统文化的特点，作为中医载体的作用，但中医又是实用性很强的应用科学，需要与时俱进，得到发展。

4. 以临床疾病为切入点

以临床疾病为切入点是中医本身特点所决定的。中医属于经验医学（与西医实验医学相对而言），来自实践→上升为理论→再指导实践→丰富理论，这就是中医理论形成和发展的过程。

中医治疗的特点是辨证论治，而证来自于临床的表现。因此，中医与西医比较，中医可以先临床，后实验研究，西医是绝对不可以的。

如何对待动物实验？为了探讨机制，说明病理变化，可以应用动物实验作为辅助性机制的探讨。因为动物不能叙述症候，又有种属差异，用于中医理论探讨有很大局限性。

5. 以"法"求"理"

理、法、方、药是中医治疗学的完整理论体系。首先确定病机，继而立法、组方、选药。如确定某病发病的机制为气滞血瘀，

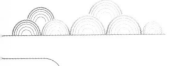

立法则为益气活血，然而组成益气活血复方，再选配伍之药。

组方的原则是按君臣佐使有序性的组合，不是各药味的相加，而是 1＋1＞2，合乎二律背反定律，即整体是由部分组成的，整体等于部分之和是成立的；同时认为整体是由部分组成的，而整体又大于部分之和也成立。如六味地黄，不是六味药相加，而混合后产生新的物质，发挥复方的整体调节作用。

此种研究方法，可以"用药求理"。如补肾、健脾，这里的肾或脾所指的并非解剖学上的肾或脾，而是指肾和脾的功能体系。如人的脾切除了，到医院看病，医生在临床上辨证仍可以诊断为脾气虚，采用健脾用药。这有助于探索脏腑功能，同时有助于把西医解剖形态学的"脏器"与中医以功能为主的"藏象"结合起来，就像前面所说的"意形"结合，可发现现代解剖学"脏器"的新功能。

上述思维模式方法的提出，是源于作者多年对肾藏象的研究提出的"肾—骨—髓—血—脑"一体论假说。

中医肾的内涵较广，如肾主骨生髓，髓生血，髓通脑，脑为髓之海，肾主生殖，其华在发，肾藏志，肾主纳气，肾开窍于耳等。作者对其部分内容，以疾病为切入点，通过补肾，以法求理。如佝偻病、老年骨质疏松、肾性高血压、肾性贫血、精神分裂症和老年性痴呆、生殖系统与性激素调节、发生发去与色素代谢等为内容，进行了中医肾本质的研究，总结编写了一本专著《中医肾藏象理论传承与现代研究》（人民卫生出版社出版）。下面以示意图概述（图 18-1）。

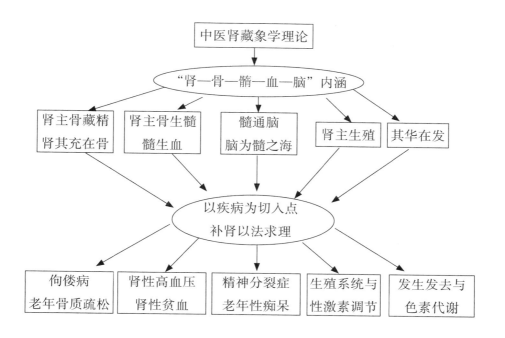

中医肾藏象学理论

"肾—骨—髓—血—脑"内涵

肾主骨藏精 肾其充在骨

肾主骨生髓 髓生血

髓通脑 脑为髓之海

肾主生殖

其华在发

以疾病为切入点 补肾以法求理

佝偻病 老年骨质疏松

肾性高血压 肾性贫血

精神分裂症 老年性痴呆

生殖系统与 性激素调节

发生发去与 色素代谢

图 18-1 肾藏象学理论

二、中西医结合的回顾与反思

1. 中西医结合方法论思考的几个问题

从 19 世纪末、20 世纪初,医学的发展进入到一个新的历史阶段——现代医学阶段。现代医学它不仅用分析的方法研究人体和疾病,而且开始把分析与综合、局部与整体、微观与宏观结合起来进行研究,不仅研究人体一个个器官或一个个的病变,而且研究人体各个器官的相互联系及其变化发展的过程,它逐步地形成了一个严密的理论体系。特别是近 30 年来,在现代科学和新技术的推动下,现代医学出现了飞速发展的新局面。分子生物学的成就及其在医学上的应用,标志着现代医学认识的进一步深化;控制论和信息论在医学上的应用,各种先进科学仪器尤其是电子计算机在医学上的应用，说明了现代医学的巨大进展。现代医学的种种迹象表明，它正面临着新的重大的突破，但也给哲学提出了许多问题，用新的答案揭示现代医学发展的固有规律，必将进一步促进现代医学向前发展。

当前中西医结合研究，就方法论来说，有五个问题必须解决。

（1）**中医证的标准化和客观化**。中医是根据舌、脉、色、证进行综合辨证论治的。因人因证而异是其特点。但它又过于灵活，其证又多为定性描述，尽管许多老中医的医案包含着丰富的经验，但不易学到手的原因之一就是缺乏证的标准化，同时也还没能从个性中归纳出共性的规律，甚至从偶然性中找出必然性。有了证的标准化，就为客观化提供了前提。这样就可寻找客观指标，把某些定性的描述，变成定量的概念，便于更多的人学习并在实践中广泛地开展研究。

（2）**中西医理论结合点的寻找**。中医对人体的认识是天人合参的。与现代医学比较，它比较概括、抽象，并有许多朴素的唯物论和辩证法的哲学术语。首先应在弄清中医基本理论的基础上，用近代的科学理论和方法、用现代医学的观点，加以"对号"比较，确定初步研究方案，然后在实践中再不断校正和深入。有了结合点才能确定研究内容，才能进一步发展中医理论，进而为中西医结合提出新的学说。

（3）**中西医结合理论研究突破口的选择**。中西医结合，这样大的概念，从哪入手？只能从各科各系统的典型的代表性疾病的治疗，从理、法、方、药全面进行临床观察，特别是对目前中医西医都缺乏特异性疗法的疾病进行研究，尽管难度大，但它是中西医结合研究的要点。所以，不论研究脏腑、经络或气血等，首先应在实践的基础上，并具有临床疗效的方面上进行，使中医理论的研究建立在可靠的基础上。然后，用近代科学的理论（包括现代医学的理论）确定研究方法和选择用以表现研究对象的客观指标，开展实验性的理论研究。开始时可从易到难，一病一方入手，在实践中丰富思路，逐步抓住结合点和突破口。

（4）建立近于实际患者的动物模型。如何把传统的经验医学上升为实验医学阶段，就要解决研究手段，建立动物模型是其中的方法之一。但动物模型一是不好建立，二是动物不会述证。这就要首先研究动物模型怎么建立，然后确定所研究病症的客观指标，作为动物模型检查的指标，同时与有证的患者观察的指标进行比较，作为相互参考印证的"桥梁"。

（5）把中医中药结合起来进行研究。中医中药是中国医学理论体系两个不可分割的组成部分，许多中医理论要通过药物治疗来加以验证。反之，通过某些药物的疗效观察，又有助于对中医理论的探讨。目前中药的研究多偏于化学成分的分析和动物实验，有可能发现某些具有高疗效的新药。但为了避免"弃医存药"之弊，还应着重在中医理论的指导下，通过临床辨证用药的观察，研究它的化学成分、药物作用和对机体的整体调节作用，如丹参、红花、白芍能治疗白血病，经分析，它可以提高人体内 cAMP 的水平，可能是调节了患者 cAMP 降低所致的阴阳失调，而达到"阴平阳秘，精神乃治"发挥治疗作用的。

值得注意的是，每一个中药就是一个"小复方"，具有多种作用，发挥多环节、多靶点的整体调节作用。某些有效成分的分析，对于说明作用机制以及人工合成新药具有重要作用，但对中药成分的研究只是一个方面，中药的研究不能走西药的路子，只重视单体成分的靶点，而发生耐药性等弊端。

祖国医学有着丰富的理论内容和实践经验，如果能在辩证唯物主义的思想指导下，用现代科学的理论和方法去研究，并结合现代医学的新成果，中西医结合在发展现代医学的征途中一定会放出异彩。

2. 中西医结合研究的主要成绩

首先，肯定中西医结合取得了突出成绩。表现在：对中医藏象理论的内涵进行了研究，发展了中医功能学，为进一步探索打下了基础，经络的研究取得了新进展。

在临床诊疗方面取得了三个方面成功的经验。即中医辨证、西医辨病、病症结合，为中西医结合治疗个体化提高了疗效；中医宏观辨证与西医微观诊断相结合，提高了中医诊断的客观化，并丰富了中医辨证的内容；中西药结合，标本兼治，达到了减毒增效。

中药的研究有许多新发展，取得了新成果。中药作为中医学的组成部分，同时促进了中医理论的发展。

3. 中西医结合研究存在的主要问题

在肯定中西医结合取得成绩的同时，欲求得发展，不得不进行反思。提出问题不是对过去工作的否定，而是创新发展的开始。

（1）中医基础理论研究，论证的多，发展的少。中西医结合研究，如何从论证阶段进入发展创新阶段，是当前中西医结合理论研究的主要问题。如阴阳、脏腑五行生克、经络、气血、五色、五味与五脏等。这些原创新思想，国外在这方面的研究，如从种牛痘发展成免疫学，五行生克通过量子力学研究物质的依存和制约关系、维生素 B_1 缺乏病与末梢神经炎等均让诺贝尔奖擦肩而过，实为历史的憾事。最近美国马里兰大学有人研究，提出"肺也有味蕾"，肺能尝到苦味，用苦味化合物治疗哮喘或慢性肺阻塞性病，能打通气道。这不就是中医学上讲的五味与五脏的归属问题吗？可是我们没有人研究。最近（2018 年 3 月 27 日）美国科学家在《Scientifie Repcrts》杂志上发表论文，宣布发现了人体内的一个"新器官"——充满流体的"间质组织"，他们利用最近技术发现了一条"流动流体的高速公路"。这一新闻发布后引起轰动，美国所有主流媒体都为之振奋，国内媒体也进行了相关报道，其实国内早于本世纪初对这所谓"新器官"的实质可能就是"经络"气血通道的内涵。可是我们没有进一步研究和宣传。

（2）**动物实验研究的多，临床观察研究的少**。动物实验研究有其特点，但中医是经验医学，有些是推理医学，主要应该通过临床研究（特别是神经精神性疾病）总结分析，才能去伪存真。

（3）**中药研究的多，中医理论研究少**。现在各种中西医结合杂志发表的文章，大多为中药研究或作为佐证说明中医理论；国家自然科学基金委申请的项目，所谓中医或中西医结合也几乎百分之九十是与中药有关的课题，长此下去有"弃医存药"之嫌。

（4）**用西医理论为指导研究中医的多，以中医理论为"体"研究的少**。用了很多分子生物学的基因表达、细胞因子等，用"以西解中"，缺乏用现代理论研究中医所说的内容，发现新问题，促进中医学发展。不是中医现代化，大有"中医西化"之嫌。

（5）**中西医结合点错位或类推偏差。**单纯以解剖学观点为指导去研究中医的脏功能；研究中医证的阴阳，只研究"阳"的一个方面，而没有研究"阴"，不可能说明在整体中阴阳互根、对立统一和转化；研究某脏的功能或疾病，是以解剖形态学为本，缺少考虑脏腑之间相生相克的关系；从一个分子生物学指标，就说明健康或疾病的本质，"只见树木不见森林"。

（6）**急需一支高素质的中西医结合队伍。**一支高素质的中西医结合队伍应当是具有强烈的事业心和历史责任感；精通本专业的中医和西医；并具有哲学修养和人文精神。目前从事中西医结合研究的人员，多是来自中医或西医，互有不足，包括现在一批中医、西医和中西医结合的博士，有人说"中看不中用"，缺乏对中医实质的了解，急待全面提高。

第十九章　高等医学教育改革与人才培养

科教兴国，建设创新型国家，靠的是人才，而人才培养在教育。因此，高等学校的教学改革任重而道远。

培养创新型杰出的人才，是一个时代性的问题。钱学森多次提出"为什么我们总是培养不出杰出的人才？"这需要从理论上和实践中给予回答。

一、当代医学发展的时代背景与教学内容改革

教学改革总是离不开时代的需要和发展。随着社会的进步和生命科学的发展，对医学提出了许多新的问题，了解和解决这些问题，才能使传统的观念得到转变，这是医学教育改革的前提。

1. 医学模式的转变与整体医学的提出

医学的发展，当代正从实验医学阶段向整体医学时代发展，具有标志性的事件是 1977 年美国内科学专家恩格尔在《科学》杂志发表的向"生物医学"模式挑战的论文，提出了"生物—心理—社会"医学模式。对人的健康和疾病，不仅是机体得病，更重视心理和社会因素的影响。从观念上把"治病"转变为"治病人"。促进了医学模式的转型，推动了整体医学的形成和发展。

中医学更重视"天人合一""天人相应"的思想，与西医结合形成了更高级的中西医结合思想，完善了医学模式，这就是作者提出的"生物—自然—社会—心理—个体"医学模式，体现了天人合一的自然观、形神统一的整体观、辨证施治的治疗观，达

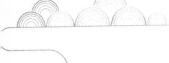

到治疗个体化。

2. 人口谱的变化——人口老龄化与老年人保健

我国60岁以上人口的增加，已进入了老龄化社会。老龄化社会的到来，带来了两个大问题，需要思考。

一是，老年医学的日益突出。在医疗、预防、康复等方面，对老年人进行性、退行性病变，如何延缓进展，减轻症状，预防并发症，将是中西医结合研究的重要内容。

二是，老龄化社会与国民经济发展的制约。由于老龄人口的增加，劳动力减少，社会要保障老年人的健康，还要解决国民经济发展的问题。

3. 疾病谱的变化——代谢性疾病日益突出

过去威胁人类健康的主要是传染性疾病。传染性疾病的特点往往具有季节性和地区性，目前仍不能忽视，而掉以轻心。目前由于生活方式的变化，饮食结构的改变，自然环境与社会条件的变化，代谢性疾病已上升为主要矛盾。

代谢性疾病主要指高血脂、高血糖、高血压、高尿酸等，导致的动脉粥样硬化性冠心病、脑血管疾病、糖尿病、高血压、肾脏病等。

代谢性疾病为多因多果，不像传染性疾病主要针对病因治疗，而治疗在于多环节、多靶点相关性治疗。从整体调节出发，在饮食方面，食疗将起着重要作用，包括饮食的选择和搭配。这正是中医治疗的特色和发挥中西医结合调动疗法的优势。

4. 生态环境的变化与健康

人是自然环境的组成部分，它的健康与疾病必然受生存条件的影响。环境污染对人类健康带来了严重的后果。如癌症发病率从"突变"发展到"剧变"，主要是受环境的影响，包括自然环境和社会因素。医生在治疗疾病时，必须考虑的因素，但问题的解决要靠社会力量。保护好人类赖以生存环境的地球村，是全人类的事情。

在医学教育改革中，环境医学应成为一门重要的课程，适应和保护自然环境，贯彻中医"天人合一"的思想，发挥中西医结合"天人相应"的优势，纳入医疗保健体系中去。

5. 预防为主与中医"治未病"思想

我国在建国之初就把"预防为主"定为卫生工作"四大方针"之一。在当前的卫生工作中，正把"以疾病为中心"转变为"以健康为中心"。

中医早在2000多年前《黄帝内经》中已提出"治未病"的思想，可以说是最早提出的预防医学思想。"治未病"就是对某些疾病未发病以前，给予"干预性治疗"，无病早防，有病防变。

中医治疗的根本指导思想，在于调动人体的自我代偿能力，而达到自愈。

6. 科研方法——高度分化与高度综合

还原论的分析方法是一切科学研究的主要方法，对于揭秘事物的本质给予说明，发挥着重要的作用，做出了重要贡献。运用到生命科学的研究也有很大的局限性。正像季羡林所说，"西方形而上学的分析方法已快走到尽头，取而代之的是东方整体综合方法"。这就需要把高度的分化与高度综合结合起来，才能认识生命的全貌。

值得提出的是，对意识医学、智力医学的研究，"模糊"比"精准"的研究，更为广泛。

二、中西医结合研究从"论证阶段"走向"发展阶段"

中国中西医结合学会基础理论研究专业委员会于1994年8月召开了一次"中西医结合研究回顾与反思学术研讨会"。作者为此次会做了主题报告，回顾了基础理论研究概况，提出了许多值得思考的问题。今天看来，对于如何使中西医结合基础理论研究从"论证阶段"进入"发展阶段"仍是一个主题。

1. 中西医结合研究面临的两大问题

科学研究总是在不断解决问题中推进事物发展的。中西医结合研究也不例外。中西医结合研究现面临两大问题：

一是，对中医药理论研究如何深入？对已有的研究如何评价？哪些能肯定？哪些存疑？

二是，随着现代医学的发展，向中医提出了挑战，许多中医固有的特色已渐渐失去独有，中西医结合研究如何进一步发掘中医这个宝库，进一步发扬中医的特色。如："天人合一"的自然观、"形神统一"的整体观、"辨证论治的"治疗观等。

中西医结合研究已如上述取得了很大成绩，也提出了许多新问题，这些问题的提出是在原有工作基础上提出来的，不是对前一段工作的否定，而是研究问题的深入发展。如：

（1）藏象研究如何从单纯解剖学的观点向功能系统研究或向解剖、生理功能方面发展？如何从在中医理论指导下，把临床实践的效果，又回到实验研究，有所新发现，提出新假说？

（2）证的本质是什么？如作为人体对内外刺激后，机体调节后的应答反映，能否找出一个客观指标，特别是特异性指标？如 cAMP 和 cGMP 能否作为阴阳的指标等？

（3）中医强调整体观及其调节，用还原论的分析方法，怎样反映整体的变化？宏观研究与微观研究怎么结合？

（4）医学模式的转变，强调心理、社会因素在致病中的作用，中医重视"七情"，并提出"五志与五脏"的关系，天、人、身心的研究怎么用客观化、标准化来表示？

（5）中药单体成分能否代表该药作用？如何进行复方成分的分析？引经药和归经药如何证明其作用，其中介物是什么？中药原有分类是否有"老药"新用？中药成方的出现如何解决辨证论治？中药双向调节作用的机制是什么？

（6）经络的本质是什么？如何评价对其"实体"研究？经络是否为多功能"寄生体系"？经络作用的"中介物质"是什么？如何研究"内病外治"与经络所属脏腑关系等？

2. 深入进行中西医结合基础理论研究的思考

中西医结合基础理论研究在回头看的时候，有两个问题值得思考。

一是，中西医的"结合点"是否选对了？所得的结果能否为中医和西医所接受？能否回答他们所提出的问题？如未选准，又如何摆脱以单纯解剖学观点的束缚？

二是，如何把现有的研究成果，把对中医的论证阶段进入发展中医的阶段？以现代医学已有成果来研究中医，而又不以它做"裁判"能提出新假说？关键在于：进一步深入学习中医，了解

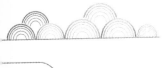

现代医学新进展，开阔视野，要有思路方法上的突破。

（1）脏腑的研究与全息生物医学。根据全息生物医学的观点，对中医脏腑的研究有两个重点需要研究，即体表与内脏相关性和脏腑之间的相关性。为此，首先要把中医脏腑的概念搞清楚。

中医对脏腑虽有形态学上的描述，但不很精确。如何根据取类比象的形象思维，通过感觉与观察体验、推理，提出其生理功能，又不限于脏腑的实体。"有诸内必形于外"，即把体表与内脏联系起来了。

中医根据五行与五脏相生相克的理论，又把脏腑的功能放在一个相关网络中，而不是孤立的，它的功能表现，应从全息生物医学来考虑。如"心主神明"，从现代医学来看，有一个心脑交叉的功能。现已知心脏不单是一个"血泵"，它可以分泌10多种生物活性肽，调节心脏和肾等远离器官。临床实践证明，多例病人心脏移植手术后，接受心脏移植者，同时也接受了原心脏供给者的性格，说明了心脑功能交叉现象。

如能把上述两个问题搞清楚，必然把中医藏象学说推向一个新阶段，可望先于现代医学提出新学说。

（2）证的研究与综合信息指标。中西医结合为证的客观化，寻找新指标做了大量的探索工作，也取得了一些结果，但证的本质研究有两个问题。

一是，把证作为一种综合征，用某一微观指标来揭示人体联系的复杂系统，把多种因素的致病结果还原为一种因素或病理变化是不可能的，就是西医器官疾病也很难找出一个特异性指标；二是，证是疾病发展过程中的一个动态变化，加之现在得病后大多数已用药治疗，干扰了疾病发生、发展过程，所谓"医源性证"，又增加了证研究的复杂性。

当前证的研究，有两个问题值得思考。

一是，病症结合研究，揭示证的规律性。通过临床实践病证结合治疗，观察疗效与病证变化。临床上有的病有证（患者表现）而无病（各种检查阴性），可通过辨证论治，观察证的变化，探讨其发生机制。

二是，寻找综合信息指标。不同疾病，根据脏腑之间的关系，寻找综合信息指标，甚至包括心理、社会因素指标。如"中风预报"单测血液流变学是很局限的，而精神和环境因素影响是很大的。

（3）医学模式的转变与中西医结合的历史机遇。 医学模式从"生物医学"向"生物—心理—社会"医学模式转变，说明西方医学所追求的方向恰恰是中医固有的特点，这就为中西医结合提供了历史机遇。随着医学的发展，代谢性疾病将成为主要疾病。中西医结合研究在以下两个方面应做深入的研究。

一是，"天人合一"的理论，研究大环境（自然）与小环境（个体）的变化规律与疾病发生的关系，从宏观整体到微观基因变化（有人预测，由于环境污染等变化，人类每个配子每代突变率至少为10%，人类群体一旦产生突变，如不能立即排除，将永远遗传下去）。在环境影响中，饮食最为重要，它是沟通人体内外环境的桥梁。食疗将成为代谢疾病的主要疗法。

二是，"七情"在致病和治病中作用机制的研究。随着社会的进步带来的问题，精神性疾病将越来越多。情志与五脏的关系需要从神经内分泌多方面进行研究，但难度很大。此项研究曾作

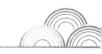

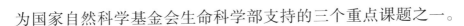

为国家自然科学基金会生命科学部支持的三个重点课题之一。

（4）中药复方研究与二律背反。中药单体成分的研究，对于中药有效成分的作用机制，提供体外实验纯品，搞清结构为新药合成提供了物质基础，仍是中药研究的内容之一。

中药复方的应用是中医的发展，因此复方的研究应在中医理论指导下进行，中医中药会得到相辅相成的发展。

用二律背反的观点研究中药复方，对中药复方研究会有新的发现。中药复方可能通过多种方式起作用。例如：有效化学成分（包括煎剂后第三种产物）、在体内代谢后的产物（药代动力学）、一种调节因素（如促激素、酶的激动剂或抑制剂）。因此，需要从对不同疾病的疗效去分析其可能作用的机制。

归经药和引经药的研究（包括剂型的基础理论研究），要从西药"导弹"或"载体"研究的启发，从组织器官存在的特异酶和受体方面，研究不同引经药和归经药的作用机制。

中西医结合临床研究，取得不少成果，产生了不少时方，已变成中成药推广，增加了新药的品种，但也带来了一个新问题，就是同病失去了辨证论治，有时病变而药不变，这就需要在研究新药变成成药时，要有一个基本方，同时考虑可能出现不同证，搞一个或几个副方，成为系列产品，既增加新药品种，又不失中医辨证论治。

（5）经络系统与人体功能系统。经络研究是国家科研攀登项目，但结合临床从人体功能系统入手，仍有许多内容需要进行研究。例如，脏腑的生理功能通过经络是怎么联系起来的（如肾与耳的关系）；针刺循经取穴不同经所络属脏腑其功能载体是什么；不同穴位给同一种药或同一穴位给不同药物，所表现作用不同，其"中介"物质是什么。从理论上对经络信息传递物质基础是什么和内病外治等的说明，均有着重要的意义。

中西医结合正处于总结发展阶段，也是处于"爬坡"阶段，只要坚持不懈努力，一定会有所发明，有所创造，有所前进，人类的认识是有限的，但世界是可知的，中西医结合"柳暗花明又一村"就在前头。

三、影响教学质量提高的几个认识问题

提高教学质量涉及方方面面诸多因素，但最根本的问题是改变教育本质的行政化，以及教育思想、师资水平、教学条件、教学方法等。在此，就提高医学教育质量的几个认识问题，谈几点看法。

1. 缺乏对医学本质的全面认识

医学是一门什么科学？目前仍停留在"生物医学"模式时代，主要看成其生物属性。该书前面已经提到，医学是自然科学和社会科学两大门类相结合的一门科学，强调其社会属性，对人健康和疾病的影响，避免治疗上的片面性。

医学应成为大众科学，把健康交给群众。最近作者花了两年时间主编了一部《教您远离疾病 享受健康人生》全书，有9篇，62章，100余万字，全面讲解了健康养生的方法，获得"河北省2018年优秀科普作品奖"，衷心希望它能走进社会和家庭，教给人民怎么不得病或少得病。

2. 中医和西医两个理论体系混淆

《中国中医药报》于2003年4月21日发起了"谁主神明"

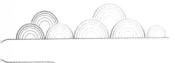

的大讨论。此命题是根据陈士奎教授发表的《对中医学"心主神明"和"脑主神明"的再认识》与邓铁涛教授发表的《"心主神明"论的科学性》两篇文章而提出来的。当时除《中国中医药报》包括以上两位教授分别在《新中医》和《上海中医药杂志》发表文章的杂志外，2003 年第 6 期《中国中医基础医学杂志》也发表了相应的文章，说明该命题的讨论已引起了中医和中西医结合工作者的关注。根据诸位学者们对《黄帝内经》等原旨的不同理解，从讨论的内容，可概括为三种观点，即：心主神明、脑主神明和心脑共主神明。同时对"神明"指的是什么，"神"与"神明"有什么不同？"主"的含义是什么？仁者见仁，智者见智，这是一次对《黄帝内经》等原著旨意的深入探讨，很有意义。该问题的讨论涉及了中医藏象的根本理论，不仅是"心"与"脑"问题之争，"牵一发而动全身"。它引申出一系列的有关中医学框架结构的问题。如：中医学是一门什么科学？中医学如何发展？中西医两个医学有什么不同？中西医怎么结合？等。通过该问题的讨论应该能够给予回答，其意义已远远超出了"谁主神明"的本身。

作者应《中国中医药报》之约，为"心主神明"还是"脑主神明"问题的大讨论写一篇总结，对中医和西医的理论框架，从宏观上进行了思考。这次大讨论关系到如何发展中医药学，也关系到中西医结合的定位。

西医学是以解剖学结构的"脏器"为主，而中医学是以功能体系为主的"藏象"学。两者既有联系更有区别，否则会影响对中医药的研究。

此次大讨论，在某种程度上讲，混淆了"脏器"与"藏象"

医学向何处去——未来医学与中西医结合医学

184

的区别。"谁主神明"之争，不仅是"心脑之争"，而是中医象思维理论框架的动摇。

3. 医学实践中的误导

由于教育制度和习惯性的影响，出现了重治疗轻预防、理论与实践分隔、重医学轻人文学、重科研轻教学、重单纯知识传授轻教学学术思想传播等。

（1）**重治疗，轻预防**。新中国成立之初，在卫生工作方针中就明确提出了"预防为主"，但预防为主的方针确实没有令人满意地、很好地、深入地、具体地执行。治疗是对疾病的重要手段，应加强和提高，但应该重视预防，做到防治结合，才是医学的全貌。

（2）**重理论，轻实践**。理论主要来自于实践的总结和提高。医学是一门应用科学，特别是中医学，是一门经验科学。医学的根基在基础理论，但生命力在于临床疗效。目前教学中理论与临床实践相隔时间太长，如何做到理论与实践密切结合。基础课教学也有待加强实验课教学。

（3）**重医学知识，轻人文学**。医学的基础是文化，特别是中医学，它是以中国传统文化为母体，医者乃仁术，目前教学缺乏综合素质教育。教学方法仍是以应试教育为主，考试分数第一，学生是在被动地学习，抹杀了学生主动探索的学习精神，中医教学方法尤为突出。

（4）**重科研轻教学**。高等学校有两大任务或称两个中心：培育人才，出科学研究成果。由于目前学校的评估及教师晋升主要看科研，导致学校以科研为主，教学为辅。不管是哪类学校，只要叫"学校"，而不是"研究院"，都应以教学为主，教书育人。

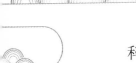

科研与教学是统一的。只有出高水平的科研成果，才能提高教师的业务水平，才能不断吸收科研成果，纳入教学内容，提高教学质量。

（5）**重单纯知识传授，轻学术思想的传播**。教育在于通过知识传授向学生传播学术思想。医学教育的创新关键是学术民主和具有创新学术思想的教师。正如哈佛大学校长劳伦斯·萨莫斯所说："哈佛大学之所以能够存在并且发展下去，就是因为它倡导学术自由。哈佛大学能够让最佳的思想家聚集在一起，给他们思考的机会，并能够传播自己的观念，从而产生最佳的思想。"著名的大学总是和知名的大师密切连在一起的，没有一批知名的教师队伍，很难培养出杰出的学生。

四、哈佛大学长盛不衰对我国高校改革的理性思考

哈佛大学始建于 1636 年，到 2018 年已具有 382 年的历史，如今已成为"世界顶尖大学"。作者有机会赴美国参观访问，并查阅相关资料写了一篇调查报告，提出了哈佛大学对我国高校改革，从 5 各方面提出了值得借鉴和思考的问题。即：发扬大学的学术民主是高校的生命；选好大学校长是办好学校的灵魂；办好大学主要靠教师；注重学生综合素质的培养；改革高校的教育体制。目的在于发展我国的高等教育。该文主体内容发表于《中国高等医学教育》杂志 2004 年第 5 期。

哈佛大学 300 多年长盛不衰，其奥秘是什么？作者作为一名高校的教师，通过参观访问和查阅相关资料，从中得到了很多启示，下面做一概括性介绍。

1. **倡导学术民主，注重综合素质人才的培养**

（1）**办好大学的关键在于发扬学术民主。**它代表了一个大学的校风和学风，是一种潜移默化、润物无声的无穷力量和精神财富。正如时任校长劳伦斯·萨莫斯如上所说的那样，历任校长都是在坚持和发扬这一理念，才确保哈佛继续处于世界教学与研究的前沿。同时广招更多的年轻教员，在全球化和信息化时代，保持了教职员工多样性，广泛汇集有学术思想的学者，推动教学和科研的创新。校长萨莫斯更强调"优先改善本科生教育及加强学科研究"，体现了本科生是学校教育的主体。

（2）**注重学习成绩，更重视综合素质能力。**美国教育提倡能力第一，知识第二。从入学开始，就重视综合能力。考入哈佛大学的学生都是学习成绩最优秀者，高中毕业学生中的尖子，但哈佛不单纯强调分数，提倡在无压力下的学习方法，充分发挥学生的聪明才智。看重的不是你有没有学习天赋，而是将来你毕业后能对社会做多大贡献。正如剑桥大学校长布鲁斯所说："教师的快乐是遇到聪明的学生，这是他们的驱动力。学生的热情可以促进学术的发展，保证新生活力"。这里所说的聪明，他指出"对事物感兴趣的范围，对社会的责任感和思考的能力，也是衡量聪明的标准"。

哈佛大学的教学方式完全是启发式教学，主要发挥教师在教学中的指导作用，给学生提供探讨学术思想的氛围，反对照本宣科。除去基本课程外，学生可以跨专业选修其他课程，听学术报告会、学生之间的研讨会等，扩大知识领域。学校给学生创造一个良好的自学环境。

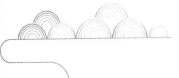

医学向何处去——未来医学与中西医结合医学

188

（3）考入哈佛大学要过"三关"。此三"关"为成绩关、面试关、系统参加社会服务的记录。近几年来，全世界每年报考哈佛的学生有 2 万多人，但录取率只有 10% 左右。如 2002 年哈佛大学的招生数为 2041 人。为什么这么难？就是它要求必须通过"三关"。

第一关是成绩关。考上哈佛的许多学生，其高考成绩（AST）都是满分或接近满分。通过调查表明，有 2/3 的考生成绩都名列所在学校毕业年级中的前 10 名。成绩优秀是前提，但并不能保证能上哈佛。有的学生考了满分（1600 分），没有被录取，而有的考生只考了 1420 分却被录取了，差别就在综合素质方面。

第二关是面试关。要看考生的知识面和思维能力。哈佛大学没有统一规定的面试题，每年的面试教师都是邀请各地的校友出任面试老师。这些人中有教师、律师和公务员，由他们根据考生的专业情况，出题提问。如 2002 年，一个在美国高中学习的中国女学生，给其面试的老师是一位律师。这位律师问她："前年这个城市曾发生一起黑人与白人学生之间的强奸案，不知你听说了没有？你有什么看法？"由于该生平时就注意看新闻，家里也订了不少报刊，她还喜欢与同学讨论时事问题。她不仅讲述了该事件的来龙去脉，还谈了自己的看法，这位面试教师相当满意。

第三关是系统参加社会服务记录。这是哈佛大学录取标准中非常重要的一条，看你有没有社会责任感。一位美国中文学校的校长说："对中国孩子来说，要取得好的成绩并不难，难的是要求从小就有社会责任感。"美国的中学教育非常重视这个问题：孩子从中学起就要用一定的课外时间为社区服务。如到老人院去工作，给残疾儿童讲课，参加社会性志愿者服务等。作者在美国居住期间，有一天下大雪，小区内一位中学生主动来敲门，说："我来为您清扫门前的雪"。清扫完后，他让我在他的一个本子上签名并写下评语，以备上学时，交给老师审阅，因为它是考大学的一项内容。

哈佛提倡各种不同文化的交融。因此，每年都要招不少少数族裔和外国学生，在哈佛的本科生中，亚裔学生占14%。

走进哈佛校门的每个学生都有自己的特长或爱好。如有的小提琴拉的很好，有的钢琴弹的不错，有的是歌手或体育方面优秀运动员，有的是数学的尖子等。不同特长，不同种族和不同文化背景的学生在一起，通过交流产生一种文化的氛围，特别是东西方文化的融合，这就是为什么哈佛能够培养出富有创造精神的毕业生一个重要原因，成为培养国际性人才的一块沃土。

（4）中国留学生在哈佛。 进入哈佛大学，在院内一幢红楼前有一个大的龟驮的纪念石碑，这是1936年该校300周年校庆时，以中国留学生会名义赠给学校的纪念礼物。

目前，在哈佛上学的中国学生有200人，其中从国内直接考到哈佛本科的人数很少，只有几个人，其他都是国内各大学毕业的来哈佛攻读硕士和博士的学生。

在哈佛上本科的中国学生，可分为三种情况：一类是在美国读完小学、中学直接考入的；一类是在中国和美国各上了一半的小学和中学从美国考入的；还有一类是在中国读的小学和中学，从国内直接考入的，虽是少数，但基础教育较扎实，也是进入哈佛最苦的。

中国学生要承受更多的心理压力，主要是语言关，适应新的

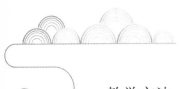

教学方法，还有就是生活方式的变化。

在哈佛学习，其实学生的负担并不重，哈佛不提倡死读书、读死书。可是进哈佛的学生都是尖子，他们本身就有很强的竞争意识。因此，学生的自身压力很大，但往往不是来自老师施加的压力。只要过了语言关，适应了启发式教学，培养了自学能力，读起来哈佛的课程并不太难，可以从容对付。但学生总是给自己加压，不断地增加选修课程，就变得很累了。

2. 校长是学校的灵魂

哈佛大学从 1636—2004 年，在这 360 多年的校史上，共有 27 任校长。当时校长劳伦斯·萨莫斯，2001 年 3 月 11 日被选为校长，接替了第 26 任校长鲁登斯坦职务，成为第 27 任校长。前 26 任校长，平均任期为 6~7 年（其实哈佛校长没有任职期限）。近 50 年来，任职最长的是第 25 任校长德里克博克，他在 1971 年上任，1991 年辞去校长职务，在任 20 年。上任校长从 1991—2001 年也任职 10 年。

哈佛大学校长具备的条件：管理经验和学术背景。

一是，要有管理经验。哈佛大学的校长要求具有参加行政管理的才能和阅历。如当时校长萨莫斯，曾在哈佛执教 10 年；1988 年任马萨诸塞州长；1991—1993 年担任世界银行首席经济学家；1999 年任克林顿政府财政部长，具有出色的管理才能。

哈佛大学校长还具有为学校发展募集足够办学资金的能力。如前任校长鲁登斯坦在卸任前为学校筹到 26 亿美元，使哈佛大学的办学资金达到 194 亿美元，为学校发展打下了经济基础。

二是，要有学术背景。校长的管理经验与他的学术功底和在政坛上的成就是统一的。如萨莫斯 27 岁获哈佛大学经济学博士学位，28 岁就当上了哈佛大学经济学教授，成为哈佛历史上最年轻的教授。他以研究失业、资本税、储蓄行为及宏观经济著称。1987 年，获得全国科学基金会颁发的"惠特曼奖"，这是第一位美国社会学家获此殊荣。萨莫斯有美国"经济界的基辛格"之称，被认为是美国杰出的经济学家。他在经济界做了两件最著名的事情：一是参与制订大规模拯救墨西哥比索危机计划；二是制订 1997 年亚洲金融危机的对策。

另外，哈佛大学的校长在遴选时，希望有哈佛大学的经历，包括在哈佛大学念过书或教过书，以继承和发扬哈佛精神。

3. 哈佛大学对我国高校改革的理性思考

哈佛大学的许多经验值得我国高校借鉴，虽国度和体制不同，但办好大学的规律应是共同的。古今中外，人们对大学的概念有多种理解，如"大学有大师之谓也""大学是探索高深学问的场所""大学是学者们（教师和学生）合作研讨学术的场所"等。这其中有一个共同点就是有知名的教师和研讨学问。

从哈佛大学的 300 多年历史，能够长盛不衰，给了我们很多启发。本文想结合我国高等教育情况，谈一些思路，不求共识，只求发展我国高等教育，虽然有些切痛之言，但目的是为了改革和发展我国的高等教育，别无他意。

（1）**发扬大学的学术民主是高校的生命。**所谓校风、学风是一个学校的传家宝，具有无穷的魅力。如我国的清华、北大、复旦、南大、浙大等校都有百年校史，为我国学子所向往。从历史上来看，都曾有过光辉的篇章，现在是如何继承和发扬，立于

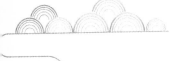

世界一流大学之列。如北大正在制订改革计划，以改变现状，是一个可喜的现象。改革的根本在于汇集有创造性思想的学者，发扬学术民主，但任重而道远。

哈佛大学把300多年长盛不衰归结为"倡导学术自由"，寓意深刻。没有一个浓厚的学术氛围、活跃的百家争鸣环境、"能够让最佳的思想家聚集在一起，给他们思考的机会，并能够传播自己的观念，从而产生最佳思想"的高校，学术上不会有创新，也培养不出"不寻常的优秀素质和综合能力"的学生。

因此，世界知名大学都把发扬学术民主作为办好大学的根本指导思想。例如，柏林大学创办于1810年，创办人威廉·冯·洪堡，就是以其"教学与科研统一""学术自由""大学自治"等为办学方针，成为德国高校的榜样，并对其他国家高校教育改革和发展产生了巨大影响。高校良好的校风和学风建设是学校的生命力。"创世界一流大学"，不是几年创建起来的，而是靠若干年的实践，逐步形成的结果，而不是追求的目的。

目前，在我国高校建设中，要力戒浮躁现象，做表面文章，要抓校风和学风的根本建设，倡导严谨的科学作风，创造良好的学术环境，鼓励学术争鸣，才能办出特色。

（2）选好大学校长是办好学校的灵魂。哈佛大学从创始人哈佛到现下第27任校长萨莫斯的办学理念，充分体现了我国教育家陶行知所说的"校长是学校的灵魂，要想评论一个学校，先要评论它的校长。"

哈佛大学的校长应具备的两个基本条件和遴选的程序，值得我们思考。要求管理经验和学术背景，体现了他的能力和学术水平，这正是办好大学一位好校长的人格魅力，学校向心力的核心。

校长遴选如此的认真，具有广泛地群众基础，必然会众望所归，在师生员工中产生巨大的凝聚力。

目前，我国高校的校长都是任命的，虽也征求群众意见，所谓"民意测验"，是把已经确定好了的校长人选，再征求一下意见，其实只是一种形式，不可能更改。要想真正听取群众的意见，应从推选校长候选人就开始，把任命与选聘结合起来，才能真正反映该校长的能力和学术界的群众基础。

现在各大学生的校长都是各方面的专家，有的在学术上也有一定的成绩，但不少校长并不懂得管理，也不懂教育，最多是一位科学家，还够不上教育家。关键是他当上了"兼职校长"，还是忙于他的专业，不学习也不研究教育规律，这样必然会把高校的教育和科研两个重点分离，不能很好地发挥两者相辅相成的作用。

有人把我国的高校分为四种类型，即：研究型、研究教学型、教学研究型和教学型，是根据科研实力、博士点情况而定的。但不管哪个型，只要是学校，它的根本任务在于培养人才，而有的校长为了"出名"，只抓科研而忽视教学。更有甚者，他还会利用校长的职权发展自己所从事的学科，这是在新形势下，学术界以权谋私的一种表现，甚至导致学术腐败。

一个优秀的专家担任了校长，他的学术功底与事业上的业绩应是统一的。他应具有高瞻远瞩的办学战略思想、勇于奉献的精神、创新的学术理念、能容纳和汇集人才的胸怀，并为他们最佳学术思想的发挥创造良好环境。同时，校长本人也应是推动和发

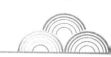

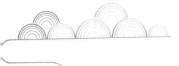

展学术民主的学科带头人。

（3）**办好大学的主体靠的是教师。**哈佛大学校长提出："为了适应科学发展全球化和信息化时代的需要，要广招人才，保持教职员工的多样性"。而且，要关注"大师"学术思想的发挥，并得到继承和发扬。学校要有一批最好的专家学者，形成学派。清华大学原中文系之所以有名气，就是有朱自清、闻一多等一代名人。学校的名气是与知名学者密切联系在一起的。有了较多的"梅兰芳"，才能真正成为所谓"大学有大师之谓也"。他们的人格魅力将熏陶和影响学生学术思想的形成和发展。

我国高校的发展和建设需要大批的人才。

首先，要善于发现人才和用好已有人才，为他们创造条件，留住人才。不要"唯学历论"，要看重素质和能力，千万不要"招来了女婿，赶走了儿子"。

其次，要引进人才。我国在国外的留学生有几十万人，是一大批储备的人才宝库，其中不少人不仅是高学历，而且有在国外的资历和能力，并具有强烈的爱国主义历史责任感。要坚决贯彻我国人才强国的战略思想，为他们创造良好的人文环境、工作条件和物质保障。中国人是高智商的民族，吸收他们回国，充分发挥他们的聪明才智，何愁没有像钱学森式的科学家，形成各学科领域的学术带头人，创建我国一流的科学成果，培养出一流的学生。

最后，引进外国人才。美国是世界上最大的移民国家，只要有本事，不管什么国家和民族，是人才都要。中国是东方的一个大国，在改革开放中，除了派人到国外去学习西方先进经验，还应吸收大批外国留学生和教育家、科学家，促进东西方文化融合，在丰富和发展世界文化科学中发挥作用。中国应有这种民族感和全球化的历史责任感。

（4）注重学生综合素质能力的培养。哈佛大学为什么能培养出富于创造精神的学生，从学生入学的第一天已经开始了。从哈佛的学生入学的"三关"来看，已是品学兼优。世界各国高中毕业生中的尖子和才子的荟萃。高质量的生源，为教学提高提供了良好的基础。

优秀的成绩是培养优秀学生的基础，但哈佛不完全是重视分数，而更重视素质和能力。教学是启发式，充分发挥教师的指导作用，真正起到"传道、授业、解惑"，成为传播学术思想的大师。让学生充分发挥主动性学习，让他们在知识海洋里学会游泳，勇于探索和富于创新。

哈佛重视研究生教育，把来自世界各国攻读硕士、博士的学生，看成是学校一批重要的学术力量，真正成为"大学是学者们（教师和学生）合作研讨学术的场所"。

本科教育是学校的主体。据说哈佛本科生对前任校长不够重视本科教育多有怨言。萨莫斯上任后，将重视哈佛的本科教育，加强教学与研究，"优先改善本科生教育"。

高素质和能力的培养，是把知识，素质和能力结合起来，才能培养出综合素质的人才。这对我国高校教育改革，它涉及学校工作的方方面面。学校作为教育机构，一切从教书育人到管理育人，都是为了培养学生这个总目标服务的。

改变目前的高考制度，单凭以"分数论高低"，既不利于高

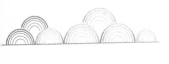

中的教学改革，也不利于大学对人才的培养。下面举一个例子，令人深思。有一篇《采访北京高考文理状元》的报道，从学生回答的问题，归纳起来，不外他们说了以下几个问题：考试是平等竞争的唯一标准；能考上大学是跟出题人"斗法"；今后文理分开上了大学，主要任务就是攻读"专业知识"了。

另外，采访者还提出了"8个词"，问哪些最符合他们。这8个词是：刻苦、聪明、勤奋、淘气、努力、叛逆、勤于思考、善于交流。在两个人回答中，一人说："除了叛逆"之外，我都有符合之处，另一个人回答：我最符合的是"勤于思考"。

从上述这篇采访，通过两位状元的简单回答，首先要肯定他们多年的努力学习，作为文理状元，考上了北京知名大学，值得庆贺。但也对我国的高中和大学教育提出了反思：我国的高考与哈佛大学学生入学的"三关"相比，单凭分数就能培养出具有综合素质能力和社会责任感的人才吗？如果高中为了提高升学率，靠教师的"押题"去辅导，能打好高中文化基础吗？高中时过早地文理分家，导致学生知识面狭窄，能为培养有创造性思维的人才打好基础吗？这些问题都是中学和大学教育改革中要回答的问题。

（5）改革高校的教育体制。以上论述的四个问题，都涉及我国教育体制改革问题，而体制的改革是一个根本问题，非一朝一夕所能完成的，但必须要改革，才有出路，才能发展和创新。

我国高校的迅速发展，招生人数不断扩大，提高了上大学的普及率，虽受多种因素的影响，但为提高民族的文化科学素质是一个可喜的现象。但也有人说，中国的大学是"人人都可以上的学，就叫大学"，"大学者乃大家学也"。尽管说法有些苛刻，这里的问题是"数量和质量"的关系问题。在高校不断发展的今天，不能完全按"产业化思想"去运作学校。"分数不够钱来补"，还有什么质量可言？如何适应新形势下的变化，研讨全面推动高校的体制改革乃是一个严肃的问题。

高校改革的难点，正如北大在改革中一些教授提出的："学术行政化"和"官场化"的学术领导体制，无严格的学术民主制度。作为学校的主体——教师，不能在学术上充分发挥作用，这一点恰恰与哈佛大学生存和发展靠的是"倡导学术自由"相悖。

目前，我国对一个高校质量的评估，有人认为，过于学术官场化、行政化。评价主要看：多少博士点，博士生导师人数，多少教授和博士，发表论文数，多少著作，培养多少学生以及学校的设备等。这些当然是学校发展的基础和条件，但很少有能体现出学术价值的东西，看不出它的真正价值。

在我国的高校中，每年都有评估排名次的报道。它也有两重性：一方面对一些学校有刺激作用，激励进取；另一方面有些学校不顾学校的实际情况，盲目地去攀比，甚至导致弄虚作假，出现浮夸。更值得注意的是，不少学校出现的浮躁现象导致了学术腐败的事例屡见不鲜，应给予高度的重视，要捍卫高等学府这块净土不被污染。

哈佛是世界闻名的大学。学习不是简单的模仿，而意味着创造。提出问题不是否定自己，而是进步的开始。爱因斯坦说："提出一个问题比解决一个问题还难"。因为"提出问题"是世界观问题，而"解决问题"则是方法论问题，两者是统一的。

在我国社会主义现代化建设飞速发展的今天，高级人才的培养，强化人才强国机制，是我们党和国家的大政方针。当前，世界之争是经济实力之争，而经济发展靠的是科学技术，科学技术的发展又靠的是人才，所以归根结底是人才之争，而人才的培养在教育。高等学校是培养各类专门人才的基地，要承担起时代所赋予的历史任务，我国高校的全面改革任重而道远。

五、21 世纪需要人才类型与培养目标

科学发展和信息日新月异，随着经济时代的到来，明确需要什么样的人才，这是高等学校改革的目标，也是师生追求的方向。

1. 人才类型

人才类型要求一专多能型、智能型、创造型。

一专多能型：科学研究越分越细是科学深入的表现。但事物之间是互相联系和制约的，需要整体地、综合地看问题，需要一专多能才能适应变化，才能应变得道。医学正向全科医生发展。

智能型：掌握知识的人，不能是知识库型，而应是会运用所学知识的智能型人才，把知识作为财富转化为生产力的富源型，不是单纯已有的固定财产型。不仅是实干型，而应成为谋略型。世界上有两个民族智商最高，其中之一是华人，应该充分发挥中华民族的聪明才智。

创造型：只有创造社会才能进步，创造性是一个国家、一个民族的灵魂，只有创造才能对人类做出贡献。学习不是模仿，而在于创造，这样才能后来者居上。

2. 三种类型人才应具备的六条标准

（1）不断更新知识，掌握新知识要高精而广博，成为专家中的杂家。

（2）具有远大抱负，高瞻远瞩，又勇于实践，有为科学而献身的精神。

（3）心胸博大，团结合作，有团队思想。

（4）智能、技能多样而巧用，有"动一发而拨千斤"之能力。

（5）掌握信息，把感性思维转变为理性思维，而富有创造性。

（6）身心健康，适者生存，而善养，健康是工作的基础。

3. 转变十个概念

（1）知识库型→智能型（开发智力）

（2）文凭型→素质型（人品和能力）

（3）资历型→竞争型（与时俱进）

（4）实干型→谋略型（战略思想）

（5）常规思维→创新思维（逆向思维）

（6）耗电型→充电型（知识更新与再学习）

（7）感性思维→理性思维（解决本质问题）

（8）因循守旧型→应变型（适者生存，应变得道）

（9）闲置型→交流型（人才流动，各得其所）

（10）区域型→国际型（面向世界，全球化）

4. 人才的培养是强国之本

教育面临知识经济时代，是一场教育革命，不单是教育改革，而应从地位上、目标上、体制上、观念上和教育思想上，进行根本的改革。我们再不能还是以书本为中心、以课堂为中心，还是应试教育，大量地灌知识了。怎样才能培养出能适应知识经济时代需要的人才呢？有人说不能面对知识经济时代，还在培养生产"淘汰产品"了，固守旧的教育模式，将不利于人才培养，甚至会导致战略性失误。

中国历史上有着重视技术发明，忽视科学的倾向。新中国成立以来，更是重视应试教育，选拔人才机制的最高手段就是考试，而把非智力因素（品德、性情、心理、人格等）排除在外，这样怎能发现人才，培养拔尖人才呢？一个国家要走在世界前列，不仅看有没有学校教育，关键在于用什么样的教育，把人教育成什么样的人。

美国之所以走在世界各国前列，它非常重视教育。1997年克林顿在国情咨文报告中讲到"要培养我们所有学生能够成功地迎接 21 世纪的知识经济"，"教育涉及国家安全问题，要求各个政党在教育问题上，不要争论"。他认为在国力上没有一个国家可与美国来抗衡，他的含义是如果到 2020 年，有 80% 的人从事知识劳动，它的国民素质适应不了，就要大量的失业，是国家不安定的最重要因素。他对教育提出三个目标，即 8 岁能读会写，12 岁能够上互联网，18 岁上大学，发展终身教育。克林顿并向美国人表示："我向美国所有家庭保证你们的孩子都能够上大学，包括最贫穷的家庭"。英国也提出 2020 年所有学校要上网。法国也提出在本世纪末所有学校要上网，用信息技术来发展教育，改进教育手段。教育是知识经济动力所在，从现在起，我们就应该去培养适应知识经济时代的人。

六、传授知识与开发智力

作者在给研究生和本科教学中，为了启发学生思路，开发智力，为教学改革提供依据，对本科三年级 772 名学生和研究生班 63 人做了一次调查报告，了解学生对教材和教学方法、对所学知识运用能力、思维能力。通过调查结果的分析，给高等学校工作和教学改革提出了许多值得反思和研究的问题。

知识与智力是两个不同的概念，但两者又有密切的联系。知识是智慧的基础，但歌德有句名言："单学知识仍是蠢人"。当前大学教育存在的一个大问题是死记硬背、填鸭注入式的教学法，严重影响了对学生思维创造能力的培养。此问题几乎每次教改都列为改革的对象，但成效甚微。现在到了非改不可的时候了！因为它关系到培养什么样人的问题，关系到国家四化建设的大问题。下面根据我们对本科学生和研究生的两个调查报告结果的分析，谈一下我们对在教学改革中，如何通过传授知识，开发智力的意见。

（一）两个调查结果及分析

两个调查分别在 3 个学年本科班和一个研究生班进行的。

1. 教学方法和教材

是在 85 级 294 名学生中调查的。在"你喜欢哪种教学方法"的调查中，分以下 4 种情况：

（1）按照课本系统全讲：有 39 人，占 13.3%。

（2）发给教材重点讲授：有 147 人，占 50%。

（3）启发讲解自学为主：有 57 人，占 24.5%。

（4）自学为主答疑讲授：有 36 人，占 12.2%。

可见，照本宣科的讲授，学生并不喜欢，有 24.5% 的人希望自学为主，启发讲解。

关于对教材的意见，294 名学生的调查结果：要求有基本讲义的 146 人（占 49.7%）；多编少讲有便于自学的教科书的 83 人（占 28.2%）；发给教学大纲和参考书的 31 人（占 10.5%），指定几本参考书自学的 4 人（占 1%）。

从学生的反映说明，学生希望有一本基本教科书，并有几本参考书，不要用一本教材，一个模式，不便于学生自学。

2．对所学知识的应用

是在 86 级 240 名学生中做的一次调查，是在讲完生化物质代谢和肝胆生化后进行的。题目是："请你设计一个肝功能检查试验（包括原理、指标、评价）"。结果在 240 人中只有 23 人是运用自己所学的知识，自己思考后设计的，而不是书本上已经讲过的，仅占 9.5%，大多数人是抄书的。

3．综合表达能力

是在 87 级 238 人通过对考试问答题的分析。这次生化期终考试，没有单纯出判断多选题，而出了两道问答题："在代谢性酸中毒时，肾脏如何发挥调节作用的？"和"在糖完全氧化过程中，有哪些维生素参加，各起什么作用？"按学生的答案分为以下 3 种情况。

（1）综合概括，简明扼要：有 47 人，占 19.7%。

（2）综合较差，照书全抄：有 107 人，占 45%。

（3）不会综合，所答非所问：有 84 人，占 35.5%。

分析结果表明，多数学生是死记硬背，缺乏综合表达能力者，后两项相加竟达 80.3%。

4．思维能力和自我修养

此调查是在研究生班 63 人中进行的。方式为回答两个简单问题：

第一题是 3 头驴＋2 头牛＝？

此问题主要了解一下研究生的思维概括能力。在 63 人中有 29 人认为在加法中只有同类问题才能相加，此题无计算方法；另有 7 人的答案五花八门（如等于无限大或零，3 头驴折合 1.5 头牛等），两者竟占 58.7%：只有 27 人能够把 3 头驴＋2 头牛概括为 5 个牲畜，说明不少人只是单学知识，而却缺乏思维抽提概括能力。

第二题是："研究生应具备哪些素质，列出 4 条，并注明你最缺乏的是哪条？"

对这个问题的回答，根据所得结果，可归纳为十个方面。

（1）具有多方位的思路方法，富于想象力及观察分析问题的能力。在 63 人中有 50 人，占 80%，并有 8 人认为是最缺乏的素质。

（2）虚心好学，肯于钻研，富于开拓和创造精神。有 42 人，占 66%。有 2 人认为自己缺乏。

（3）具有广博的知识又有牢固的专业基础。有 46 人，占 73%，其中有 13 人认为自己不足。

（4）具有独立工作和一定的组织领导能力，并能高效率的进行工作。有 24 人，占 38%，其中 6 人认为自己缺乏这方面的

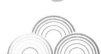

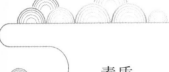

素质。

（5）应有明确的政治方向，具有爱国主义和为四化做贡献精神，有良好的道德和政治修养。有 22 人，占 34%。

（6）科学工作者应追求真理，具有为科学事业献身精神。有 12 人，占 19%，其中有 1 人认为自己尚缺乏这种精神。

（7）有健康的体魄，能胜任工作。有 11 人。

（8）有坚强毅力，胜不骄，败不馁。有 8 人。

（9）要适应环境，搞好人际关系，具有社交能力。有 7 人，其中 1 人认为自己缺乏这个本事。

（10）应具备有动手的实践能力。只有 5 人，其中有 2 人认为是最不足的。

（二）两个调查结果对教学改革的思考

上述调查研究的结果，给高等学校工作和教学改革提出了许多值得反思和研究的问题。下面仅就其中几个问题，加以论述。

1. 高等学校的根本任务是为国家培养和输送革命化和专业化的合格人才

高等学校担负着文化建设和思想建设的重任，如何处理好两者之间的关系，是关系到培养什么样人的问题。社会主义建设向干部提出了"四化"的要求，具体到高等学校来讲，就是要培养革命化与专业化的合格人才。这就要求高等学校要加强和改善政治思想工作，要面向未来。要使学生在上学期间就要有一定的马列主义政治素养，在传授知识的过程中，要立足于开发智力，培养学生具有思路活和创新的素质。要在培养"群星"中，能出现几个耀眼的"明星"，而目前的教育制度是"一般高—齐步走—

一般高"。即入学考试统一分数线，入学后统一教学，毕业时一个尺度衡量。这样的制度是很难培养出"明星"来的，特殊的才能在大学被埋没。

2. 改变以"三个中心"为主的状况和灌注式的教学法

此问题讨论了多年，仍没有很好的解决办法。其中有多方面的原因：有认识问题，也有管理体制和教学制度等问题。看来已经到了非改不可的地步了。以教师为中心，以课堂为中心，以教科书为中心，把学生束缚得死死的。在学生中出现上述问题，不能不多从教育制度和教学方法中去找一下原因。

启发式教学，人们在天天讲，但它的内涵和外延是什么？怎么去执行？这些问题却研究得不多，措施又没有。从开发智力的角度来讲，我们现在的教学法，只给学生已有的结论，而不讲这些理论是怎么提出来的，又是怎么解决的，在已有证明的基础上又提出了什么问题等。因为学生接受的是现成的死知识，就只能背诵和记住这个"永远不变的定理"；在教学过程中缺乏承上启下的逻辑，缺乏知识的连贯性和继承性，这样的教学也必然使学生缺乏联想和思考；缺乏用辩证唯物主义的观点去传授知识，去教给学生严谨的思维方法，结果不能使培养出来的学生具有很强的思想性和思维逻辑性。由于上述种种原因，使学生只背条条框框的内容，3头驴加2头牛不能相加就是一个缺乏综合分析能力的典型例证。

3. 教学内容的改革必须适应医学模式的转变

现在医学模式正在从生物医学模式向"生物—心理—社会"医学模式转变。随之而来的是医生的知识结构，医院管理等也随

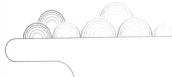

着改变，医学教学内容也必然要增减和更新，使学生具有立体化的知识结构，具有动脑和动手的能力，把"知识—思维—实践"紧密结合起来，知识才能真正变为力量。

4．必须改变目前的考试方式

现在的考试方法主要是考理解和记忆，并完全以分数判定优劣，不能很好地反映学生分析问题、解决问题和思维表达的能力，也不能反映动手能力，更不能反映学生的"综合水平"。目前考试采用多选题的检查方法，对大规模人群考试有可取之处，但如果把它作为高校主要考试方式，教条式的教学法，再加上一个刻版式的考试，无疑更加强了"书呆子式"人的培养。可见，这样的考试不加以改革，学生被考试牵着鼻子走，束缚了学生独立思考和自学能力的发挥，使学生处于被动的学习状态，不利于培养具有创造型的人才。

5．必须提高教师的素质

从教师的指导作用来讲，关键在于教师的思维方法、业务水平和教学能力。要改变目前重科研（是对的）轻教学（是不对的）的状况。教学改革是一项长期的艰巨任务，应纳入教学研究课题，与实验室科研同等重要。为此，对青年教师要全面培养，不仅要提高他们的业务水平，还要培养他们的教学能力，特别是思维表达能力。应当对青年教师开设《自然辩证法》课。要求学生做到的，教师应该首先做到。目前对青年教师的教学检查，应提倡创新，而不应以传统的灌注式方法来要求和衡量他们。否则，用过去办法培养出来的学生，思维能力就不强，当了老师又用他学生时学来的方法去教学生，形成了恶性循环。这样下去，此种教育何时才能改？！而面向未来则成为一句空话。

七、提高教师和学生的素质及能力是时代的要求

在人类历史发展的长河中，一代人有一代人的历史使命。能否完成所处时代的任务，这是衡量一个人世界观、人生观和价值观的标准。纪念"五四运动"79周年时，作者写了一篇演讲报告稿，题目为《学科带头人应具备的"三个素质"和"三个能力"》。今天看起来，仍具有实用价值。

1. 我们当今所处的时代和任务

在人类历史发展的长河中，一代人有一代人的历史使命，这就是衡量一个人能否推动人类社会不断进步的世界观、人生观和价值观的标准。以下从三个方面谈一下我们所处时代的特点和任务。

（1）**当今世界的主题是和平与发展**。为了迎接21世纪，世界各国都在调整科技和经济战略，以发展自己国家，在国际竞争和国际关系中，我在出席中国科协"五大"时，听了江泽民同志在中国科协"五大"的讲话中提出"四个面临"："即面临难得的历史机遇，也面临严峻的挑战；即面临西方发达国家的经济和科技优势的压力，又面临着霸权主义和强权政治的压力"。如何加快我国的现代化建设，将决定我国在21世纪国际社会中的地位。历史的责任感和时代的紧迫感，就落在我们这一代人特别是青年人的身上。

当前世界之争是经济之争，而经济的发展又靠科技，所以又是科技之争，而掌握现代科学技术靠的是人才，因此归根结底是人才之争。需要什么人才？江泽民同志提出要培养和造就三支队

伍："一支能够进入世界科学前沿的科学家队伍；一支具有技术创造能力，能够不断攻克经济建设和社会发展中各种复杂难题的工程技术专家队伍；一支学有所长并具有突出领导才能的科技管理专家队伍。"这三支宏大科技队伍的培养，"四化干部"的要求，它的基础教育在高等学校。这就决定了高等学校在国家建设中的地位和作用。

办成什么样的学校，才能担当起此项历史任务？江泽民同志在北大百年校庆讲话中提出了"四个应该"，即："应该是培养和造就高素质的创造性人才的摇篮；应该是认识未知世界，探求客观真理，为人类解决面临的重大课题提供科学依据的前沿；应该是知识创新，推动科学技术成果向现实生产力转化的重要力量；应该是民族优秀文化与世界先进文明成果交流借鉴的桥梁"。以此标准来要求我们高等学校，才能真正起到推动人类社会精神文明和物质文明的发展。

（2）科教兴国是中华民族复兴的主题。在新中国成立之前的近百年中国史，是列强侵略的苦难史，是中华民族为之奋斗的光辉史。一批爱国仁人志士曾提出"教育救国，兴学图强"，但人民没有掌握政权，没能掌握自己的命运，良好的愿望很难实现。作为历史过来之人，感触颇深。

今天，在习近平新时代中国特色社会主义思想的指引下，我们党和国家提出了"中华民族伟大复兴"的口号，并以实际行动作为建国的主题。这就为给报国之心的中华儿女创造了良好的社会环境，把爱国之心化为发奋读书，掌握现代科学技术，建设强国之实际行动。

（3）**当今医学正处在实验医学向整体医学过渡及两个时代并存的时期。** 适应医学时代要求的医学模式，也必然随着从"生物医学模式"向"生物—心理—社会"医学模式或作者提出的"生物—自然—社会—心理—个体"医学模式转变。传统医学与现代医学结合已成为现代医学发展的一种趋势。医学模式的转变，赋予了医学教学改革新的内容，改变学生的知识结构，将成为学生素质教育的永恒主题。

伟大的时代，一定会造就出无数可歌可泣的时代英雄。

2. 认识客观世界，改造主观世界，提高"三个素质"

正确的世界观决定了一个人的人生观和价值观。认识客观世界是为了改造客观世界，要使自己的认识符合客观规律，又必须改造主观世界。一个有志于为人类做出贡献的科学家，必须从政治素质、思想素质和业务素质三个方面对自己提出要求。素质指事物本来的性质，人的素质与其他事物有着根本的不同。素质本身有先天的基础，但更重要的还是要经过后天锻炼，培养和教育而成熟起来。

（1）**政治素质。** 为事业而奋斗的人生观。"政治"是经济的集中表现。人们还有一个一般的理解，就是凡提"政治"都是指国家大事。作为一个科学家的国家大事，就是如何把我国的科学事业搞上去，立于世界高科技之林，应该是科学工作者人生的根本动力。如何做到政治与业务的统一？邓小平提出科学技术是第一生产力。无产阶级革命的根本目的是为了解放生产力和发展生产力。在此基础上则把政治与科学技术统一起来了，关键是否自觉地把强国作为自己学习和工作的出发点和立足点。现代的历

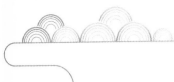

史任务是要建设国家，这是时代的要求，要建设就得有本领。否则，就像列宁所说的，没有本领，即使把共产主义喊得震天响，最多也不过是一个吹牛家。

要建设国家，必须发扬爱国主义精神，"五四运动"的最根本精神就是中华民族的爱国主义精神，爱国主义是民族的灵魂。我们学习外国的先进科学技术和科学管理经验，是为了发展自己的国家，而不能崇洋媚外。中华民族在创立东方文化科学中有过辉煌的历史，对人类精神文明和物质文明建设做出过杰出的贡献。

科学是没有国界的，而科学家是有国籍的。"科学绝不是一种自私自利的享乐。有幸能够致力于科学研究的人，首先应该拿自己的学识为人类服务"。（马克思）以此激励后人，应该说是每一个科学家爱国主义思想的集中表现。

（2）**思想素质**。为事业而奋斗的品德。思想是指观念而言，反映对客观世界规律的理性认识。思想素质的基础是人生观和价值观的表现。要正确认识自己，对待自己，找准位置，要正确评估自己与人民的关系，有了正确的世界观，才能从根本上树立正确的人生观和价值观。50年前我所受到的辩证唯物主义观的教育，以及文化思想的教育，现代仍然在我们身上起作用，有些名言已成为终生的座右铭，如"没有好的思想品德，也不可能把学到的知识真正奉献给祖国和人民，也就难以大有作为"，"如果脱离时代，脱离人民，必将一事无成"。（江泽民在北大百年校庆会上的讲话）

人生观就是要讲人为什么要活着。人生活在群体的社会里，有索取也必须有奉献。一个人为了理想和事业的追求，必然是燃烧着的火焰，而为了个人欲望的追求，必然是冒烟的人生。人活多大年龄并不重要，关键是怎么活着，是否对人类有所贡献。

发展科学与市场经济的统一。市场经济的大潮和利益的驱动，对从事科学教育的人必然产生一些影响，但对一些痴心于科教的人，仍无动于衷。从本质来讲，科学是为经济建设服务的，经验告诉我们，科学效益、社会效益和经济效益是可以做到三者统一的。

"科学效益"要出科研成果，是基础。从事医学研究，是为了促进整个医学的发展，为人类健康服务。我国中西医并存，又产生了中西医结合的优势，是大有作为的。如果离开了本专业去搞什么开发，可能会得到眼前的经济利益，但学科萎缩了，人才耽误了，结果是"抢种了别人的地，荒了自己的田"。此种开发又由于缺乏牢固的科学基础，也只能是历史上匆匆的过客。

"社会效益"是目的。不论从事中医、西医还是中西医结合研究，都是为人类健康和防治疾病服务的，为提高全民族的健康和卫生素质，为社会主义现代化建设服务的，是我们一切工作的出发点和落足点。

"经济效益"是结果。科学技术是第一生产力，为社会主义经济建设服务。医学的经济效益，是在于扩大为人民健康服务的基础上所获得的结果，把科研成果转化为生产力，达到为经济建设服务，并为自我发展提供物质基础。

（3）**业务素质**。为事业而奋斗的才能，业务是指一种事业或学问。从事科学研究，要有学问，掌握本学科的内涵和发展的前沿，使自己所从事的研究不断取得进展。这就需要刻苦学习，

第十九章　高等医学教育改革与人才培养

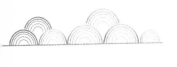

更新已有的知识，扩大知识领域，还要有科学态度和作风。

严谨的科学态度和作风，也是科学家的业务素质。科学是要实事求是的，来不得半点虚假和浮夸。目前，不正之风和虚假现象，已开始向科学领域渗透。一定要维护科学的尊严，保卫科学研究这块净土不被污染。

作为一个学科带头人，为了本学科的发展，我们要了解本学科的国际水平和国内水平，找出差距，分析自己，确定方向，发展自己，争取在全国某方面有一个席位，还要处理好业务工作与社会活动的矛盾。业务是基础，舍此便失去了为事业奋斗的根基。

3. 认识客观世界，改造主观世界，具备"三个能力"

认识客观世界，改造自己的主观世界，目的在于改造客观世界。作为一个科学教育工作者，特别是学科带头人，必须具备"三个能力"，即思维能力、动手能力和表达能力。

（1）思维能力——认识事物的高度。思维是指在表象、概念的基础上进行分析、综合、判断、推理等认识活动的过程，思维决定命运。如真理标准的大讨论，确定了新时期我们党的解放思想，实事求是的思想路线，科学研究是探索未知数。一个非共识的学术思想，往往是新发现的先导。爱因斯坦讲，提出一个问题比解决一个问题还难。"再没有比人们无区别地从下述三个论据中做出的同一结论更糟糕的了，即：因为这是引证我们前辈的权威，这是习惯，这是一般的信念，所以是正确的"。（Bacon R）之所以被称为"更糟的了"，是因为它束缚了科学工作者的头脑。如何"既异想天开，又实事求是"，关键在于学与思的关系。孔子早就讲过"学而不思则罔，思而不学则殆"，指出："只读书学习，而不思考问题，就会罔然无知而没有收获，只空想而不读书学习，就会迷惑而不能肯定"。在科学研究中，只要思维合乎逻辑、方法路线又可行，还是提倡"异想天开"去探索无穷的真理最重要。在教学中，从应试教育向素质教育转轨，必须加强对学生思维能力的培养。

（2）动手能力——解决事物的方法。在"人类知识中最有用而又最不完备的就是关于人类对'人'的认识"。（卢梭）21世纪将是生物科学的时代，医学上的未知数太多了。随着医学模式的转变，这就要求医学的研究方法必须宏观向整体，发展微观向分子生物学发展，既要重视分子生物学的基因表达和调控，又要从心理和社会因素等方面掌握新理论和新技术，如系统论、控制论和信息论等，电子计算机应用业已成为常规手段。

（3）表达能力——解释问题的水平。科学家有两个任务：一是攻坚，取得创新的科研成果；二是普及宣传科学知识，提高全民族的文化科学素质。普及科学知识是一种再创作，需要培养和锻炼。国家已把科普创作列入评选科技进步奖之列。宣传科学的表达能力，也有一个文学修养问题。我国现行的高中生文理学科过早的分开，是不利于学生抽象思维培养的。西方主要是英语世界，而东方作为汉语系的大国，必须加强对本国"母语"的修养。随着我国科学技术的提高和发展，各国学习汉语必然是大势所趋，我们应当弘扬东方文化科学思想，成为主人。同时为了解各国的科学发展新信息和开展国际学术交流，还必须学好和掌握1~2门外国语。

李恩教授要求他的硕士生和博士生，在毕业时必须写3篇论

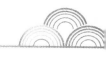

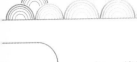

文，即自然辩证法论文、实验论文和科普论文。这是对学生初步达到思维能力、动手能力和表达能力的培养。多年的实践证明，这对培养和提高研究生的素质起到了很好的作用。

一个伟大的、有成就的科学家，当他的学术水平达到成熟的时候，他们必将成为一位具有哲学思想的、自然科学的哲学家和宣传自己科学成果的科普作家。

青年是人类的未来。"后生可畏，焉知来者之不如今也？四十、五十而无闻焉，斯亦不足畏也已"。（《论语》）青年朋友们，要珍惜自己的青春年华，二十、三十而努力，四十、五十而闻名。全面准备好自己，去迎接 21 世纪，为我国科学和教育事业做出杰出的贡献。

八、创建中西医结合教育体系的设想

历史、现实和未来医学发展的趋势都证明了中西医结合是医学发展的规律，也是我国医学发展的重要途径。要使中西医结合成为"有源之水"，必须有教育做保证。在总结我国中西医学院历史教学改革经验教训的基础上，参照河北中西医结合学院的实践，对中西医结合教育体系做一探讨。

（一）教学方案

1. 培养目标

在政治上必须服从和服务于我国教育方针总目标的要求，必须为社会主义现代化服务，成为社会主义的建设者和接班人，在德智体诸方面全面发展。在业务上必须有坚实的中西医基础理论、基本技能和辨证与辨病的诊疗能力；掌握一种外国语和医古文，具有从事中西医结合医疗和科研能力的高级的中西医结合医师。

2. 学生来源与办学方式

可采取两种方式试行。

（1）**创办中西医结合研究生学院**。招收西医院校医学系本科毕业生（应届或在职者），采取西学中的路子。在校学习 3 年，用 1.5 年学习中医基本理论，1.5 年从事临床实践和实验研究，确定导师，完成毕业论文，授予硕士学位或对具有中级职称的讲师和主治医师职称的授予博士学位。有条件的高等中西医院校扩大招收硕士和博士学生。根据此理，亦可以开办"中学西班"，殊途同归。

（2）**创建中西医结合学院**。招收高中毕业生，学制为 7 年，用 3.5 年学习中西医基础，1.5 年学中西医结合临床课，后 2 年从事专科临床实践和实验研究，毕业时写出论文，通过答辩，授予硕士学位。

3. 课程设置与教学方法

本着有利于开阔思路，打好基础，掌握技术，立足实践，课程设置应包括：

（1）**普通基础课**。包括思维方法和工具课。例如，中国哲学、自然辩证法、各家学说、电子计算机、医学统计学、文献检索、外语、医古文等研究生的基础课程，培养学生的思维能力和动手能力。

（2）**中西医两个基础课**。打好中西医理论基础，对现有课内容要删去陈旧的和重复的内容，突出基本内容，反映新进展。要理论实践结合，加强基础理论实验课，掌握现代研究技术和方法。

（3）**中西医结合临床课**。临床采用中西医结合讲授，把中

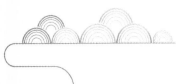

医辨证与西医辨病结合起来讲，并反映中西医结合成果在临床的应用。

（4）中西医结合研究专题讲座课。鉴于有些中西医结合研究成果尚未成熟，未能纳入教材，先采取讲座方式讲授。包括《中西医结合基础理论研究讲座》和《中西医结合临床研究讲座》，分别介绍两方面的研究成果。

教学方法：要贯彻理论联系实践，理论与实践交叉，使学生尽早接触临床。总的教学方式为"理论—实践—理论"，"先西后中，最后结合"。

4．教材建设

根据现有课程设置，除借用已有高校中西医基础和研究生基础课外，主要先抓好三方面的教材编写。

中西医结合临床教材：先对 11 个学科组织编写。

中西医结合基础与临床研究专题讲座：分别请全国有关学科领域研究的专家，就中医基础理论（阴阳、脏腑、辨证、经络、治则等）和临床各科有关疾病以独立专题形式编写。

中西医结合研究参考书：主要围绕理论探讨、研究技术方法等。作者同全国中西医结合专家曾主编了一部《中国中西医结合临床全书》，供研究时参考。

5．教学基础建设

根据中西医结合学院或研究生学院的宗旨和培养目标、教学方式，以及培养中西医结合高级人才的要求，教学基地建设要实行"学校－医院－研究所"三位一体。学校供理论教学和基础实验；医院供见习与实习；研究所各研究室供学生完成毕业论文的实验室。

6. 师资队伍建设

一个新的医学科学理论体系和教育体系的建立，首先应有一批为此而献身的管理干部和教师。

首先，要集中一批五六十年代西学中而又颇有成绩的中西医结合学术带头人，这些人有强烈的事业心和历史责任感。虽然他们已年逾花甲，但他们身体尚佳，在原工作岗位上已退居二三线了，正好发挥他们晚年的作用。由于他们集学术经验于一体，让他们为培养中西医结合后继人才做贡献。

第二，招聘热心于中西医结合事业的、有强烈民族自尊心的中医和中西医结合的硕士研究生和博士研究生毕业的中青年人到学校任教，发挥他们富于改革开放和创新的思想，以及扎实的学识基础，作为中西医结合事业承上启下的骨干。

第三，还要聘任在中西医结合研究工作中有专长之人，在学校兼职教师，集各学科荟萃精华于学校。

最后，还要组织一批愿为中西医结合事业献身的行政管理干部，创建新型学校的管理体制。

（二）探讨、研究、创建、发展：中西医结合教育体系

在中国中西医结合学会教育工作委员会主持下，由河北省中西医结合学会和河北医科大学承办，于 1998 年 7 月 15—18 日在河北省石家庄市召开了《首届全国中西医结合教育体系研讨会》，大会的主题为"探讨、研究、创建、发展"。此次会议得到了国家教育部、国家中医药管理局、河北省人大、河北省教委、河北省卫生厅、河北省科协、河北省中医药管理局等的大力支持，有

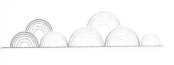

关领导莅会亲临指导。全国有 48 所高等中医和西医院校及新闻单位 100 余人参加了会议。

该文是中国中西医结合学会教育工作委员会主任李恩教授，在会议结束时总结了会议的收获，进一步明确了方向，提高了认识，增强了信心，展望了未来。

会议写了《首届全国中西医结合教育体系研讨会纪要》，发表在《中国中医药报》1998 年 12 月 9 日专版，后被人民日报《中国党政干部改革论坛》收录。

参加会议的同志以民族自尊心和历史责任感，为发挥中国医药学，促进中西医结合，对世界医学做出新贡献的高度热情，就大会的主题"探讨、研究、创建、发展"，进行了热烈的讨论。探讨中西医教学改革；研究中西医结合教育理论；创建中西医结合教育体系；发展我国医学教育事业。大会达到了预期的目的。

此次大会围绕主题，开得生动活泼，采用了特别讲演、主题报告、专题讨论、分组交流的开法。由季钟朴教授、李恩教授就会议主题做了框架性报告，有 8 个单位分别就中西医结合七年制、五年制、三年制的教学计划和实践做了专题报告和讨论，与会中西医两类学校围绕中西医结合进行了交流和协作的探讨。因此，大家感到收获很大，主要收获表现在以下三个方面。

1. 沟通了信息，交流了经验

通过领导讲话和学习党的卫生教育方针，加深了对中西医结合方针政策的理解，了解了全国中西医结合现状和发展趋势；交流了七年制、五年制和三年制办学情况及各自的特点和培养目标。

2. 探索了体系，开阔了思路

中西医结合教育体系的建立，包括培养目标，课程设置，教材、教学方法以及基地建设等。学制是为培养目标服务的。七年制主要培养高层次中西医结合人才，可以是研究型人才，也可以是应用型人才。五年制是我国医学的主体教育，是在中西医并存的历史条件下，对中西医教学内容进行教学改革，体现我国医学生的知识结构，掌握中西医两套本领的应用人才，少数人可做研究工作。三年制是为基层培养中西医两法诊治疾病的乡村医生，应由专科学校和社会力量办学来完成。

课程设置：根据不同学制的要求，对现有中西医课程进行精简合并或结合组成新课，要立足改革，有加法也得有减法，重在内容。

教材是学科建设的根本：现有的中西医教材可选用，在教学过程中小修；有的课程要重组，新编教材，有的中西医结合内容可编写讲座课程，逐步建立起适应中西医结合需要的新教材。

教学方法：要立足理论与实验结合，教学安排可先西后中或先中后西，或穿插进行，有分有合，把传授知识、训练能力、培养素质密切结合起来。

教学基地建设是完成临床实习的重要保证。在教学医院可设中西医结合病区、专题研究室，有条件教学医院的可建中西医结合医院，实现专家、专科、专病、专药，办出特色医院。

师资队伍建设是关键。要充分发挥老一辈西学中人员的作用；在实际工作中培养和利用现有的中西医结合硕士和博士，使他们成为未来中西医结合师资队伍的骨干；全国各校间可互聘兼课教师，提高中西医结合专科特色。

3．提高了认识，增强了信心

通过会议学习和交流，认识到在我国中西医并存的历史条件下，从历史、现状和未来医学的发展，都说明了中西医结合是医学的必然的产物，而形成中西医交融；中西医结合适应了医学模式的发展，并应充实和完善现有的医学模式，在新的历史条件下，应对医学的发展做出新的贡献；中西医结合理论体系正在形成和发展中。表现在以下几个方面。

（1）建国后，我国各省市举办过多层次的西医学习中医班，培养了一大批西学中人员，促进了中医学发展，并形成一支中西医结合队伍，在全国未建立中医学院以前，填补了历史空隙，并积累了办学经验。

（2）从 1981 年开始，国务院学位委员会开始了研究生教育。当时全国已有中西医结合硕士点 90 个、博士点 31 个、博士后流动站 3 个，中西医结合已纳入高层次人才的培养。

（3）中西医结合基础和临床各学科开展了专门研究，二级学科的建立是学科成熟的重要标志。

（4）全国已有三年制、五年制和七年制教学试点班，提供了教学实践的经验，并编辑和出版了一批中西医结合书目，有的可作为试用教材。

（5）国家科技部、卫生部和国家自然科学基金委员会，均有独立的中西医结合医学科研编号，说明中西医结合已成为一个独立学科。

但与会同志也充分认识到了中西医结合发展的长期性、艰巨性和重要性。表现在：对中西医结合的规律性认识还不够。有学术问题也有政策问题，与中西医的关系特别是中医的关系。首先要弄清中西医结合的概念，要把它的内涵搞清楚。作者曾概括为：中西医结合是一门研究中医和西医在形成和发展过程中的思维方式、对象内容和观察方法，比较两者的异同点，吸取两者之长，融会贯通，创建医学理论新体系，服务于人类健康和疾病防治的整体医学（简称为中西医结合医学），抓住事物的本质，才能深入进行基础理论和临床研究。

中西医结合是在提高中医和西医的基础上，提高中的结合、前进中的结合，中医、西医和中西医结合三支力量会长期并存，求得各自的发展，不能互相代替。

中医要走向世界，使我国的中医学对人类做出新贡献，中西医结合具有重要的桥梁作用，并承担着重要的研究任务。多学科进行综合研究，已被综合大学所重视。

对中西医结合研究的信心来自于：它反映了未来医学发展的客观规律，是人民医疗保健的需要；有我国医药卫生发展的战略、方针和政策；有一批热心于中西医结合事业的队伍和骨干。

九、中西医结合医学教育需要在实践中建立和发展

中西医结合医学教育是我国医学教育的一个新的专业，是医学教育中一个新领域。河北医科大学从 1993 年开始先后招收了中西医结合大专班、五年制本科班。2001 年，经教育部批准招收了本硕连读七年制中西医结合专业。中西医结合教育体系的建立，首先是建立在中医学和西医学教学改革的基础上，是一个不断实践探索的过程。而中西医结合医学教育体系的建立，也必将为中

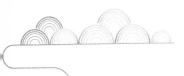

医学和西医学改革起到借鉴和示范作用。

本文是对河北医科大学七年制中西医结合专业 1—3 年级中的 100 名学生抽样调查，就有关中西医结合专业十个方面的问题进行了分析，为中西医结合教育改革提供了思路。

（一）调查项目

调查的内容分为两部分：一是多选题，二是问答题。同时在三个年级进行问卷调查。

1．为什么要报中西医结合专业？

 A. 个人喜好

 B. 家庭和社会影响

 C. 为了发展中西医结合事业

 D. 为了获得高学历

2．你今后的发展方向。

 A. 研究中医理论

 B. 从事中西医结合基础理论的研究

 C. 从事中西医结合临床

 D. 从事西医临床

3．中医学要发展关键在于

 A. 发掘和整理中医文献

 B. 通过临床实践

 C. 用现代的科学技术研究

 D. 中西医结合研究产生新理论

4．中西医结合在我国的形成和发展。

 A. 继承和发展中医的一支力量

B. 取两者之长产生新理论

C. 中西医两者不可能结合

D. 中西医结合与中医现代化不同

5．你在中西医教学中最喜欢哪几门课？（写出 2~3 门）

6．你认为中医最主要的特色是什么？（写出 1~2 条）

7．你对中医学的看法，它的缺陷是什么？（举出 1~2 条）

8．你认为当前中西医结合教学主要问题是什么？

9．一年的预科学习与专业课学习之间存在什么问题？

10．你对今后中西医结合教育有什么建议？

（二）调查结果及分析

前四个问题为多选题，通过微机处理，对其答案分别计算，进行归类统计，见表 19-1。

表 19-1 前四项多选题调查结果（%）

题序	A	B	C	D
第 1 题	32	54	9	0
第 2 题	1	3	75	0
第 3 题	4	30	22	44
第 4 题	12	54	1	33

从以上 4 个多选题的调查分析，可以看出以下几个问题。

1. 报考中西医结合专业的目的

个人喜好占 32%，家庭和社会影响占 54%，两者加起来占

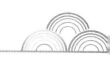

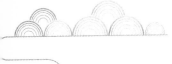

86%，说明中医学在我国的发展有着深厚的社会基础，还有9%是为了发展我国的中西医结合事业，只有5%是为了获得高学历。

2．学生入学后的发展方向

从事中西医结合临床的人占75%，也就是在临床上发挥中西医结合优势；还有18%的人想继续深造报考中西医结合博士；其中只有1%~3%从事中医或中西医结合基础理论研究，还有3%想从事西医临床。

3．对中医学发展的关键

44%的同学认为通过中西医结合研究产生新理论，促进中医学发展；30%的人认为通过临床实践，总结经验，上升为理论。

4．对我国中西医结合形成和发展的认识

54%的人认为只有吸取中医和西医两者之长融会贯通，才能产生新理论；33%的人认为中西医结合与中医现代化不是一回事，中西医结合是根据中西医各自的理论，取两者之长，创建医学理论新体系，而中医现代化是根据中医的思想体系和理论体系，采用现代的科学技术和方法，使中医药学与现代科学同步发展；12%的人认为中西医结合是继承和发展中医学的一支重要力量。

第5—10题为问答题，调查中同学对中医和中西医结合的认识以及发展中的问题和意见，分别分析如下。

第5题，学生最喜欢的课程，中医方面：54%为方剂学；52%为中医诊断；51%为中医基础；45%为中药。西医方面：27%喜欢生物化学与分子生物学；17%为解剖生理学。

第6题，对中医主要特色：53%认为整体观念与辨证论治；22%认为中药作为天然药物毒副反应小；24%认为中医治病重视

治病求本，发挥整体调节作用。

第 7 题，对中医的缺陷：55% 的人认为中医缺乏现代语言和科学技术，太抽象，使人难于理解，限制了中医学发展；认为固守教条理论，缺乏创新精神占 13%；20% 认为治疗效果慢；10% 认为以偏概全，主观臆断，随意性大；以古人言相互论证，强调个人权威占 5%；另外，缺乏诊疗量化指标，治疗手段落后，继承和发扬不足占 14%，在急救方面明显不足。

第 8 题，中西医结合医学中存在的主要问题：46% 的同学认为两个医学体系各自孤立讲解，无法达到结合的目的；12% 的同学认为难以结合；20% 的人认为只"结"而不"合"，对结合感到困惑，如何去寻找结合点是一个大问题。

在课程安排上，20% 的同学认为作为中西医结合七年制专业，中医课时太少，临床实践太少，不利于学生对中医疗效的理解。

第 9 题，一年预科与专业课方面的关系：74% 的同学认为预科与七年制专业培养目标脱节，目的性、针对性不强，用处不大；16% 的同学认为对专业课学习奠定了基础，还有 10% 的同学听从学校安排。

第 10 题，对中西医结合教育的建议：在同学提出的建议中包括师资队伍建设、教学方法、课程安排、扩大学术领域、开展学术论坛等。

加强中西医结合高层次师资的培养，使更多老师具备中西医结合师资的素质和能力才能够把中西医两个体系互相渗透和融合。

在教学中要加强临床实践，使理论与实践密切结合，培养学生在实践中提高对结合的认识和理解，增强中西医结合的信心。

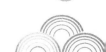

扩大中西医结合领域知识面，如请知名专家讲座，学习医学知识新进展，激发学习热情和奋发向上的进取心，创新精神。

（三）对中西医结合教育改革的启示

通过上诉 100 名中西医结合专业学生的调查分析，基本上反映了中西医结合教育需要探索和改革的主要问题，也给中西医结合教育改革提供了一些思路。

1．从报考中西医结合专业的学生来看，说明中医学有坚实的社会群众基础，而中西医结合诊治疾病，发扬中医特色、中西医结合的优势，也是群众防治疾病的需要。

2．中西医结合医学，必须加强中医和西医两个基础，特别是中医基础课，应不少于中医专业，必须贯彻"中医为纲，西医为目"的原则。因为中西医结合是属于"中医学范畴"，用现代科学技术和方法研究中医，发展中医，中西医结合才会有创新。

3．要加强中西医结合临床教学实践。中西医结合首先表现在临床医疗上结合，通过临床实践使学生做到理论与实践结合，一方面，增加对结合的认识；另一方面，提高对结合的信心。中医学本身就是一门实践医学，在教学中要把实验研究与临床观察结合起来学习，才能通过实践，解决同学对结合的困惑和疑虑。

4．中西医结合教学改革，重点在于发扬中医学的特色，改革中医存在的缺陷。实际上，通过中西医结合的教学改革，对中医学改革将起到借鉴作用，促进中医学的发展。

5．中西医结合七年制专业是培养高级中西医结合人才，其中一部分人是中西医结合研究人才的后备力量，除一定要打好中西医两个基础外，一年级在综合性大学上的预科，目的性和针对性要强，重点应开设人文学课程，培养学生的抽象思维能力，并与中医学的人文学部分密切联系。从思路与方法上为中西医结合奠定哲学思想基础。

6. 中西医结合教育关键在于教师和教材。要培养一批西学中和中学西的师资队伍，在临床教学中能西能中，融会贯通，是提高教学质量的关键。要发挥中西医结合专家的示范作用和人格魅力对学生的影响。

中西医结合教材是中西医结合教育理论体系形成的主要表现。首先完成中西医结合临床教材，同时在教学实践中，还要编写适合中西医结合专业用的中医基础系列教材和西医基础系列教材。

十、中西医结合医学的创建，将促进中医和 西医院校的教学改革

中西医结合与中医学有着密切的关系，是研究和发展中医的一条重要途径。本文是为中国中西医结合研究会1987年在乌鲁木齐召开的"中西医结合在中医发展中的地位和作用研讨会"而做的一份调查报告，试图对河北中医学院一年级、三年级、四年级，三个年级360名学生的调查，从学生角度研究一下中医和中西医结合相关问题。采用多选题和问答题两个方面调查，从多选题和问答题的结果分析，说明中医现代化和中西医结合，反映了中医发展的趋势，中医教学改革势在必行。

（一）调查项目

调查内容分为两大部分：一是多选题；二是问答题。同时在三个年级进行调查。

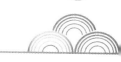

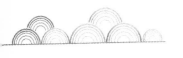

多选题有 6 个方面：

1. 你为什么要学中医？

　　A. 个人喜爱　　　　　　　B. 家庭和社会影响

　　C. 为了发展中医　　　　　D. 为了能上大学

2. 你今后发展方向。

　　A. 从事中医临床

　　B. 从事中西医结合临床与研究

　　C. 从事西医工作

　　D. 从事中医文献整理工作

3. 中医要发展关键在于

　　A. 发掘和整理中医文献

　　B. 通过临床实践

　　C. 用现代科学知识和方法研究

　　D. 传统医学必须和现代医学结合

4. 中西医结合在我国的产生和发展。

　　A. 是继承和发展中医的一支力量

　　B. 中西医结合会妨碍中医的发展

　　C. 取两者之长创立新理论

　　D. 中西医结合与中医现代化不是一回事

5. 中医发展缓慢的原因。

　　A. 关键在于保守

　　B. 未能吸收其他科学知识和方法

　　C. 政策不落实是主要原因

　　D. 不能适应医学发展的需要

6．你是否想考研究生？

　　　A．是　　　　　　　　　　　　B．否

　　　C．考中医　　　　　　　　　　D．考中西医结合

问答题有 4 个方面：

1．你认为当前中医存在的主要问题是什么？（举出 4 条）

2．中医教学中存在的主要问题表现在哪几方面？（举 2~3 条）

3．你认为中医最主要的特色和缺陷是什么？

4．你在学习过程中最喜欢哪门课程？

（二）调查结果及分析

上述调查十项内容，前 6 项经电子计算机做了处理，后 4 项就答案分别计算，最后归类加以统计，并做了比较。其结果如附表 19-2、表 19-3。

1．六个多选题分析

表 19-2　前三项多选题调查结果

选题 / 年级	1				2				3			
	A	B	C	D	A	B	C	D	A	B	C	D
一年级（%）	30.9	40.3	12.7	16.1	11.4	88.6	0	0	2.68	10.7	43.6	42.9
三年级（%）	29.5	38.1	26.7	5.7	24.8	73.3	0	1.9	2.9	12.4	56.2	2.85

第十九章　高等医学教育改革与人才培养

229

医学向何处去——未来医学与中西医结合医学

230

（续表）

四 年 级 （%）	34.9	39.6	6.5	18.9	14.2	83.9	0	1.9	16.1	16.9	34.9	32.1
总 计 （%）	31.7	39.4	15	13.9	16.1	82.8	0	1.1	6.7	13.1	44.7	35.5

表 19-3 后三项多选题调查结果

选题 年级	4				5				6			
	A	B	C	D	A	B	C	D	A	B	C	D
一 年 级 （%）	29.5	0.7	45.6	24.2	18.1	55.7	18.8	7.4	22.1	51.7	9.4	16.8
三 年 级 （%）	37.1	1.9	33.3	27.6	20	58	16.2	5.8	25.7	46.7	11.4	16.2
四 年 级 （%）	35.9	3.8	33.9	26.4	51.9	36.8	7.5	3.7	34.9	49.1	6.6	9.4
总 计 （%）	33.6	6.4	38.6	25.8	28.6	50.8	14.7	5.8	23	49.4	9.2	14.4

从以上多选题的调查，也可以看出以下几个问题。

（1）学生报考中医学院的目的。有 40% 的学生是受家庭和社会的影响，这说明了中医在我国有深厚的社会基础；有 31% 是个人喜爱；有 15% 是为了发展中医事业；还有 14% 的学生是为了上大学才考中医的。

（2）**从学习了中医以后发展方向来看**。80% 以上的学生是想从事中西医结合临床和研究工作，说明中西医结合在我国发展的必然趋势。有 16% 的学生想从事中医研究工作；从事中医文献整理工作的只有 1%，没有人想搞西医。

（3）**从中医学要发展的关键来看**。有 44% 以上的人认为必须用现代化的科学知识和方法研究，35% 以上的人认为传统的中医学必须与现代医学结合，以上两者加起来近 80%；只有 6.7% 和 13% 的人分别认为要通过发掘和整理中医文献，通过临床实践。

（4）**从对中西医结合与发展中医的关系来看**。认为中西医结合是发展中医的一支力量有 33%；中西医结合是取中西医两者之长创立新理论的为 38%，并认为中西医结合与中医现代化不是一回事（26%），只有个别少数人认为中西医结合会妨碍中医发展（6.4%）。

（5）**对中医发展缓慢原因的看法**。有 50% 的人认为中医方法落后，未能吸收其他科学知识和方法；有 28% 人认为关键在于保守；还有 14% 的人认为政策不落实；5.8% 的人认为不能适应医学发展的需要。

（6）**从是否想考研究生思想来看**。有近 50% 的人不想考研究生，有 23% 想考研究生中的人，以中西医结合者多（14.4%），中医者略少（9.2%）。

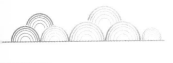

2．四个问答题的分析

（1）**认为当前中医主要存在的问题。**知识古老、保守，未能与现代科学结合（55%），对中医实际工作不重视（50%），以及药物剂型落后等。

（2）**中医教学存在的主要问题。**认为教师水平低，教学质量差，教材内容重复，理论与实践脱节，还有教学体制管理差等。

（3）**对中医特点和缺陷的看法。**中医的特点集中表现在整体性、辨证论治、因人而异，重在调节人体功能，对慢性病、某些疑难病中医治疗优于西医。认为中医主要不足是：诊断缺乏定量客观指标，理论过于抽象，不少内容出现自身矛盾，剂型落后，对急症缺乏有效办法。

（4）**对所喜欢的课程。**根据各年级所学过的课程有所不同，主要以中西医内科、针灸以及中药方剂等为主。

（三）几点启示

1．中医学在我国具有深厚的社会群众基础。因为它能治病，受到群众的欢迎，其道理目前尚不能给予解释，这也正是需要研究的内容；中医所具有的优势，也正是现代医学所追求的。中医学是有生命力的，一定会得到发展。

2．中医现代化和中西医结合，反映了中医发展的趋势。它将不以人们的意志为转移，因为它符合科学发展的规律。

3．中医教学改革势在必行。从教学方针、教学内容和教学方法方面都需要加以研究，在实践中逐步加以改革。中医教学改革是一项艰巨的任务，但不改不行，否则将不能促使中医发展，直接影响中医的继承和发扬。

另外，中西医结合理论的研究和中西医结合教育体系的实践，也必然对我国西医院校的教学改革带来思考，体现中国医学的特色和中国医生的知识结构。

十一、面向基层鼓励民办中西医结合医学院校

在中国中西医结合学会的支持下，河北省中西医结合学会在李恩会长主持下，于1988年9月9日在河北省石家庄市创办了全国第一所民办的"河北中西医结合学院"，是我国医学教育史上第一个中西医结合教育体系，被收入了当年《中国卫生年鉴》。

中国中西医结合学会于1998年7月15—18日在石家庄市召开了"首届全国中西医结合教育体系研讨会"，该文是对河北中西医结合学院创办十年的回顾性总结，全面讲述了创办的历程和坎坷，从实践中总结了经验，提示了其奉献精神来自于历史责任感，在大会上做了汇报和交流。

河北中西医结合学院的创建，得到了社会的关注，特别是中西医结合同道的关心、支持和帮助，河北日报总编林放同志写了两篇专访报道（见附一、二），以及李恩院长给关心和支持河北中西医结合学院建设的顾问和教授（见名单）的一封信（见附三、四），感人肺腑，催人泪下。

【附一】

该文是河北日报总编林放同志写的一篇专访，从科学发展观的角度，出于对我国医学教育事业的责任感，以求实的态度，讴歌了李恩教授的办学精神，以锋利的笔法，鞭打了时弊，宣传了

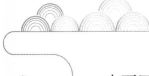

中西医结合事业，也说明了要想开展一项事业是多么难。

此文发表于《河北日报》1989年3月17日。

虎瘦雄心在

——河北中西医结合学院院长李恩教授依靠社会力量创办全国第一所中西医结合学院的事迹

正当全国广大中西医结合工作者忧虑后继乏人之际，河北医学院教授李恩走民办的道路，在中国中西医结合研究会河北分会的支持下，于1988年9月9日在石家庄市创办了全国第一所中西医结合学院——河北中西医结合学院。第一期大专班招收105名学生，已学完第一学年的第一学期课程。"自是桃李树，何畏不成蹊"。河北中西医结合学院开学的消息，震动了全国医务界。许多知名人士满怀激情地写信表示，河北中西医结合学院的诞生，是"开全国之先"，"在中国医学史和教育史上增添了光辉的一页"，"实现了多年梦寐以求的愿望"。大家都愿做中西医结合学院的铺路石子，竭尽绵薄之力。

一、精神支柱

李恩走中西医结合的道路，办中西医结合学院，矢志不移。

李恩1929年出生于一个贫农家庭，由于患病无钱治，下肢自幼致残。在旧社会，他看到贫穷和疾病在劳动人民身上如影随形，遂立志学医。新中国成立之后，得到党和国家的培养，1957年毕业于河北医学院。现在是河北医学院生化教研室主任、教授、中国中西医结合研究会常务理事、河北省分会副理事长。他在科学研究、医学教育、卫生科普创作和致力于中西医结合工作上，是一个全面发展，颇有成绩的医学家。"文革"中的逆境，把他推向了走中西医结合的道路。那时，河北医学院基础课教研组全撤销了，他便去跟老中医抄方看病，从实践中又学习了中医，体会到祖国医药学是一个伟大的宝库，应该用自己所学的生化理论和方法研究提高。他看肾病时，试着用中医的"从整体出发、辨证治疗"方法，再结合用一些西药，其疗效既高于单纯的中医，又高于单纯的西医。后来，他从长期致力于肾本质研究以及从3万多人次诊治疾病中，进一步认识到，只有取中西医两者之所长融于一体，走中西医结合的道路，才能对人类保健事业做出更大的贡献。

1983年4月，全国在江苏省常熟市召开的"中西医结合思路与方法讲习会"上，李恩阐述了他的思想。他说，中西医结合是我国医学发展的一大优势，是在党和国家的倡导支持下，从我国既有中医又有西医的实际情况出发，根据人民防病治病的需要，逐步发展起来的一支力量。要使它不断得到壮大和发展，必须纳入教育体系，才能使其成为有源之水、有本之木。李恩教授提议，在现有的医学院校中创办中西医结合教育体系。他的发言引起了与会者的强烈共鸣。大家认为，祖国医学应当发掘，使之发扬光大。我国古代"四大发明"在当时处于世界领先水平，但是由于种种原因没有随着时代的发展而发展，结果领先变成落后，成为历史的憾事。类似的憾事，希望不要在中医的发展史上再现。历史要求我们既不愧于前人，又不负于后代。大家表示，要为创造具有我国特点的医学教育体系贡献力量。

二、化抱怨心情为上进力量

全国众多的中西医结合工作者，把创办中西医结合教育体系的希望寄托在李恩身上。李恩等人向河北省委、省政府写信，建议河北省成立中西医结合院校系。此事得到省委、省政府领导的支持，后来由于有关单位认识不一致，搁浅了。但是，李恩教授并没有灰心，他把困难看作是走向成功的垫脚石。当年，《中西医结合杂志》第 5 期刊登了他撰写的《中西医结合教育体系初探》，为早日在我国创办中西医结合教育体系提供了理论基础。不久，西南某省一所医学院派人千里迢迢专程访问李恩，回院后制定了创办中西医结合系的方案，还邀请一些专家论证，一致认为有办系的条件，但在报上级审批时，却因种种理由未能获准，有的人惋惜得甚至流下了眼泪。

1987 年，全国在乌鲁木齐市召开中西医结合座谈会时，李恩再一次陈述了建立中西医教育体系的意见。中南地区某市一职工医学院的领导，当即表示他们有条件创办中西医结合系。1987 年下半年，该院邀请李恩等多位专家前去就此事座谈，但还要逐级上报，命运如何，实难预测，有的人伤心极了。李恩认识到，只有化抱怨环境的心情为上进的力量，才是事业成功的保证。

李恩教授现在指导 4 名硕士研究生，承担一项国家自然科学基金和省卫生厅研究课题，并担负着教学任务，但为了创办中西医结合教育体系，他艰难地拖着沉重的残腿，不知疲倦地四处奔走游说，有时换来的却是某些人的冷漠，甚至有的人说他是"出风头""为了捞钱"，李恩对于这些都不屑一顾。他对自己的名字仅看作代号，不要总盯着它，但要维护它，并使之纯洁，而不要玷污它。他超脱了世间凡俗的干扰，把全部精力用在事业上，家中的事无暇顾及，自愧不是一个好丈夫、好家长，但他能从苦中得到慰藉和希望。

三、对准目标，坚韧不拔

1987年，李恩教授在全国中西医结合战略学术研讨会上，宣读了富有哲理的论文——《中西医结合思路与方法正孕育着新的突破》，引起了与会者的极大兴趣。他娓娓动听地讲着，医学模式的转变促使中西医结合理论的形成。现代医学模式，正在从生物学模式向"生物—心理—社会"医学模式转变。生物学模式，只是强调从各种检查的项目是否偏离了正常值来说明疾病，把疾病看成是独立于社会行为的实体，没有说明社会、心理和行为在疾病发生中的作用，即使在明确了病因和病理变化时，也不是生物学范围内可以解决的。鉴于生物模式的缺陷，为了适应医学的发展的需要，才有人提出了"生物—心理—社会"医学模式。而中医的理论体系，所强调的是整体现、辩证观的思想体系，并主张"天人合一"，在对疾病诊治认识中，既注意"外感六淫"，更重视"内伤七情"。可见，西方医学在发展的今天，欲求得发展所追求的目标，正是目前中医所具有的优势。这就从思想与方法上，以及现代医学所研究的内容上，促使中医成为一种独特形式的医学，或者与现代医学结合起来，必将促进整个医学的发展。

李恩在这篇论文中，还从系统论、控制论和信息论的诞生进行了论述，它为中西医结合提供了新理论、新方法。文章用"三论"的基本观点，对照中医和西医的研究方法，得出这样的结论：中医作为传统的经验医学比较注重整体，但缺乏具体分析方法；

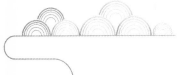

而西医是在近代科学技术应用的基础上发展起来的，分析方法为其优点，但整体综合则略显不足。如运用"三论"的理论与方法，取中西医思路与方法两者之长，补己之短，在中西医结合中，必将产生思路与方法上的新突破。李恩教授 1988 年 9 月赴日本信州大学讲学，他把传统医学与现代医学相结合，看作是现代医学发展趋势的观点，得到了一些专家教授的关注。

李恩把中西医结合的理论升华了，创办中西医结合教育体系的立足点更高了，决心也更大了。

四、官办有困难，走民办的路

几年来，李恩教授体会到创办中西医结合教育体系，国家办尚有一定困难，就借助于改革开放之机，走民办的道路，这也是党和国家所提倡的。八十年代的共产党员李恩，依靠社会力量的支持，总要胜过旧社会武训办学的条件，无限真情，赢得全国医务界的爱心。全国 110 名知名专家教授意深情切的回信，应聘为顾问和名誉教授，表示医疗教学随叫随到，答应免费提供援助。有 40 余名中西医结合专家参加该院的临床课编写教材工作。为了解决办院基金的来源，有的慷慨解囊。

在走民办中西医结合学院的道路上，并不是铺满鲜花的坦途，而是荆棘和坎坷。一是四处都向该院伸手要钱。李恩被迫把社会上捐助的钱送给索取者，看作是忍痛从身上割肉喂狼。为了事业，为了学院的生存，心里默默地念着"小不忍则乱大谋"，忍气吞声中做出了一件件违心的事。李恩说，现在是让步，将来我要向社会曝光。

几年来，步履维艰。如今，在石家庄市教委的支持下，全国第一所中西医结合学院——河北中西医结合学院终于成立了。该院注重从实际出发，由小到大，现在开学的是三年制的大专班，招收的是来自22个省的高中毕业或基层具有实践经验无学历的医生，是为基层培养中西医结合人才，普及中西医结合工作，将来条件具备时，还要开设五年制的高级班。这一宗旨，特别受到缺医少药边远地区人民的欢迎。江西省万载县人民医院中医师胡安黎，送来了3个儿子学医。这所学院学习内容，既吸取中西医两种教育所长，又创新发展，设想总的教学方式是两个基础（中、西医基础）一个临床（中西医结合），采取先学西医后学中医，以使用现代的医学知识正确地对待和分析中医的宝贵财富。中西医结合的关键在实践，该院在石家庄地区医院的支持下，建立起教学实习基地。今年，将在石家庄邀请全国的中西医结合专家，商定落实中西医临床课教材的编写工作。基础课教师聘请河北医学院、河北中医学院的教师兼任，临床课并请全国知名专家教授讲授。

这所学院尽管尚在襁褓之中，但它是一棵富有生命力的幼苗，有广阔的发展前途。祝愿它得到社会各界的扶植，苗壮成长。

【附二】

该文是河北日报总编林放同志，在第一篇专访的基础上，提炼浓缩的文章，发给《人民日报》（海外版），向国外宣传我国的中西医结合教育思想，该文发表于1989年3月28日。文章发表后，曾先后接到美国、加拿大、西德、日本、新加坡等国外籍华人或华侨来函索取简章，并要求派人来校学习。

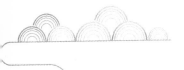

走出中西医结合新路

——访河北中西医结合学院院长李恩

正当全国广大中西医结合工作者忧虑后继乏人之际，河北医学院教授李恩历尽坎坷，依靠社会力量，走民办的道路，在中国中西医结合研究会河北分会的支持下，于1988年9月9日在石家庄市创办了全国第一所中西医结合学院——河北中西医结合学院。

一、实践出奇想

李恩1957年毕业于河北医学院，现在是河北医学院生化教研室主任、教授，中国中西医结合研究会常务理事及河北省分会副理事长。

"文革"中的逆境，把他推向了走中西医结合的道路。那时，河北医学院基础课教研组全撤销了，他便去跟老中医抄方看病，又重温中医，并从实践中学习了中医。他体会到祖国医药学是一个伟大的宝库，应该用自己所学的生化理论和方法研究提高。他看肾病时，试着用中医的从整体出发、辨证治疗方法，结合用一些中药，其疗效既高于单纯的中医，又高于单纯的西医。实践证明，只有取中西医两者之所长，融于一体，走中西医结合的道路，才能对人类保健事业做出更大的贡献。

1983年4月，在江苏常熟市召开的全国"中西医结合思路与方法讲习会"上，李恩阐述了他的思想。他说，中西医结合是我国医学发展的一大优势。要使它不断得到壮大和发展，必须纳入教育体系，才能使其成为有源之水、有本之木。他提议在现有的医学院校中创办中西医结合教育体系。他的发言引起了与会者的强烈共鸣。

二、对准目标，坚韧不拔

1987年，李恩在全国中西医结合战略学术研讨会上，又宣读了富有哲理的论文——《中西医结合思路与方法正孕育着新的突破》，引起了与会者的极大兴趣。他认为，医学模式的转变促使中西医结合理论的形成。现代医学模式，正在从生物学模式向"生物—心理—社会"医学模式转变。生物医学模式，只是强调从各种检查的项目是否偏离了正常值来说明疾病，把疾病看成是独立于社会行为的实体，没有说明社会、心理和行为在疾病发生中的作用，即使在明确了病因和病理变化时，也不是生物医学范围内完全可以解决的。鉴于生物医学模式的缺陷，为了适应医学的发展的需要，才有人提出了"生物—心理—社会"医学模式。而中医的理论体系，所强调的整体观、辩证观的思想体系，并主张"天人合一"，在对疾病诊治认识中，既注意"外感六淫"，更重视"内伤七情"。可见，西方医学在发展的今天，欲求得发展所追求的目标，正是目前中医所具有的优势，这就从思路与方法上以及现代医学所研究的内容上，促使中医成为一种独特形式的医学。中医若与现代医学结合起来，必将促进整个医学的发展。

李恩在这篇论文中，还从系统论、控制论和信息论的诞生，论述了它为中西医结合所提供的新理论新方法。文章从"三论"的基本观点，对照中医和西医的研究方法，得出这样的结论：中医作为传统的经验医学比较注重整体，但缺乏具体分析方法；而西医是在近代科学技术应用的基础上发展起来的，分析方法为其优点，但整体综合则略显不足。如运用"三论"的理论方法，取中西医思路与方法两者之长，必将产生思路与方法上的新突破。

三、官办有困难，走民办的路

几年来，李恩体会到创办中西医结合教育体系，国家办尚有一定困难，就借改革开放之机，走民办的路。他的热诚，赢得了全国医务界的爱心。全国110名知名专家教授应聘为顾问和名誉教授，表示医疗教学随叫随到，免费提供援助。有四十余名中西医结合专家，答应参加该院的临床课编审教材工作。为了解决办院基金的来源，有的慷慨解囊捐助一千元、数百元，以集腋成裘，更主要的是利用他们各自的声望达到在社会上集资和捐资办学的目的。

该学院目前开办三年制的大专班，招收的学员来自22个省。待将来条件具备时，学院还准备创造条件办五年制的高级班。学院的学习内容，既吸收中西医两种教育所长，又创新发展，总的教学方式是两个基础（中、西医基础）一个临床（中西医结合），采取先学西医后学中医，以便用现代的医学知识正确地对待和分析中医的宝贵财富。中西医结合的关键在实践，该院在石家庄一些医院的支持下，建立起教学实习基地。

这所学院尽管尚在襁褓之中，但它有广阔的发展前途。

【附三】给关心和支持河北中西医结合学院建设的顾问和教授的一封信

这封信是河北中西医结合学院和李恩教授给应聘的110名顾问和教授的感谢信，特别对季钟朴、周金黄、吴阶平、吴咸中等老前辈感人肺腑的来信，深深感动，一定要写的回信，而这封信是李恩教授含着激动的眼泪，用"心"来写的。

教授：

您好！

在全国广大中西医结合人员的鼓励与支持下，在李恩教授的主持下，我国第一所以学术团体名义创办的中西医结合学院诞生了。自从学校向全国发出聘请顾问函后，先后得到国内110名专家教授的热情应允，在充满内心激情的来信中，选用了"十分高兴""异常兴奋""万分激动""非常喜悦"等语言，表达了对我国中西医结合事业强烈的责任感和事业心，真是感人肺腑，催人泪下。不少同志还以个人有限财力为学校捐款，如史济招教授、廖家桢教授、贺瑞麟教授、李鸣真教授、周群教授、林元珠教授等，还有孙弼纲教授以安徽省中西医结合研究会的名义捐赠了1000元。我校院长李恩教授以激动的心情，含泪接下这重如千斤的捐款。

在来信中，周金黄和吴阶平教授以及许多同志表示要为我国第一所中西医结合学院尽绵薄之力，义务教学和编写教材，季钟朴教授请钱信忠老部长题写校名，吴咸中教授通过天津医学院把更新下来的显微镜等捐给学校，许多专家表示并利用自己的工作范围、国内外影响，想办法为学校筹资，使学校得以生存和发展。

读了这一封封的来信，使人感到心潮澎湃、"万分激动"！我们代表广大中西医结合工作者、李恩教授和学校，向您表示衷心的感谢和敬意！

航船已启动，就要勇往直前，不论有多少惊涛骇浪，艰难险阻，我们都会下决心去排除它，"三军过后尽开颜"的日子一定会到来。我们一定努力争取得到各级领导的支持，在国内外通过多条途径

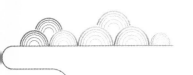

为学校建设筹资。钱是办学的基础，在这方面还希望通过您在社会上的地位和影响，助学校一臂之力。近期将召开"高等医学院校中西医结合试用教材编审委员会"会议，讨论教材编写问题。我们将努力把现有三年制的大专班办好，提高教学质量，并创造条件早日招收本科班和向国外开放。

道路是曲折的，前途是光明的。我们将遵循教育自身发展规律，克服困难，争取最后胜利。

此 致

敬 礼！

河北中西医结合学院

院长 李恩

敬上

1989.3.8

【附四】河北中西医结合学院名誉教授和顾问名单（按各省市中姓氏笔画为序）

姓 名	职称	单位
王宝恩	教授	北京友谊医院
印会河	教授	北京中日友好医院
史济招	教授	北京协和医院
危北海	主任医师	北京中医研究所

阎田玉	主任医师、教授	北京友谊医院
刘猷枋	研究员	中国中医研究院广安门医院
吴阶平	一级教授	中国医学科学院
辛育龄	教授	北京中日友好医院
余桂清	主任医师、研究员	中国中医研究院广安门医院
汪承柏	主任医师、教授	北京解放军302医院
时振声	主任医师	中国中医研究院研究生部
李连达	研究员	中国中医研究院西苑医院
李顺成	教授	北京医科大学
李　岩	副研究员	北京中日友好医院
陈可冀	教授	中国中医研究院西苑医院
陈文为	教授	北京中医学院
周金黄	教授	军事医学科学院
孟家眉	主任医师、教授	首都医学院宣武医院
		北京老年病医疗研究中心
徐理纳	研究员	中国医学科学院药物研究所
季钟朴	教授	中国中西医结合杂志
张之南	教授	中国协和医科大学
		北京协和医院
张代钊	主任医师	北京中日友好医院
张梓荆	研究员	首都儿科研究所
张瑞钧	教授	航天医学工程研究所
祝谌予	教授	北京协和医院
赵冠英	主任医师、教授	解放军总医院

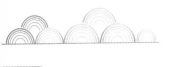

高辉远	教授	解放军 305 医院
董建华	教授	北京中医学院
焦树德	主任医师、教授	北京中日友好医院
谢竹潘	教授	北京医科大学第一医院
潘华珍	研究员	中国医学科学院基础医学研究所
廖家桢	教授	北京中医学院东直门医院
薛崇成	教授、研究员	中国中医研究院针灸研究所
王今达	主任医师、教授	天津市急救医学研究所
吴咸中	教授	天津医学院
尚天裕	教授	中国中医研究院骨伤科研所
张敏生	主任医师	天津南开医院
原希偓	主任医师、教授	天津中医学院中医研究所
马新云	教授	河北中医学院
王立山	主任医师	河北中医学会
王仲涛	教授	河北医学院
王锦溥	主任医师	河北省医院
尹永诜	教授	河北医学院
田乃庚	教授	河北中医学院
叶增茂	主任医师	河北省医科院附属医院
孙以瑜	主任医师、教授	河北医学院二院
毕庚年	教授	河北医学院三院
纪民育	教授	北京军区军医学校
张本初	主任医师、教授	河北医学院四院
李乐天	教授	河北医学院三院

李蕴山	教授	河北医学院
杨医亚	教授	河北中医学院
杨牧祥	教授	河北中医学院
何瑞荣	教授	河北医学院
陈嘉乃	教授	河北医学院
吴沈春	教授	河北医学院
宗全和	教授	河北中医学院
赵之漳	主任医师	河北省医院
赵玉庸	教授	河北中医学院
姚希贤	教授	河北医学院二院
高玉春	主任医师、教授	河北中医学院
夏锦堂	教授	河北中医学院
郭文友	教授	河北医学院二院
袁德霞	教授	河北医学院
陶静华	教授	河北医学院
董　英	教授	河北医学院三院
董承统	教授	河北医学院
都本洁	教授	河北医学院
雷建章	教授	河北医学院
薛　芳	教授	河北中医学院
魏桂庭	教授	河北医学院二院
于载畿	主任医师、教授	山西医学院附一院
单鸿仁	教授	山西医学院
汪　珅	主任医师	内蒙古自治区医院

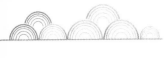

张亭栋	教授	哈尔滨医科大学附一院
谭家兴	教授	长春中医学院
贺瑞麟	教授	辽宁省中医研究院
陈克忠	教授	山东医科大学附属医院
沈自尹	教授	上海医科大学
		华山医院中西医结合研究所
赵伟康	教授	上海中医学院
姜春华	教授	上海医科大学
秦万章	副教授	上海医科大学中山医院
张家庆	教授	第二军医大学长海医院
顾亚夫	主任医师、研究员	江苏省中医研究所
孙弼纲	教授	安徽中医学院
匡调元	教授	四川中研究院
洪用森	主任医师	浙江省杭州中西医结合医院
叶孝礼	主任医师、教授	福建省立医院
林求诚	研究员	福建省中医药研究所
李晏龄	主任医师、教授	河南中医学院
李鸣真	教授	同济医科大学中西医结合研究所
张晓星	教授	湖北中医学院附属医院
舒达夫	研究员	湖北省中医药研究院
		中西医结合研究所
靳明溥	教授	湖北中医学院附属医院
王明辉	研究员	湖南省中医药研究院
杨蕴祥	研究员	湖南省卫生厅科技处

欧阳錡	研究员	湖南省中医药研究院
虞佩兰	教授	湖南医科大学附一院
王建华	教授	广州中医学院
王铁丹	教授	广州第一军医大学
周立东	教授	广州第一军医大学
侯　灿	教授	中山医科大学
张大钊	教授	广州暨南大学医学院
谭家详	主任医师	广西中医学院
王朝宏	主任医师、教授	陕西中医学院
黄辉钊	教授	宁夏医学院
许自诚	主任医师、教授	兰州医学院附一院
李树毅	主任医师	青海省工人疗养康复医院
赵　琨	主任医师、研究员	新疆中医学院附属医院 新疆中医研究所
黄星垣	研究员	重庆市中医研究所
张　震	主任医师、研究员	云南省中医中药研究所

在党的"要坚持中西医结合方针"与"提倡和鼓励社会力量集资办学，捐资办学，以加快我国教育事业的发展"的精神指导下，在省市教委、省科协、省中医管理局的支持下，在中国中西医结合学会和全国中西医结合专家鼓励与帮助下，为了我国中西医结合事业，以河北中西医结合学会的名义，在李恩会长主持下，于1988年9月以"艰苦奋斗，求实创新，立足当前，着眼未来"的精神，创办了我国医学教育史上第一所中西医结合学院——河

北中西医结合学院。

1. 扩大办学思想，走民办的路

中共中央书记处关于卫生工作的决定中提出："中医必须积极利用先进的科学技术和现代化手段，促进中医药事业的发展，要坚持中西医结合的方针"。卫生部于 1982 年 11 月在石家庄市召开的全国中西医结合工作会议上提出"选择有条件的高等医学院校，试办中西医结合班（系），培养中西医结合人才，毕业后从事中西医结合工作。"激发了我国广大中西医结合工作者办学的热情，先后有河北医学院、泸州医学院、湖北职工医学院等一批积极分子，倡导欲在本校创建中西医结合系或学院，但由于种种原因未能实现。恰时，我国提出社会力量办学的号召，李恩教授便多方奔波，开办了河北中西医结合学院。但民办的路也不是铺满鲜花的坦途，从此走上艰难办学之路。

回顾建校十年来，面向全国招生，共招收来自全国 22 个省、市、自治区的学生 1830 名，已毕业走上工作岗位的有 1206 人，在校生有 500 多人。现有三年制的中西医结合大专班、中医高教自考班。为了适应基层广大医生在职自学提高的需要，于 1997 年又增设了"中西医结合临床函授大专班"，学制为两年。由于办学指导思想明确，教学质量有保证，财务清楚，多次被省市教委评为先进单位和中医自考助学先进集体，赢得了社会上的信誉。当时卫生部副部长兼国家中医药管理局局长张文康同志到石家庄调研，曾听取了学校的汇报。学校在实践中，也不断总结中西医结合教学的经验，在《人民日报》（海外版）、《健康报》《中国中医药报》《河北日报》《中国中西医结合杂志》等报刊做过介绍，扩展了办学的思路。1995 年 9 月，中国中西医结合学会和国家中医药管理局联合召开了"中西医结合教育会筹备会"，国家教委高教司、卫生部等领导也参加了会议，李恩教授被邀参加会议，并负责参与起草报告。本校为国办中西医结合教育提供了实践的参考经验。

2. 抓住特点，解决难点

本校属于社会力量办学，除了为社会培养人才的共性任务之外，还有一条重要的目的，就是在办学中探索中西医结合教育的路子，总结教学经验。为我国基层培养中西医两法治病的合格医生，探索中西医结合办学之路，这就是学校办学的根本指导思想。

（1）**主要的特点和难点**。如何抓住社会力量办学的特点，解决难点，才能使学校得到发展，表现在以下几个方面：①利用社会条件，可以白手起家。校舍可以先租用，不用搞基建；教学可先借助本地医学院校设备；师资可聘任，完成教学。②自由度大，可大胆实践。根据社会需要开设专业，自由度大；可对现有教学弊端进行教学改革，特别是中西医结合这一新的专业更需要在实践中摸索经验。③依靠别人，主动性差。校舍长期租用，不敢投资基建，缺乏长期打算不行；没有自己教师，靠请外人讲课，教学安排受到他校的制约。从长远来讲，需有自己校舍，固定的专职教师，学校才能发展。④财力有限，发展困难。靠社会支持可以先启动，靠学生学费可以维持学校运转，但要发展很困难。需要找财源，扩大生源，采取多种开发途径才能以副养学。⑤学生入学容易，毕业出路较难。学生入学是非统考进来的，一般为高中毕业或高考未达分数线而录取的学生。入学容易，但毕业时目

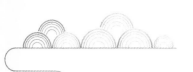

前国家规定只发给大专学业证明，表明达到了大专学历，不发毕业证书，给学生就业带来了困难，也带来了生源问题。第一届招取入学的学生，曾提出"不看文凭，看水平"，毕业后回家乡开诊所，为广大群众看病，很受欢迎，但有一部分城市学生要到企事业单位任职，则受到限制。有鉴于此，不得不组织学生参加"中医高教自考"，调整教学计划，把中医自考的12门课作为重点课程，让一部分学生拿到毕业证书，我校每年单科及格率可高达85%。为了拿到医师资格证书，又组织学生参加卫生行政部门的综合考试，几乎全部学生可以拿到医生技术职称证书。这样学生在毕业时，如中医高教自考也通过，可拿到三个证书，即省教委发的大专学业证书、国家承认学历的大专毕业证书、卫生部门发的医师技术职称资格证书。此时学校提出了"既要水平，又要文凭"。

⑥程度不齐，管理较难。入学程度不齐，给教学带来了困难。还有一部分社会青年，染上了一些坏习惯，如打架、偷东西，虽属个别，但给学校带来了管理上的困难。学校指定了各项奖惩办法，并与家长签订协议，共同管好学生。在已毕业的学生中涌现出了一批优秀的医生。

（2）抓"三材"建设，提高教学质量。①抓教材建设：中西医结合是一个新的专业，没有现有的教材。中医和西医基础课采用目前中医和西医院校统编教材，临床教材则组织全国170多位中西医结合专家教授编写了一套《中国中西医结合临床全书》，包括临床11个学科，700多万字，为中西医结合教育创造了一个基本条件，可在试用的基础上不断修改完善。②抓器材建设：学校经费本着取之于学生，用之于教学的原则，经过10年，不断添置了教学设备，逐步完善。电化教学有电视机、录像机、幻灯机、投影仪，实验室建设有显微镜 85 台、解剖和病理标本室、中草药标本室、心电图机、临床各科器械、实验仪器和药品等，已达到基础医学实验不求外援，本校可以完成。③抓人才（师资队伍）建设：目前的师资以专兼结合，兼职为主。为保证教学质量，稳定教师队伍，探索教学改革，聘任教师主要为河北医科大学基础医学院、中医学院和临床医学院从事多年教学的老教师任课，深受学生欢迎。另外，还请全国和省内知名中西医结合专家、教授来校做专题讲座课，开阔了学生眼界，学到了中西医结合的新知识。

（3）**改革课程设置，探索中西医结合教育之路**。课程设置开设中西医基础和临床课共 32 门，以中医为主。教学安排的思路是：先西后中（西学中路子），穿插进行；"两个基础、一个临床"，即中西基础课分开上，打好两个基础，临床课中西医结合一起讲，以证带病或中西医结合治疗。为了启发学生的思路，了解中西医结合研究的现状，开设了"中西医结合基础与临床进展专题讲座课"，聘请专家讲授。从目前实际情况出发，为五年制和七年制办学提供了思路。

3. 依靠社会力量办学

第一所民办中西医结合学院的建立，引起了全国广大中西医结合工作者的关注，很多人对创办这所中西医结合学院寄予了很大的希望。如医学界的老前辈季钟朴教授、吴阶平教授、周金黄教授等，他们在来信中用"十分喜悦""非常高兴""异常兴奋""万分激动"等语言表达了他们的心情。全国有 110 名知名的中医、西医和中西医结合的专家教授，担任了本校名誉教授，没有报酬，

有的还为学校义务讲课，给学校捐款。由他们并通过他们在社会上的地位和影响，号召为学校捐款达数万元，上述显微镜等教学设备就是天津医学院无偿提供的，还有广州中山医科大学、第一军医大学、全国各省市自治区中西医结合学会、中西医结合医院，也捐了钱、仪器和图书等。天津中西医结合学会，在建校初期还做了三点号召：每个会员都要支持这所学校；天津的中西医结合医院每年给点经济援助；中西医结合专家组织几次义诊，把全部收入捐给这所学校。这个消息是当时中国中西医结合学会理事长、天津医学院院长吴咸中教授在1990年1月26日晚写信给李恩教授的，1月26日正是大年除夕呀，一位老教授在全家团圆辞旧岁时，还想着中西医结合学院的生存和发展。感人肺腑，催人泪下！

特别值得提出的，自从这所学校创办的消息在人民日报（海外版）登出后，加拿大、日本、德国、新加坡等，都有人索要学校简章，并希望派人来学习。由于目前的条件原因，因此还不具备接收外国学员或华侨学员。曾有一位德籍华人来校参观后说，回去要创建一个针灸诊所，一定要给该校以支持，并说以后要派人来学习。暨南大学医学院张大钊教授一直在家乡和香港地区为学校多方筹资。

为了使学校有一个稳定的校址，建校之初石家庄二十四中学给了很大支持，他们把原来空出的房子进行维修，使学校有一个独立的环境开展教学活动。随着学校的发展，校址迁到河北省林产品公司大楼，集教室、实验室、宿舍和食堂于一体，学习生活十分方便。

为了完成临床实习任务，天津南开医院，武汉、青岛、本溪等中西医结合医院都曾免费或低收费接收学生临床实习。目前，石家庄市中医院，沧州中西医结合医院，衡水、邢台市医院，晋州市中医院，都很关心、支持学生临床实习，为培养中西医结合人才，做了大量工作。

4. 奉献精神来自历史责任感

学校专兼职干部来自河北医科大学、省医科院、师范学院、军医学校、省水利厅、煤炭厅等 8 个单位，除一人在职外，其余都是离退休干部，分别管理学校的行政、教务、学生、总务、财会等工作，集各单位的管理经验，发扬个人之长，为中西医结合教育事业，为基层培养中、西两法诊治疾病的医生贡献晚年余热走到一起来了，这是领导班子的思想基础。

校长由李恩教授兼任，李恩教授是河北医科大学中西医结合博士生导师、教研室主任、省管优秀专家。兼任中国中西医结合学会常务理事，教育工作委员会主任，河北中西医结合学会会长。当时李恩指导着 10 多名博士生和硕士生学习（包括韩国留学生），还承担多项国家自然科学基金和国家科委及国家中医药管理局的课题，工作非常繁忙，但由于民族的自尊心和历史的责任感，在中国中西医结合学会的支持下，他倡议创办了这所中西医结合学院。他一心把业余时间全部扑在这所学校上，作为社会公益服务，自建校已有十年，不取分文报酬，义务管理、义务讲课，建校之初还为学校购置教学设备花了上千元。在当前市场经济大潮中，校长这种大公无私的敬业精神，深受鼓舞启发，教育着全校师生。

在李恩校长的影响下，领导班子成员工作兢兢业业，虽待遇不高，但为学校的建设和发展只讲奉献不讲索取，这种献身精神深深感染着每一个人。三名副校长退休前，都在原单位做一定的领导工作，都有高级技术职称，为了办学校，按各自的分工，都在夜以继日地工作。我校领导班子成员，都在 63 岁以上，同志们风趣地说："虽年逾花甲，要拿'公岁'来说，正是'三十而立'之年"，说明大家为"老兵新传"谱写新篇章。

学校虽然在省市教委和全国广大中西医结合工作者的支持下，在社会力量办学的道路上做了一些努力和实践，但离真正办成一所社会力量集资、捐资办学，其任务仍很艰巨。大家决心把晚年献给我国的中西医结合教育事业，让祖国传统的中医教学走向世界，扩大中西医结合的社会教育，促进整体医学的发展，为人类健康做贡献。

第二十章　中西医结合医院模式的探讨

　　中西医结合医院是我国"中西医并存""中西医并重"的产物。它是以中医和西医为载体，以贯彻《中华人民共和国中医药条例》为中西医结合医院定位的指导思想，本章就探讨中西医结合医院的模式与结合点，以及人员的组成和知识结构、组织建设与管理体制和方向等方面，做了论述。

　　真正创建成中西医结合医院，难度较大，是一个实践的过程，但它也正是我国医院创新点之地，具有发展前景。数据显示，截止 2017 年来，我国已有中西医结合医院 587 家，床位 99 680 张，在医院改革中，正在不断扩大。

一、时代背景

　　在我国卫生工作方针中明确地提出了："中西医并存""中西医并重"和"坚持中西医结合方针"。1997 年《中共中央、国务院关于卫生改革与发展的决定》提出："中西医要加强团结，互相学习，取长补短，共同提高，促进中西医结合"，以及 2003 年 10 月 1 日起实施的《中华人民共和国中医药条例》中提出"推动中医、西医两种医学体系的有机结合，全面发展我国中医药事业"，均为我国中西医结合发展提供了法律支撑和明确的指导思想。随着医学的发展，医学模式正从"生物医学"模式向"生物-心理-社会"医学模式转变，使传统的中医学与现代的西医学结合，

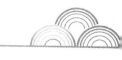

已成为未来医学发展的一种趋势。

当代医学发展有两大趋势：一是，由于人类基因组计划（HGP）的实施，现代西医学向微观分子生物学方面发展，从基因水平认识健康和疾病，促进了医学的发展，在医学上出现了"物理化学"医学模式；二是，由于人类的健康和疾病与社会和自然环境有着密切的关系，医学正从实验医学时代向整体医学时代过渡，在医学上作者提出了"生物—自然—社会—心理—个体"医学模式，这又为中医学发展提供了历史机遇。

从医学发展的两大趋势不难看出，如何把两者结合起来，取两者之长，把西医学的微观分子水平与中医学的宏观整体结合起来，恰好为中西医结合发展提供了思路与方法。

我国现有中医学、西医学和中西医结合医学三个教育体系，在卫生工作方面有西医医院、中医医院和中西医结合医院，分别担负着医疗、卫生和保健工作。

国家中医药管理局提出了具体的《关于进一步加强中西医结合工作的指导意见》，并在全国确定了10所中西医结合重点医院，必将起到示范性作用，为我国中西医结合医院的发展起到指导和推动作用。

二、中西医结合医院的定位

中西医结合医学是"复姓"，既姓"中"，又姓"西"，但从本质上来讲，它归属于中医学范畴。因此，中西医结合医院的发展，应遵循《中华人民共和国中医条例》，贯彻条例中的"实行、鼓励、推动、发展"的方针。即：

"实行中西医并重的方针"。中西医结合医院既然是"复姓"，就要发展中医和西医。使中医学按其形象思维模式和固有的理论体系，吸收现代科学的知识和方法，丰富和发展自己，使其与现代医学同步发展；西医需要紧跟现代医学发展的前沿，掌握其发展趋势，提高诊疗水平。只有中医学和西医学都发展了，才能为中西医结合高水平的诊疗打下基础。

"鼓励中西医相互学习，相互补充，共同提高"。即中医和西医两者要吸取对方之长，丰富和发展自己，这就为中西医结合提供了共同语言和结合点，使中西医结合在提高中医和西医的基础上，达到提高中的结合、前进中的结合。

"推动中医、西医两种医学体系的有机结合"。中医和西医是两个完全不同的理论体系，要吸收两者之长，融会贯通，要在辨病与辨证理论上、宏观与微观的诊断上、中西药治疗方法上，做到有机地结合，提高医疗水平。

"全面发展我国中医药事业"。中西医结合是发展中医药学的一条重要途径，中西医结合研究者是发展中医药事业的一支重要力量；中西医结合也是把中医药学推向国际领域，走向世界的重要传递体和桥梁。

中西医结合医院是我国医疗的创新体系，其目的在于发挥中医和西医的特色，结合两者的优势，全面提高预防、诊断、治疗和康复医学的水平，服务于人类健康。

三、中西医结合医院的模式与结合点

什么叫中西医结合医院？顾名思义，它既有中医又有西医，

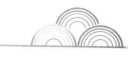

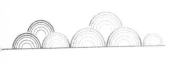

而其主体和特色不是两者相加，而是两者结合。

中西医结合医院，从学术思想上来讲，其内涵可概括为：中西医结合医院是研究中医学和西医学各自的理论，吸取两者之长，融会贯通，形成最佳的学术思想，指导西医辨病与中医辨证结合，中医宏观辨证与西医微观辨证结合，中西药结合，标本兼治，以提高、预防、诊断、治疗和康复为目的的综合性医院，用"研究、吸取、形成、指导、提高" 10 个字概括地说明了中西医结合医院的性质、内容、方法和目的。

所谓辨病与辨证相结合，是根据现代医学的诊断，首先确定是什么病，然后从其症状表现，进行中医辨证，确定属于哪种证型，为同病异治、中西医结合治疗个体化、提高疗效，提供了中西医学的理论依据。

所谓宏观辨证与微观辨证结合，是根据中医的望、闻、问、切四诊合参，确定证型，再加上现代医学新的诊断技术，确定病理性质和病变定位，把整体变化和局部病变结合起来，为中西医结合诊断和治疗客观化和标准化，提供了更高的科学性依据。如慢性肾炎中医综合辨证诊断为脾肾阳虚，经过治疗其症状得到改善或消失，如没有现代的化验检查，中医可以说是"治愈"了，但经过化验检查，尿蛋白还有"2+"，则不能说是治好了。如把尿蛋白检查也纳入微观辨证内，有蛋白尿可确定为"肾失封藏"。这样把宏观辨证与微观辨证结合起来，扩大了中医辨证范围，使其诊断和疗效评定更为科学化，也促进了中医学与现代科学同步发展。

所谓中西药结合，在中西医各自理论指导下，对某些疾病采用中西药配合，优于单纯的中药或西药疗效。根据中西医各自的理论，两者结合应用，达到扶正祛邪、减毒增效的目的。例如，对严重性"非典"，采用大剂量皮质激素治疗，抑制体内免疫反应，取得了疗效，但其不良反应可致骨质疏松和股骨头坏死。如配合一些补肾等中药治疗，可拮抗不良反应，达到减毒增效。除中药配合西医治疗外，中医还有特色治疗技术，如针灸、按摩、拔罐，以及音乐疗法等。

中西医结合医院的性质，具有中医和西医以及两者结合的优势，采用现代医学诊断方法，在西医基础治疗的支架上，发挥中医药和特色疗法，成为集预防、治疗和康复为一体的综合性医院。

1. 中西医结合医院的模式——"大专科、小综合"

中西医结合医院作为一所综合性医院，各科应俱全。如同时作为教学医院，还应成为学生实习的基地，但作为特色的中西医结合医院，它必然是"大专科"，有特色的专科和擅长治疗的疾病，即所谓"名院"。

2. 中西医结合医院的结合点和特色

结合的目的在于取中西医两者之长的融合，提高疗效。可从以下五个方面来体现：

一是，实行"四专"，即专科、专病、专家、专药。根据临床分科，确定专病，由具有专长的专家应诊，并研制有效的药物用于临床。多个特色的专科专病，形成该院专科特色群。

二是，实行"病—证—药"三结合。把辨病与辨证结合用于指导诊疗，合理选用中西药配合，达到标本兼治，提高疗效。

三是，实行术前中医准备，术后中医康复与手术结合。对于手术科室，在手术前制定准备方案，包括心理治疗、中药应用，提高手术耐受性和预防并发症；术后加用中医药治疗，促使伤口早日愈合和康复，并配合中西医护理调整。

四是，实行"临床—研究—开发"结合。中西医结合本身带有探索性。通过临床医疗实践，首先肯定有效，然后进行试验或临床研究，寻找规律，上升为理论，对治疗有效的方药，按中药开发程序，申报新药，把科研成果转化为生产力。发展中药治疗成为主体治疗。

五是，实行"预防保健—特色治疗—康复"三位一体的综合性医院。目前的医院主要是治疗性医院，缺乏预防和康复。随着人民生活水平的提高，健康已成为人们生活中的第一要素，医学也将把以"疾病为中心"，转变为以"健康为中心"，做到"不治已病治未病"。因此，医院应增加预防保健内容，面向社会和医院附近社区，有组织地进行健康体检，对某些疑似性疾病，给予"干涉性治疗"，预防疾病的发生，提高人们的健康水平。

特色治疗即如上所述的"四专"科室的建设。

康复医疗是很重要的，应增设康复医疗内容。对某些疑难病的晚期（如肿瘤、肝硬化、尿毒症等）和老年性、进行性、退行性疾病，不是治愈，而在于康复性治疗。目的在于减轻症状、延缓进展、预防并发症、提高生存质量。在这些方面，中医和中西医结合可发挥独特的优势。通过上述实行的五个方面的中西医结合，建立一套专病的中西医诊断和中西医"病—证—药"结合治疗的完整的治疗方案，达到规范化、制度化。

四、人员组成和知识结构

1. 领导班子的组成人员

应由懂得专业、善于管理、热爱中西医结合、具有强烈的事业心和历史责任感的中医、西医和中西医结合三部分人员组成。行政领导和管理应发扬学术民主，调动每个医护人员的积极性，立足科技创新，全方位地提高医院的管理水平和医疗质量。

2. 中医、西医和中西医结合人员的组成和定位

中西医结合医院的技术人员应包括中医、西医和中西医结合三部分人员，可以占不同比例。但不管"出身"于中医还是西医，到了中西医结合医院，除发挥本专业特有优势，都要改为"复姓"，姓"中西"，这是中医和西医人员在单纯中医医院和西医医院工作上不同之处，即都要搞中西医结合。中西医结合人员应成为医院的主体。

中医人员，要以中医为体，西医为用，发挥中医药学的特色；西医要以西医为体，中医为用，发挥现代医学的优势；中西医结合人员要掌握中西医两个基础，中西医结合一个临床，为医院的骨干。以中西医结合为主体，中西医都向着这个中心，主体的腾飞，也带动了中医和西医两翼的发展。

3. 人员的培养

现有的中西医结合医院大多是由原来的中医医院或西医医院改建而成的。人员结构或以中医为主或以西医为主，变成中西医结合医院后，中医或西医的知识结构，就要求弥补另一方面的不足，在发挥本专业特长的同时，共同向着中西医结合这个中心迈

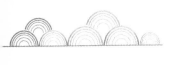

进。要达到中西医人员之间的知识互补，可以通过以下多种形式培养。如：

在职不脱产的"西学中班"，学习中医基础理论、中医药方剂学、中医诊治学；"中学西班"，侧重现代诊疗新技术和危重患者，以及突出公共卫生事件的处理；中西医人员联合查房、会诊，通过实践在工作中互相学习。

举办离职的中西医结合培训研究班，选派具有一定中西医结合基础的人，培养中西医结合骨干和学术带头人，较系统地学习中医基本理论和学术思想，也可以选送到有关中西医医院，进行专科进修。

引进中西医结合高级人才，可以从中西医结合七年制专业学生中挑选，以及中西医结合硕士、博士的引进；或选送有条件的中青年骨干攻读中西医结合硕士、博士，毕业后回院工作，并制定引进人才的相应政策。

开展学术讲座，活跃医院学术气氛。每周或每月定期地安排中西医结合学术讲座，以本院人员报告为主，亦可请院外专家作专题演讲，既活跃学术环境，又沟通新信息。

五、组织建设与管理体制

1. 成立中西医结合学术委员会

在医院院长领导下，成立医院学术委员会，由有关各学科专家组成，属于咨询组织。研究学科建设、医院发展方向、重大科研项目的审定，以及成果的评审等。充分发扬学术民主，调动专业人员的积极性和责任感。

2．加强医务处（科）的建设

适应中西医结合医院的要求，增加预防保健、康复部门的管理内容，以及特色医疗（四专）专科的建设和管理。

3．建立和健全科技处（科）

扩大工作范围，加强科研管理。如制定管理、组织科研课题立项和申报，了解和掌握医学新信息、科研成果评定和奖励、科研开发，以及开展国内外交流与合作等。

4．建立中西医结合传染科

发挥中医温病学说的理论并与现代传染病结合，以适应突发公共卫生事件，提高应变能力，发挥中医特色和中西医结合优势。

5．建立和完善中西医结合医院管理新体系

贯彻"以人为本"的思想。在医院所有工作人员的工作，都要面向患者，把其看成是医疗的组成部分，都是为患者服务的。要适应中西医结合医院的特色，创建医疗新体系。

六、努力方向和评价

医学的发展，经过经验医学时代、实验医学时代，目前正向整体医学时代发展。在我国"中西医并存"的历史条件下，产生了结合医学，为中西医结合发展提供了历史机遇。中西医结合医院是中国医院首创，也是实现中西医结合医学的重要途径，带有很大的探索性，也是我国有志于中西医结合的中医、西医人员的历史任务，任重而道远。中西医结合医院的建立和完善，应从以下几个方面去努力。

1．创建中西医结合医院医疗和管理新体系

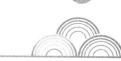

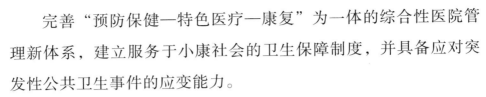

完善"预防保健—特色医疗—康复"为一体的综合性医院管理新体系，建立服务于小康社会的卫生保障制度，并具备应对突发性公共卫生事件的应变能力。

2. 建立和完善若干种疾病中、西医诊断和中西医结合治疗完整的方案

其疗效优于单纯的中医和单纯的西医，并达到规范化和标准化，起到示范性作用。

3. 重点的专科和专病

其中有几个达到同级医院的先进水平，或处于国内领先，具有一定的社会影响。

4. 承担本地区或国家有关部门的科研课题，并获得科技成果奖。

5. 有一批知名的中西医结合专家和学术带头人，形成老、中、青三结合的最佳医疗和护理队伍。

6. 经常参加全国和国际专科学术会议，沟通东西方文化

为中医药走向世界发挥桥梁作用，并具有开展国际科研合作的能力。

7. 综合实力达到"三个效益"

即：科学效益是基础，取得科研成果；社会效益是目的，为人类健康服务，医院门诊和住院患者不断扩大，开展家庭医疗或病房；经济效益是结果，研发生产中药成方，把科研成果转化为生产力，为本地区和国民经济建设服务，并为自身发展打下良好基础。

全国不同级别的中西医结合医院的定位，其规模大小、人员

编制比例，要根据本地区和该医院的基础情况而定。中西医结合代表了整体医学时代发展的方向，中西医结合医院在发展中，必将促进中医院和西医院医疗体制改革，并起到示范作用，做出应有的贡献。

中西医结合医院是我国医疗卫生的首创，是研究和发展中西医结合的重要基地，是引领未来医院改革的典范，任重而道远。

第五篇

创建未来医学理论新体系

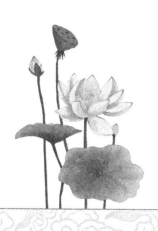

医学向何处去？我国现有的"三个医学"，谁能引领未来医学？通过上述对中医、西医和中西医结合医学的分析，只有中西医结合医学可以担当起这一历史责任，为什么？

因为，西医和中医单独存在都有"危机"，如前面所说，只有把两者结合起来，才能把"危机"转变为"机遇"，也只有两者结合起来，才能把中医整体观与西医的现代观以及把综合与分析的方法统一起来，成为最佳状态，才会有所创新，在思想上和理论上构建医学科学新体系。

在未来医学学科建设上，应体现以下五个方面的思想和内容，即：人体器官和组织相互依存和制约的整体性；人体生理功能的动态性；人与人之间的个体差异性；人与自然"天人合一"的相应性；人体潜在功能的超常性，可以概括称为"五性"。今后教材的编写和授课中，都应以此为准，才能创造未来医学理论新体系，树立医学整体观，用以指导临床实践。

第二十一章　人体器官和组织相互依存和制约的整体性

地球上人类的起源和发展，经历了300多万年的历史长河，随着生活方式、劳动作息、饮食结构等的变化，人体各个组织和器官逐步发育完善，成为一个复杂的有机体。

今天，如何认识生命的本质、健康和疾病，从方法论上，必须从整体出发，才不会走向"头痛医头，脚痛医脚"的片面性。

一、还原论分析方法的两重性

人体是一个复杂的有机体。人体被分为系统、器官、组织、细胞、亚细胞，乃至分子水平的基因等，只能采用现代科学研究的还原论方法，去研究其结构和功能为切入点。但还原论的分析方法，对生命科学来讲，有很大的局限性，所得的结果，又为人们认识上带来了片面性，这是方法论所决定的。还原论的分析方法，大有"盲人摸象"之嫌。

目前在临床上，分科越来越细。就拿一个消化系统来说，又分肝、胆、胰、肠等专科，虽然研究细化了，可是又把消化系统分割了，"只见树木，不见森林"，人得病就是脏器得病，最后"人"不见了。

二、认识人的生命、健康和疾病，必须从整体出发

人体的脏器功能是通过整体来实现的，离开了整体便失去了局部的功能，就像相声演员马季所说的"五官争功"一样，离开了人体，谁的作用都没了。

所谓脏器得病也并非孤立，可以说任何疾病都是全身性疾病在某些组织和器官的一种特殊表现。以肝脏病、肾衰竭为例：肝在人体内被喻为"中心化验室"，物质的合成代谢、分解代谢、解毒、排泄等都在肝内进行；肾脏是人体的重要排泄器官，对人体正常的功能起着重要的作用。因此，医生面对的是"患病的人"，而不是"病"，要转变把"治病"转变为"治病人"。正像《黄帝内经》所说的："病为本，工为标"。患者是得病的主体，病能否好，关键在于患者的自我代偿能力；"工"作为医生，治病

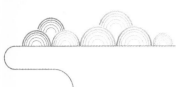

只起辅助性作用，帮助患者调动自我代偿能力，而得到恢复。

目前，西医治疗，多数为"对抗疗法"。如血压高就降压，血糖高了就降血糖，发热了就降温等。取得了"对症疗效"。但从本质上来讲，在疾病的初期，是压抑了机体自我代偿能力。

三、研究和应用中医五行生克脏腑相关的理论

中医把世界的物质概括五大类，即木、火、土、金、水，并根据其属性说明其相生和相克，相互依存和制约的关系。

五行生克的理论引用到人体与肝、心、脾、肺、肾相联系，说明生理和病理变化。例如，肝属木，心属火，脾属土，肺属金，肾属水。其间的生克关系是：木（肝）生火（心），克土（脾）；火（心）生土（脾），克金（肺）；土（脾）生金（肺），克水（肾）；金（肺）生水（肾），克木（肝）；水（肾）生木（肝），克火（心）。为中医"取类比象"的重要思维方式。

从五行与五脏生克的理论，说明孤脏是不存在的，这就提供了中医治疗的整体观，采用辨证论治，当一脏有病时，采用以一脏为主，辅以他脏治疗，达到相辅相成或相反相成的整体治疗效果。

第二十二章　人体生理功能的动态性

一、生理平衡的动态性维持阴阳平衡

人身体的"自稳态"，是在动态中保持平衡。人体内物质代谢的合成与分解，心理变化无不影响生理的动态，但通过自我调节，把它"拉回到自稳态"，维持正常生理功能，称为自我代偿能力，这就是生命力。

从宏观来讲，人体的健康在于阴阳平衡。正如中医所说"阴平阳秘，精神乃治"。在病理情况下，失去自我代偿能力，需要外力给予帮助。因此，中医治疗的根本目的在于平衡阴阳，恢复正常生理状态。

二、影响人体动态平衡的因素

人在日常生活中，当人体受到内外环境变化影响时，机体将发挥自我代偿能力加以调控，如血压的稳定、血糖在一定范围内波动维持恒定。如果失去代偿能力，则表现为病理状态。

调动机体的代偿能力，这正是中医"调动疗法"的特点，与西医的"对抗疗法"不同。治病以求治本，标本兼治。

西医的"对抗疗法"日益显出其缺点。任何事物的变化，内因起着决定性的作用，外因只作为一个条件，起着辅助性作用。从这一点出发，在未来医学中，西医的药物治疗，将会日渐萎缩，取而代之的是中医药学。

273

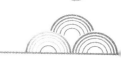

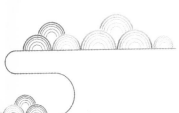

三、人体动态平衡的调控

人体维持正常生理功能，主要通过"神经—内分泌—免疫系统"的调节。神经系统在生命活动中起主导作用，特别是"意识"对心理变化越来越显得重要。在神经系统的主导下通过内分泌的变化，调节物质代谢维持常态。而免疫系统是直接面对外来的抗原，产生抗体，起到自我保护作用。中医是通过脏腑的五行相生相克，维持相互之间的阴阳平衡。

第二十三章　人与人之间的个体差异性

研究人与人之间的个体差异，是治疗个体化前提。人类基因组计划的完成更从分子水平提供了基础。

一、人的个体差异与基因的关系

人与人之间的个体差异主要是由于基因所决定的。人类的基因99%是相同的，只有1%的差别，就是这1%的差异，决定了人与人之间四个方面的差别。

1．体质：包括身高、体重、胖瘦等的外在表现。

2．性格：内向还是外向，兴奋型还是抑郁型。

3．社会行为：表现为社交能力，以及沟通、人际关系等。

4．对某些疾病的易感性：人处在同样的环境里，为什么有的人得病，有的人不得病，这也就是基因所决定的。

二、了解人差异性的意义

在完成人类基因计划（HGP）后，美国提出精准医学，从基因的差异进行治疗个体化，引领未来医学的发展，已引起国外的广泛重视。

其实，在中医理论内，根据辨证的不同表现，采取"同病异治"和"异病同治"，是世界医学中最早提出来的治疗个体化，内容更广泛，针对性更强。

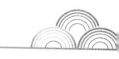

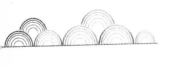

第二十四章 人与自然"天人合一"的相应性

一、人与自然的关系

人是大自然界中的一员，其生存的外部环境与健康和疾病有着密切的关系，表现为"天人相应"。人体的基因差别与所处的环境又有密切关系，现在认为，任何疾病（除外伤）都是遗传基因与环境相互作用的结果。因此，生态环境的变化与健康和疾病有着密切的关系，这是医学的外延，属于社会性问题，但医生必须了解，才能考虑整体治疗。

一年春夏秋冬四季，人体也像植物一样有一个"年轮"的变化，是人体一种适应性的表现，"一方水土养一方人"。有人喜欢冬季到南方去，夏天到海滨去居住，成为"候鸟"。作者认为，除去为了调理疾病、养生需要外，不要作"候鸟"，以培养个人适应外界环境变化的能力。

日月的盈亏，每日 24 小时时辰的变化，都会影响人的生理变化，如构成人体组成的液体，成年人占体重的 60%，人体细胞好像沐浴在袖珍海洋里。月的盈亏，在人体内也会有"涨潮和落潮"的表现，如对血压变化，也会随着 15 日满月而涨潮，使血液升高。

每日人体 24 小时的变化与地支（子、丑、寅、卯、辰、巳、午、未、申、酉、戌、亥）十二个时辰当令也有关。如人们常说的要睡好"子午觉"，就是指的晚上 23 点至凌晨 1 点和白天 11 点至 13 点，称为"子午觉"，此时的睡眠对健康很重要。因此，提倡每天晚上在11点以前上床睡觉，不要"熬夜"，白天睡个午觉是有道理的。

二、研究和发展时间诊断学和时间治疗学

人的健康和疾病离不开自然环境的变化，中医称为"子午流注"，说明诊疗疾病讲究时间性。现代医学根据人体一天的生理变化，采用不同时间用药效果更好，形成了时间诊断学和时间治疗学。如皮质激素的应用，主张在每天上午八点左右一次性给药，发挥更好的药效作用，并减少不良反应。

研究医学的发展离不开环境的变化，这正是环境医学探讨的主要内容。

第二十五章　人体潜在功能的超常性

一、钱学森的人体观

钱学森主编的《人体科学》，包括三个方面的主要内容，即中医学、气功和特异功能。他指出，医学的发展已从治疗医学、预防医学、康复医学进入到了智力医学阶段——意识对人体健康的影响，并指出 21 世纪将是人类的智力之争，含义深刻。

二、正确认识"特异功能"

特异功能，我们可以把它叫"超常功能"。特异功能可以是先天性的，也有的人是后天锻炼导引出来的。

特异功能为什么不是每个人都有的？人类在进化中为了生存，某些功能必须退化，才能适者生存。例如：地震在某些动物（如蛇、鸟）有预感，可是作为高级动物的人，却退化而消失了，但通过"气功"等方式，有的人则可以导引出来，恢复像动物一样的原始功能，有的人也可以预报地震。

如何对待"特异功能"？不要把它看成是"邪论"，要与有的人"弄虚作假"或"魔术"区别开来。中央电视台开辟的"挑战不可能"，其意义就在于此。

在"人类知识中最有用而最不完备的就是关于对'人'的认识"。要解决对"人"的认识，要打破"常规思路"。科学研究最好的方法，就是坚持和经常怀疑，才能在否定中有所创新，但任重而道远。

三、特异功能与气功

人类的功能，在进化中发展了，但也有原来的功能退化了，都是为了人类的生存所需要。有的研究者认为，可以通过气功导引出来。用钱学森的话来讲，气功是打开特异功能的钥匙。通过内养功的修炼，可通过手上的"劳宫穴"发出"外气"，用于治疗某些疾病，特别是肿瘤，均有待深入研究，可能创建出新的理论。原首都师范大学原党委副书记、北京教育学会副会长、北京高校德育研究会第一任理事长施宗恕，患上晚期淋巴癌，通过练气功，得到治愈，并被推荐参加"第三届国际肿瘤研究成果交流大会"做报告，引起参会专家的关注。现把他写的论文《我是怎样走上气功抗癌道路的》录用于此，很有说服力和启发。

施宗恕先生是一位老教育家，同时也是当今国内外颇具影响的"气功抗癌明星"。1985年施老70岁时，患上晚期淋巴癌，医院活检切片分类属弥漫型霍奇金病，这是癌症中最厉害的一种，俗称"癌中之癌"。在放疗、化疗均无法进行，权威医院、权威专家均束手无策，组织上及亲友们也都认为生存无望的情况下，施老被迫选择了气功抗癌的道路。经过五年来坚持不懈的气功锻炼，终于"全歼"体内癌细胞，取得气功抗癌胜利。经过几年来每年体检，均无任何复发迹象。施老说，气功是中国传统医学瑰宝，在祛病健身方面有独特的优

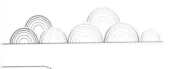

势，气功抗癌是大有可为的。施老现已是 94 岁高龄，精气神俱足。2000 年 7 月，施宗恕被卫生部所属中国抗癌研究基金会推荐，前往德国汉堡出席"第三届国际肿瘤研究优秀成果交流大会"。施老提交的大会论文《我是怎样走上气功抗癌道路的》，受到与会的国际专家、学者们的广泛关注。现全文发表，以飨读者。

　　我于 1985 年 10 月被北京医院确诊为二期恶性淋巴瘤，病历号码为 69007，活检切片属弥漫型霍奇金病，是淋巴瘤中最严重的一种，活检病理报告单号码为 0029987。该院放疗科当即为我安排了三个疗程（两个放疗，一个化疗）的治疗计划。谁知在北京医院放疗了第一个疗程（共 45 天）后，我的身体彻底垮了，不能说话，不能进食，不能走路。没办法只好住院靠输液过日子。遵照医嘱，三个月后，再到北京医院去做第二个疗程的放疗。经肖素华副主任检查后，她对我说："你的第二个疗程放疗不能再做了，因为第一个疗程反应太厉害，再做恐怕你吃不消。"有的医生建议把化疗提前，她说："他这样子，化疗也吃不消。"为慎重起见，她写信介绍我到中国医学科学院肿瘤医院请谷铣之老教授为我复查会诊。谷教授会诊后对我说："你不能再做放疗，更不能做化疗。再做，你的免疫功能将进一步被破坏，其后果不堪设想。"我问："怎么办呢？"他说："没办法，这跟你年岁大有关。"（当时我已 70 岁，今年 84 岁了。）

　　在万般无奈中，我找到了中国中医研究院广安门医院肿瘤科专家段凤梧老中医，我对段老说："西医的权威医院权威专家已经对我的病没办法，今后只有靠你了。"段老说："你别靠我，因为你靠我是靠不住的，我搞肿瘤已经几十年了，如果靠我靠得住，我早就得诺贝尔奖了。不过你可以吃我的中药，比不吃强，但只能起些缓解症状的作用。"

正在走投无路中，我的一位学生在1986年春送给我一本庞鹤明著的《气功探邃》。我就以这本书为蓝本，反复阅读，反复实践，并在如何放松入静方面得到我校人体科学研究小组四位师生的帮助，就这样开始走上气功抗癌之路。开始练静功，以后才逐步练上动功（"捧气贯顶法"），通过姿势的开合和意念导引的配合，引动内气外放，外气内收，从而畅通人与大自然中混元气的联系，达到治病健身、延年益寿、开发智能等目的。真没想到越练越有起色，越练越有信心。当时我为了勉励自己，写下了这样几句话：

心似朝阳，身似金刚，

邪不压正，癌又何妨；

浩然正气，复我健康，

如鹰矫矫，如松苍苍。

当时由于我年岁比较大，病情又严重，我已有几年足不出户，体力很衰弱。但我不甘心就这样活下去，遂在家人的搀扶下，挂着拐杖在校园里练功、散步。随着体力逐渐恢复，我开始走出校园，先到附近的公园散步，后来还能去颐和园，爬香山。经过五年坚持不懈的努力，我体内癌细胞分泌物TBP终于由阳性变为阴性。

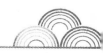

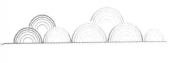

医学向何处去——未来医学与中西医结合医学

282

多少年过去了，每年体检都没有任何复发的迹象。1993年，我以78岁的高龄坚持天天爬香山并登上最高峰。站在山顶眺望，我很自豪，感慨之余作诗一首：

> 人生八十最风流，
> 豪情满怀写春秋；
> 向天再要七千日，
> 天人合一任遨游。

1998年暑假我带领家中三代人，登上了峨眉山。1999年初，我独自回大别山过春节，登上了很高的天柱山。同年4月又去美国，走遍东西海岸各大城市。我不仅战胜了病魔，而且红光满面，曾经白了的头发也竟然有逐渐变黑的迹象。

我认为自己能捡回一条命来，首先应感谢两位中、西医老专家向我说了实话，没有给我虚假的指望。另外更要感谢我身边的众多好人，引导我走上了练功康复之路。

为什么我练气功如此之好呢？总结起来我有以下几点体会：

一、气功是生命科学的重要组成部分，它是建立在中华文化认识体系基础上，吸收中华古文明"天人合一"的合理髓核，反映中华民族的智慧，又汲取了现代科学成果诞生的一门崭新的、独特的养生科学。天人怎样才能合一呢？根据中国古文化的浩然气论，在我练功的过程中体验到人的意识可以调动大自然的浩然之气（混元气），"天人合一"是在人的意识的作用下，人的气和大自然的气混化成一个整体（指无形无象的气的联系），从而达到"天人合一"的境界。

正如著名科学家钱学森先生所说："气功、中医、特异功能的结合，最后的结果必然导致爆发一场新的科学革命，这场新的科学革命必然会引起一场可以改变世界的技术革命"。从我自身经历来验证，气功不仅治愈了我的癌症，而且还一次发气治愈了我的左臂肱骨骨折并错位。1999 年 7 月 27 日我摔伤了，7 月 30 日气功老师给我发气治疗，发气前后肱骨的两张 X 光片（即 7 月 29 日和 7 月 31 日）成了鲜明的对比，医学专家凡是看了这两张片子的都为之惊叹不已，我拟将这两张片子呈交大会一阅。通过气功治好癌症和骨折的，不仅仅是我一个人，在中国还有很多类似的受益者，仅 1997 年底在河北丰润举行的"智能气功抗癌明星会"上，就有 140 多位通过练智能气功好起来的癌症患者，其中有一位来自上海的年轻人叫陈雄，1996 年不幸患白血病，是 M4 型，属于白血病中比较严重的一种，在花费四五十万元，仍走投无路的情况下，开始习练智能气功，后经唐山市工人医院检查，彻底痊愈。这几年一直在正常健康地工作。

二、气功是以人为中心，突出发挥人的意识的作用，直接调动和利用大自然化生万物的原始混元气，为人类服务。混元气的总体特征是"聚则成形，散则成气"。在练功中通过意识的开合聚散，可以把外界的混元气加工为人体混元气或符合其他需要的混元气，这就是气功科学对人的新认识。大自然的混元气生长万事万物（其中包括人），这是自然界中最根本的物质，这种气在人体内，也代表着人最根本的东西，那就是生命力，人的意识就

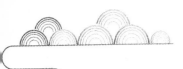

是通过对气的作用来主导自己的生命活动的。由于人体的混元气包容了人体生命的全部特征，所以当人体混元气充足后，人体的各种功能都能得到加强，各种疾病都能得到调治，从而达到健美身心、防治疾病、开发智慧、陶冶情操之目的。这是人类认识世界、改造世界的一种新发现，是进行的一种新探索。怎样使意识很好地主导自己的生命活动呢？智能气功认为，运用意识是关键，涵养道德是根本，为了发挥意识的主导作用，在练功中应强调练心、练性和练德。

三、练功要练心。心正则气正，心不正则气机紊乱。儒家练功首先强调正心，只有正心才能修身、齐家、治国、平天下。心正了身体才能健康，练心就是练思想，练意志力，只有思想端正了，意志力坚强了，那就什么好事也能做成，什么疾病也能战胜。

四、练功要练性。性格是一个人个性的核心，是其情绪活动的一种外在的表现。积极向上、锐意进取、豁达大度、热情诚恳、胸怀坦荡、乐观处事、情绪稳定等，是好的性格；患得患失、冷漠自私、心情抑郁、悲观失望、自我封闭、着急生气等，是不良性格。以自身体验来讲，我感到练气功后，我的整个性格都改变了，变得一切都能顺乎自然，顺应规律，没有强求，恬淡之至，真气从之，从而获得了安宁与幸福，确有"江流大自在，坐稳兴悠哉"之感。

五、练功要练德。德高则气纯，德不高则气机紊乱。平生做了亏心事，夜半就怕鬼敲门，这样的人不仅练不好功，反而会降功受罚。所以练功者必须涵养道德。推己及人之谓恕，凡事都要设身处地地替别人着想，要与人为善、助人为乐，要"己所不欲，勿施于人"，要"己欲立而立人，己欲达而达人"，要"穷则独善其身，达则兼善天下"。病重时只好独善，病好些，就要为他人、为社会多做点有益的工作。作为终身从事教育事业的人，我在病愈后尽可能地积极投身到与之有关的工作中去。我曾为学生负担过重影响健康，为本单位的公费医疗严重超支，为家乡的扶贫和教育工作等奔走、呼吁。正是由于摆正了练功与练心、练性、练德的关系并使之互相促进，才有了"千江有水千江月，万里无云万里天"。如今，我不仅安度晚年，而且在探索生命奥秘，实现人类生命解放的事业中还可尽到自己的一点绵薄之力。

最后，我还要用钱学森先生的一句名言来作为这篇论文的结束语："一个人体科学的幽灵正在我们当中徘徊，搞下去会导致一次科学革命，是认识客观世界的一次飞跃！"

四、研究特异功能的意义

目前，对物质、生物信息、能量研究越来越发达。研究人体的潜在功能，开发智力，应当是当代人体科学研究的重要内容，把从"地下工作"转为"地上工作"，把"游击队"转变成"正规军"，纳入正常的科研轨道。发展智力医学，为人类进步做出贡献。

结束语

以上述几个方面作为框架，研究人体，把西医以"脏器"为主体的结构体系和把中医以"藏象"为主的功能体系，形与意结合起来，可望发现人体结构的新功能，进一步解释对"人"的认识，为达到习近平主席提出的："深入研究和科学总结中医药学对丰富世界医学事业，推进生命科学研究具有积极意义"的目标去努力，这正是中西结合的历史使命。只有这样，中西医结合医学才能担负起引领未来医学新时代的重任。

第六篇

沟通中西方文化 创建人类新医学

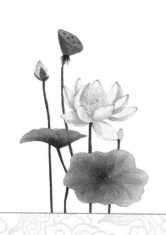

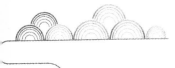

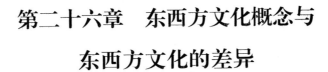

第二十六章　东西方文化概念与东西方文化的差异

一、东西方文化基本概念

1. 何谓文化

文化其内涵和外延十分丰富，难以界定的一个概念。文化被不同学科，从不同侧面赋予了各种各样的定义。最早把这一概念引入近代科学的是19世纪人类学家泰勒（Tylor E）。他认为："文化是一个符合整体，包括人类社会中获得的一切知识、信仰、道德、艺术、法律、风俗以及任何其他的能力和习惯"。简言之，文化就是人类在社会历史发展过程中，所创造的物质财富和精神财富的总和，特指精神财富如哲学、科学、教育、文学、艺术等。

2. 何谓东西方文化

西方文化，一般指西欧、北美人民长期历史活动的产物。它的起源、发展、成熟于欧洲，20世纪扩展到南北美洲、澳洲等广大地区，并影响了全世界，属于一种扩张性文化，发挥了主导作用。东方文化，是以中国为代表的包括日本、越南、朝鲜、韩国等亚洲文化。它独有特点，是以中国文化为代表，已在世界上扩展，形成了东西方文化两个思想体系。

二、东西方文化的特点和差异的比较

如上所述，由于东西方文化产生的地理环境，民俗和思维方式的不同，形成了两个体系，具有各自的特点和差异，在这方面有了不少专家都有所论述，特别是中国文化复兴研究院李伯淳院长，有着独到的见解。下面做一个概括性的述评。

中西方文化的特点和差异：中国在中国共产党的十一届三中全会以来，改革开放，国内学界越来越重视西方文化史的研究，随着中国开放，融入世界大家庭的程度日渐加深，更需要了解西方文化为我所用，构建人类命运共同体。以下从六个方面做一比较。

1. 人性的区别

西方：重视法、理、情。西医对疾病的治疗，主要是治人的"病"，治好了人的病，就算成功了，至于人死活没有关系。如西医治癌症的时候，采用的方法是杀死癌细胞，但癌细胞还没杀光，人便死了，这就是抗癌。按照法、理、情的规律去认识人。

中方：重视情、理、法的顺序，以人为本。还是以治疗癌症的方法为例，不管癌细胞，先调理人的功能，人健康了，癌细胞就自然消灭了。

2. 伦理道德

西方：西方的伦理道德是以基督教思想为基础，上帝主宰一切，构成西方人的信仰、思维和生活方式。

中方：中国人的伦理道德以儒家思想为主导，并融佛、道为一体，形成中国人的思维模式、生活习惯。

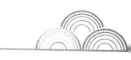

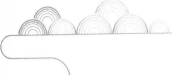

3．信奉思想

西方：信奉上帝，上帝为至高无上的神。人的命运、快乐、幸福或灾难等都是由上帝安排的，人的希望寄托在上帝上。

中方："天人合一"的思想。人是大自然的组成部分，必然是"天人相应"，才能适者生存。

4．认识事物的内容和方法

西方：西方文化侧重物质的结构、固定、静态、微观、局部的内容。采用的方法，侧重分析、演绎、还原。

中方：文化侧重过程、变化、动态、宏观、整体。方法侧重综合、归纳、整合，重视历史演变。

5．认识事物的准则

西方：西方文化侧重实验，追求斗争。

中方：中方文化侧重实践，追求和谐。

6．认识事物的优势

西方：西方文化是以现代科学为基础，其研究更适合非生物科学领域的机械、工程等简单性的问题。

中方：中华文化作为传统科学基础，适合生物科学、社会学、经济学、管理学等复杂性的问题，弥补了还原论分析方法对生命科学的研究的不足。

第二十七章 弘扬中华文化
发展中医药学

通过上述对中西方文化的比较，可以看出，中西文化差异是多方面的。由于这些方法、准则、价值理念等的不同，必然主导人的决策、认识和行为，以及医学的诊疗观。

一、中西方文化互补是中西医结合的基础

中西医的形成和发展，深受各自文化的影响。中西方的文化融合，从宏观上来看，就是要把上述的几个方面，从人性、伦理道德、信仰、认识事物的切入点以及准则等，做到内在的有机结合，不是排斥而是和谐。

在中西医结合中，也并非两者相加，在中西医文化融会中，应该是以"中道为纲，西学为目"，即以中医为纲领，从指导思想、研究内容和方法统领以结构为主的西医学。

二、复兴中华文化，发展中医学

李伯淳在 2000 年组织编写的《中华文化复兴宣言》中提出了："二十一世纪是中华文化复兴的时代"。中华文化正式以"天人合一"整体观来认识事物，用辩证思维方法来处理问题，从而达到和谐统一的结果，才使它在五千年的历史长河中经久不衰，独具魅力，也正是中华文化魂之所在。二十一世纪不仅是东西方文

化交流的世纪，而应当是从过去"以西方文化为主流"转变为"以东方文化为主流"的世纪。复兴中华文化不是对西方文明的对抗，而是意味着东方文化对西方文化的吸纳，创新出人类新文化，为人类开启新的文明。中西医的融会也必将为人类创造新的医学——中西医结合医学。

　　中医扎根于中国传统文化，中医的发展离不开传统文化的发展。因此可以说，整个传统文化不复兴，中医无法复兴，中医的发展又有助于中华文化的复兴，中医与中华文化复兴密不可分。中医药的兴旺发展，将是中华文化复兴的主要体现之一。所以说，目前最重要的是一个对中华传统文化和中医认识上的革命，才能有助于中医药健康地发展。中医药发展了，还要向广大人民群众宣传，真正让他们了解中医，求之于中医，为我所用，这样才能发挥中医药在人民群众中的地位，为他们保健服务。

第二十八章 沟通中西方文化
共建人类生命共同医学

人作为大自然的一员，是人类赖以生存的外部环境，构建人类生命共同体，乃是全世界各国政府和人民的历史责任。人类生活追求的目标，就是安全、快乐和健康。

各国政府都要努力去构建和谐社会，避免斗争带来人为的"人祸"，共同对付环境给人们带来的"天灾"。

一、地球的"健康"受到了严重威胁

地球是人类赖以生存的生态环境，哺育着 60 多亿人的生命，是人类的母亲。

地球的寿命到现在已有 48 亿年之久，从诞生经过大约 10 亿年的历程，开始有生命的出现。根据考古学家发现的约在 35 亿年前形成的细菌化石，而人类的起源约在 300 万年前。地球上的生命繁衍昌盛，现在已有 100 多万种动物、36 万种植物、10 万种微生物。目前，地球遭到了严重的破坏，它的"健康"受到威胁，直接影响到人类的生存。"母亲"不得不向全球的"儿女"呼吁，拯救地球母亲，迫在眉睫。

二、警惕和预防地球上第 6 次物种大灭绝

2010 年《科学》杂志报道，地球已有 40 多亿年的历史，经

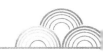

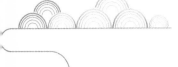

历了 5 次物种灭绝，第 5 次发生在 6500 万年前白垩纪（第三纪），恐龙就是在此次大灭绝中从地球上消失的。

1. 第 5 次物种灭亡的影响

在 6500 万年前，一颗直径 15 千米的小行星撞击地球，其威力相当于 10 亿颗原子弹，地点位于墨西哥境内。此次造成的严重影响表现如下。

（1）**地球气温骤降**。撞击产生的高速冲击波将物质炸飞到大气中，遮蔽天日，导致全球迅速进入严冬等一系列反应，几天内毁灭了地球上许多生物。

（2）**大型动物消灭**。由于一系列火山爆发，造成恐龙等灭绝，这些火山位于印度境内，爆发时间持续了 150 万年。

（3）**小行星撞击导致石英的形成**。

2. 第 6 次物种大灭绝已出现的危机

2015 年，由美国斯坦福大学、普林斯顿大学和加利福尼亚大学伯克利分校三所大学进行的研究表明，地球已进入新一轮——第 6 次灭绝期，而人类将成为最早受害者之一。自 1900 年 100 多年以来，地球上已有 400 多种脊椎动物灭绝。而在正常情况下，这么多物种灭绝需要 1 万年以上。当前物种灭绝的速度是过去 1000 多倍，而不是最新发表所说的 114 倍。

根据国际自然保护联合会建立的濒危物种资料库报告：

（1）**目前现状**。许多物种处于濒危状态：20% 脊椎动物、33% 软骨鱼类、15% 多骨鱼类、袋獾、里海海豹、亚洲鱼猫、欧洲鳗鱼等。平均每年有 52 种哺乳类、鸟类和两栖类逼近灭绝的边缘。正如哈佛大学一位教授所说："这仅仅是全球物种正在灭亡的冰山一角"。

（2）造成的原因。在很大程度上是人为因素，如：农业的扩张；森林的砍伐和焚烧，动物失去了生存的家园；城市化的扩大；过度捕猎；外来物种的入侵。

另外，环境的污染使得野生动物癌症高发，加速野生动物的灭绝，如：袋獾1996年有15万只，到2008年已减到7万多只。海龟的皮肤癌、海狮的睾丸癌，死亡白鲸中27%患有癌症，与人类接近。癌症也正在威胁着人类，未来20年人类死因中升高最快的将是癌症。火山爆发、地震、洪水、造山运动、高温干旱等正威胁着在地球上的生物包括人类。

第5次地球上物种的灭绝是由于小行星碰击了地球而发生。从目前情况看来，第6次物种的灭绝则可能与居住在地球上的人类所为有着密切的关系。如人为造成的气候变化、环境污染以及滥伐森林等造成生态环境系统的破坏。因此，保护环境就是保护人类赖以生存的地球家园，可以避免或推迟第6次物种大灭绝的发生。

三、联合国对全球变暖发出"最严重警告"

联合国于2014年，在《联合国政府间气候变化专门委员会（IPCC）第二工作组报告》中指出：因为气温不断升高、暴力冲突和粮食短缺在未来几十年内会增加，同时越来越多的动物和海洋物种将面临更大的灭绝风险。该报告是由来自70个国家的300多位著名专家编写的，这份研究报告将不断升高的气温作为全球面临的一系列重要风险之一进行了分析。

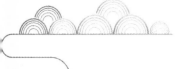

1. 温度变化对生态环境的影响

在该报告中，不断变化的极端天气模式循环是报告重点，被列为最危险影响之一。警告称，更大的洪水风险是温室气体排放日益增加的一个主要后果。欧洲、亚洲和小岛国最容易受到影响，干旱也将更为常见。根据这份报告，如果全球变暖像预测的那样继续发展，很大一部分动物和海洋生物在未来几十年中，也面临更大的灭绝风险。激增的碳排放，将增加21世纪的冲突、饥饿、洪水和移民的风险，并带来数万亿美元的财产和生态系统损失以及用于加强气候防御的花费。报告预测，全球气温21世纪将升高0.3~4.8℃，海平面到2100年将上升26~82 cm。在工业革命以前，海平面每年以1 mm的速度上升，而现在，受全球气候变暖、极地冰原融化以及海平面变动的漫长自然周期等因素共同影响，海平面正以每年3 mm的速度上升。南极海平面上升速度超过全球。据英国南安普敦大学研究人员研究了南极洲附近一块区域的卫星扫描图和计算模拟模型发现，冰川融化产生的淡水导致南极附近海平面上升，且上升幅度比全球平均6 cm的水平高出2 cm还多，该地区面积超过100万平方千米。南极大冰原的融化和漂浮冰架的变薄，使周边海洋增加3500亿吨淡水。该项研究结果发表在2014年英国《自然－地学》杂志，说明"空气、海洋和冰"三者在这些地区互动对南极大冰原和全球海平面的稳定起到核心作用，同时对其他环境过程也至关重要，比如南极底层冰的生成，对全球大面积的海底冷却和通风发挥着重要作用。保护南极不被破坏，对全球生态稳定具有至关重要的影响。

2. 气候变化将影响全球安全

科学家们称气候变化还将对社会产生影响，将使得内战、国家冲突和难民迁移等全球安全问题更加复杂、更加糟糕。由 IPCC 发布的报告称，争夺水能源等资源的斗争、饥饿和极端天气将一同使世界更不稳定。

3. 最糟糕状况尚未到来

IPCC 发出的气候危险警报称最糟糕状况尚未到来。气候变化对世界各大洲和大洋产生了广泛影响，如果温室气体排放得不到控制，此问题可能会急剧恶化。如：

（1）冰盖在融化，北极冰山在崩塌。

（2）水资源供应紧张。

（3）热浪和暴雨在增强。

（4）珊瑚礁在死亡。

（5）鱼类和其他许多生物向南北两极转移，有的甚至走向灭绝。

（6）海平面升高的速度危及沿海居民。

（7）海水酸度升高，由于吸纳了汽车和发电机厂排放的 CO_2，海水酸度升高，导致某些生物死亡或生长发生障碍。

（8）世界粮食供应面临巨大风险，可能对最穷的国家产生严重影响。

《联合国政府间气候变化专门委员会（IPCC）第二工作组报告》试图预测气候变化对今后几十年如何影响人类社会，提出全球变暖的破坏作用是深远的，告诉全世界各国政府和人民，心无远虑，必有近忧。气候变化是渐近的，不是遥远未来的问题，而

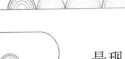

是现在就正发生的影响，不可等闲视之。

值得可喜的是，联合国自 2007 年发表气候变化报告以来，该委员会发现越来越多的证据显示，世界各国政府开始大规模筹划采取多种措施应对气候变化。随着气候越来越恶化的严峻形势，相信各国政府有识领导，必将高度重视，采取更多有力措施。

2014 年 7 月，由温室气体总排放量中占 70% 的 15 个国家人员组成的研究小组，共同撰写了一份联合报告，该报告制定了一个长期全球战略，以阻止气温比工业化前升高 2℃。该报告提出的一系列措施付诸实施后，使得 2015 年与能源有关的排放量比 2010 年减少 45%，即接近阻止气温上升超过 2℃所需要的减排。

这份报告提出了每个国家因地制宜的途径，如美国可以大大减少对石化燃料的依赖，并对从电动汽车到节能等各个方面进行投资，到 2050 年，美国的排放量可比 1990 年减少 85%；对中国而言，到 2050 年，中国 1/4 的用电将依靠核电。该报告让各国思考问题更加长远，而非讨论短期解决方案，各国都应为全球减排共同担负起责任。2015 年 12 月 12 日，《联合国气候变化框架公约》在巴黎气候变化大会上通过了《巴黎协定》，经各国政府批准，已于 2016 年 11 月 4 日生效。各国承诺尽一切必要的努力，在 2030 年前将气温升幅控制在 1.5℃以内，我国将为此发挥重要作用。

四、引领未来医学的中西医结合医学

在世界传统医学中，由于历史的因素，可以说，中医药学理论最完整，经验最丰富，这就为中西医结合"中道为纲，西学为目"奠定了雄厚的基础。因此，在创造人类新医学——中西医结合医学中，我国中医和中西医结合工作者，应当全面地做战略性思考，让中医药走向世界，担负起这一重要的历史责任。

1．对中医学本质的认识和现代的科学分析

（1）深刻认识和理解中医学的内涵。如前所述，中医学是以中国的传统文化为母体，将人体与自然和社会相联系，研究其生理机制、病理变化以及疾病的预防、诊治和康复的宏观医学。说明传统医学与民族文化和生活方式有着依托的关系，把人体的生理、病理变化放到"自然"和"社会"大环境中去认识，体现天人合一、形神统一，对疾病的预防、诊断、治疗、保健从宏观着眼，从而提出对中医药学的研究，要把握整体医学的大方向，并与实验的分析方法结合，说明整体调节的机制。

（2）明确中医药产生的时代和现代所处的地位。中医学产生于经验医学时代，是以思辨学指导临床实践，而未经过实验医学时代的分化，直接进入了整体医学时代。虽然不需要重复再走实验医学的发展的历程，但要吸收实验医学的成果和方法，又避免了形而上学的影响。在我国"三个医学"并存的历史条件下，要发展自己之长，弥补本身不足和局限之处，明确定位，并置身于世界医学之中。

2．了解和掌握现代科学技术，要"为我所用"

科学技术是推动人类历史前进的原动力。人类社会的进步，经历了农业时代、工业时代和已进入的知识经济的信息时代。三个时代与之相应的是古代科学、近代科学和现代科学紧密地联系在一起。中医学的发展，也离不开现代科学技术，应树立科学发展观。

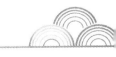

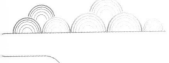

（1）21世纪是生物科学时代。目前，分子生物学得到了突飞猛进的发展，已经成为生命学科的带头学科，人类基因组计划的完成，促进了生命科学的发展。它研究的思路与方法、新技术可以借鉴和利用。

（2）中医的思辨思想与现代实践科学相结合。中医学中的阴阳五行学说、生克制化的理论、经络学说等，以及把自然界事物属性与人体五行归类等的形象思维，只能通过实验研究和临床实践，才能有所发现，有所创新，并达到去伪存真、去粗取精的目的。

（3）方法学是为目的服务的。中医学研究者，在现代医学日新月异发展的今天，头脑要清醒，不要"乱了自己的脚步"。分子生物学、基因组学、蛋白组学、细胞因子等多种理论和技术可拿来"为我所用"，但不要"外加一勺油"，学非所用。我们追求的目标是中医药现代化，而不是简单的"中医药西化"。

3. 创造宽松和谐的中医药研究环境

国家已为中医药学发展创造了良好的环境，《中华人民共和国中医药法》的公布和实施提供了条件和政策保证，但这是外因。中医药学能否发展，关键在于本身，在于科学创新。

（1）科学研究是对客观事物规律的探索。创新是科学的灵魂。科学创新是在探索过程中，发现事物新的规律，提高人们对自然和社会的认知能力，而且科学研究是无止境的，在实践中还需要不断地修正、丰富和发展。科研成果不是主观愿望，而是在具有明确目标的指导下，在探索过程中发现新规律的结果。

（2）科学研究要允许失败。鼓励敢于"异想天开"，才能创新。

特别是中医学，在思辨思想指导下，进行理论探索，可能是阴性结果，但也是结果，这样才能有所扬弃，不断完善和发展中医理论体系。

（3）**鼓励争鸣，创造和谐氛围**。科学研究要百花齐放，百家争鸣。理论争论要以理服人，不要强加于人，更不要人身攻击伤人。要加强团结，从批评中吸取思考。鼓励不同领域学科的人对中医药学研究，不求共识，只求发展。具有不同的声音，才能构成和谐的音乐。不要对中医学一提出问题，就认为"反对中医"。但力戒噪音干扰，因为噪音要"伤人"的，它已超出学术探讨的范围。

4. 沟通东西方文化差异，促进"东学西渐"

（1）**越是民族的也越是世界的**。多民族的世界，构成了世界的多样性。各民族都有自己的文化，要想了解各民族的传统医学，首先要了解该民族的文化。由于东西方文化背景不同，产生不同社会传统生活方式，形成了不同的思维方法。

（2）**东西方文化差异和认同是中医走向世界的主要障碍**。西方文化主要是形而上学的分析方法，重视局部和微观，西医学便是在这种文化背景下产生的；而东方文化寻求综合的思维方式，着重整体和事物之间的普遍联系的思维方式，中医学是在这种文化背景下产生的。这就形成了西医学和中医学两种不同的思维方式和研究方法。要让西方接受中医学理论，首先要让他们了解东方文化。

（3）**"东学西渐"才能使西方了解和接受中医学**。宣传东方文化是使中医学走向世界的前提和基础。"我们不能只讲'西化'，不讲'东化'。不能只重视'西学东渐，而忽视'东学西渐'"（季羡林）。作为以东方传统文化为母体的中医药学，也一定要"中学西渐"，使西方了解和接受中医学。

5. 我国科学家的民族自尊心和历史责任感

热爱祖国，献身科学，爱国主义是民族的灵魂。科学是无国界的，而科学家是有国籍的。一个伟大的科学家一定是一个伟大的爱国主义者和国际主义者。"科学绝不是一种自私自利的享乐，有幸能够致力于科学研究的人，首先应该拿自己的学识为人类服务"（马克思）。我国著名的数学家陈省身教授，理论物理学家、诺贝尔奖获得者杨振宁教授，他们都有一个共同的愿望就是，要用自己的科学成果，改变中国人认为不如外国人的心理状态，要有民族的自信心和自豪感。建立创新型国家，需要有创新理念的创新型人才，要敢于去拿诺贝尔奖，但不是目的，而是工作的结果，在于弘扬中华民族文化，贡献于人类。

国学大师季羡林说："21 世纪是东方文化的世纪，东方文化将取代西方文化，在世界占统治地位，而取代不是消灭。全面一点的观点是：西方形而上学的分析方式已快走到尽头，而东方文化寻求综合的思维方式必将取代之……以东方文化为主导，吸取西方文化的精华，把人类文化的发展推向一个更高的阶段。"中国文化作为东方文化的主体，将发挥更大的作用。中医药学作为中国文化的组成部分，也必然随之而发展。让世界科学技术中心"回老家"，需要经过几代人的努力，作为中国的科学技术工作者应为之而奋斗！

结束语

医学向何处去？在我国"中西医并存""中西并重"的历史条件下，首先从宏观上，分析了科学发展的规律，并以当前提出的几个医学发展的模式，作为基础，对我国中医、西医和中西结合三个医学形成的历史、现状以及发展趋势做了科学地分析，说明了为什么中西医结合医学可以引领未来医学，中国对世界医学应当做出新的贡献。

未来医学是一个什么样的科学？从"五个方面"，即人体组织和器官相互依存和制约的整体性、人体生理功能的动态性、人与人之间的个体差异性、人与自然"天人合一"的相应性以及人体潜能的超常性做了论述。

中医药如何走向世界，从沟通中西方文化，构建人类生命共同体。中国医学科技工作者，要与全世界各国政府和人民，共同努力，保护人类赖以生存的"地球村"，为人们创造良好的生存环境。

▌附录

河北医科大学中西医结合医学学科建设形成和发展
（1969—2018）

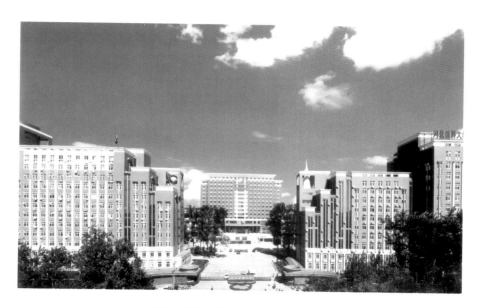

河北医科大学中西医结合研究所

前　言

在我国"中西医并存""中西医并重"的历史条件下，产生了两者的结合的产物——中西医结合医学。这样，我国就有"三个医学"，即：中医学（传统医学）、西医学（现代医学）和中西医结合医学（整体医学）。我国卫生工作方针中明确提出："坚持中医与西医相互取长补短，发挥各自优势，促进中西医结合"。

1958 年，毛泽东主席号召西医学习中医，提出了："中国医药学是一个伟大的宝库，应当努力发掘，加以提高"。明确了西学中的任务。半个世纪来的实践，回答了什么是中西医结合，为什么要搞中西医结合，怎么搞中西医结合。

河北医科大学中西医结合医学学科的诞生、形成和发展，是在校党委和各部门行政领导的关怀和支持下，在全国同行的帮助和鼓励下，在学科创建人李恩教授的主持下团结同仁和学生，经过近 50 年的辛勤耕耘，取得了四个突破性的进展：创建了中西医结合一级博士学科点、中西医结合博士后科研流动站、中西医结合基础国家重点学科、中西医结合七年制本硕连读专业。

中西医结合在河北医科大学的形成和发展，经过了四个阶段：从生物化学与中医学联系和临床实践→中西医结合点探索→"肾—骨—髓—血—脑"一体论相关疾病的研究→中西医结合肾本质哲学层次研究，建设中西医结合基础理论研究基地、人才培养基地和中医药现代化研究基地。

2002 年 3 月 5 日，河北医科大学正式批准成立中西医结合研究所，业已 10 年了。李恩教授为第一任所长，离休以后，相继由温进坤教授、任雷鸣教授担任第二、第三届所长。先后任副所长的有杜惠兰、孔德娟、陈志强。先后被国务院学位委员会和学校批准的博士生导师有 17 名。其中博士生导师吴以岭教授被评为中国工程院院士。从 1992 年招收博士生，到 2011 年已有 102 名博士生毕业，其中有韩国留学生 24 人，并取得了多项科研成果。

河北医科大学中西医结合研究所，正朝着把中西医结合研究所建成"三个基地"：中西医结合基础理论研究基地、中西医结合人才培养基地、中医药现代化研究基地而努力！

一、中西医结合学科带头人

河北医科大学于 1969 年开始建中西医结合基础理论研究室。

由我国著名的名老中医田乃庚教授、马新云教授为指导，由李恩、赵玉庸、尹桂山教授组成了中西医结合基础理论研究室。

2002 年 3 月 5 日，创建了河北医科大学中西医结合研究所。

第一任所长（2002—2006）李恩教授，相继由温进坤教授、任雷鸣教授担任第二任和第三任所长。

中西医结合研究所历任副所长有杜惠兰、孔德娟、陈志强。

杜惠兰，女，1960 年 2 月出生。医学博士、教授，主任医师，中西医结合临床（妇产科学）博士研究生导师，河北医科大学学术带头人。

1982 年 12 月，毕业于河北医学院中医系，获医学学士学位。1988 年 7 月毕业于天津中医学院中医妇科学专业，获医学硕士学位。1993 年 7 月毕业于成都中医学院中医妇科学专业，获医学博士学位。先后在北京铁路局石家庄铁路医院中医科、天津中医学院第一附属医院妇科、河北中医学院、河北医科大学工作。2000—2001 年作为访问学者在日本东京医科齿科大学妇产科从事生殖内分泌学研究。1996 年担任中西医结合系主任，2001 至今担任中西医结合学院院长，2002 年至今担任中西医结合研究所副所长、中西医结合妇产科学教研室主任。

杜教授为中国中西医结合学会常务理事、国务院学位委员会第六届学科评议组中西医结合组成员、全国博士后管委会第七届专家组（中医、中西医结合组）成员。中华中医药学会妇科分会副主任委员、世界中医药学会联合会妇科专业委员会副会长、中国中西医结合学会教育工作委员会副主任委员、中国医师协会中西医结合医师协会理事、河北省中西医结合学会副会长、河北省中西医结合学会妇产科专业委员会主任委员、河北省中医药学会常务理事、河北省中医药学会妇科分会主任委员、国际传统与现代生殖医学协会副主席等职。担任《河北中医》《河北医科大学学报》《中华中医妇产科学杂志》副主任委员，《河北中医药学报》《中华中西医临床杂志》《中华现代中西医杂志》编委等。为河北省第四届教学名师，河北省优秀教师，全国首届杰出女中医师。

孔德娟，博士、教授，主要从事中西医结合肾本质有关主骨生髓的基础理论研究。

陈志强，男，汉族，1962 年 1 月生，山西省大同市灵丘县人。现任河北医科大学教授，博士生导师，中西医结合博士后流动站指导教师，中西医结合研究所副所长；河北医科大学中医院（河北省中医院）副院长，主任医师；中国农工民主党河北省委常委、石家庄市委副主委，河北省第十一届人大代表。

长期以来，陈教授致力于中西医结合临床、教学和科研工作，在中西医结合诊治慢性肾脏疾病方面，进行了深入的研究。在国内外学术刊物上发表论文 130 余篇，主编和参编并出版学术专著及国家级规划教材等 16 本，先后完成国家级（包括国家 973 项目、"十五"攻关项目、"十一五"重点支撑项目、专项基金项目等子项目）和省部级科研项目 10 余项，并先后获得国家优秀科技图书奖二、三等奖各 1 项，天津市科技进步二等奖 2 项，河北省科技进步二等奖 1 项，三等奖 2 项，中华中医药学会科学技术三等奖 1 项，中国中西医结合学会科学技术三等奖 2 项等。目前主持国家级和省部级科研项目共 5 项，其中包括国家自然科学基金项目、教育部博士点基金项目、国家中医药管理局项目以及省自然基金项目和省重点支撑项目。

陈教授兼任中国中西医结合学会理事、科研院所工作委员会常委、基础理论研究专业委员会常委、肾病专业委员会委员；河北省中西医结合学会副会长、肾病专业委员会副主委；中华中医药学会李时珍研究会副主委、肾病分会常委；河北省中医药学会常务理事、内科专业委员会副主委、肾病专业委员会常务副主委；世界中医联合会内科肾病专业委员会常务理事；加拿大 B.C 省中医针灸管理局专家委员会委员；河北省医学会理事等职以及国家科学技术奖评审专家、国家基本药物评审专家、国家重大项目评审专家、国家自然基金项目评议专家、中华医学会科学技术奖评审专家、中华中医药学会科学技术奖评审专家、中国中西医结合学会科学技术奖评审专家、河北省科学技术奖评审专家、河北省高级职称评审专家。并任《中国中西医结合肾病杂志》《中西医

结合学报 》《 现代药物与临床 》《 疑难病杂志 》《 河北中医 》等杂志编委及审稿专家。

陈教授为河北医科大学中西医结合基础国家重点学科学术带头人，国家中医药管理局重点建设学科——河北省中医院肾病学科带头人，享受国务院政府特殊津贴，河北省省管优秀专家，河北省有突出贡献中青年专家，高等教育"十二五"国家级规划教材《中西医结合内科学》主编。曾先后被授予河北省优秀青年中医、河北省优秀中青年骨干教师、河北省优秀博士后、白求恩式好医生、卫生系统先进科技工作者等多项光荣称号。先后培养出硕士40 余人，博士 10 人，博士后 1 人；现指导硕士 9 人，博士 4 人，博士后 3 人。

中西医结合基础博士生导师

李　恩　温进坤　尹桂山　宗全和　李士懋
吕占军　刘殿武　韩　梅　陈志强　王亚利

尹桂山，1933 年出生，1959 年毕业于河北医学院（现河北医科大学）医疗系。退休前任河北医科大学生物化学教研室教授，中西医结合基础理论博士生导师。国家级鉴定评审专家，享受国务院特殊津贴。

工作后，除教学工作外，尹教授长期从事中西医结合基础理论和生化营养学研究，发表学术论文 60 余篇，出版著作 7 部。获省部级科技成果二等奖 1 项，三等奖 3 项。培养硕士研究生 10 名，博士研究生 3 名。

主要社会兼职：曾任河北省生物化学与分子生物学理事长，河北省专家献策团成员，河北省食品专家咨询委员会主任，河北省食品工业协会顾问，河北省政府工业结构调研组专家，河北省轻工系统高级技术职称评定委员会委员。还担任《中华现代内科学杂志》《中华医学研究杂志》等多家杂志的常务编委或编委。2002 年，被国家四部委（卫生部、国家经贸委、农业部、水利部）授予"全国地方病防治先进个人"称号。曾多次出国参加学术交流和讲学，1988 年，参加省科协学术交流团到美国洛杉矶世界医学中心和旧金山市斯坦福大学等单位进行学术交流。1990 年，到香港参加美洲华人生物科学家学术研讨会。2001 年，应邀到泰国亚洲理工学院讲学。

李士懋，1936 年生于山东黄县北马镇，1962 年毕业于北京中医学院（现北京中医药大学）。1962—1979 年在大庆油田总院任中医师、主治医师，1979 年至今任教于河北中医学院（现河北医科大学中医学院）教授、主任医师、博士生导师、国家（二、三、四批高徒导师），2008 年授予"河北十二大名医"称号。毕业 50 多年来，一直从事临床、科研、教学。与田淑霄教授合作出版了《脉学心悟》《濒湖脉学解索》《温病求索》《相濡医集》《冠心病中医辨治求真》《中医临证一得集》《李士懋、田淑霄脉学心得》《溯本求源、平脉辨证》《平脉辨证传承实录 100 百例》《汗法临证发微》等学术专著十部。

吕占军，男，1952 年出生，籍贯河北保定。1982 年获河北医学院免疫学硕士学位。1996 年晋升中西医结合免疫学教授、博士生导师。2006年被评为河北医科大学学术带头人。曾获"河北省跨世纪人才和中青年教师骨干"荣誉称号。社会兼职有：河北省免疫学会副理事长，中国免疫学会理事，《国际免疫学杂志》编委。

研究生毕业以后，从事免疫学教学和科研。1996年，开始从中医先天之精和遗传学角度考虑衰老、分化和肿瘤发生的基础理论问题，发表论文66篇，其中SCI论文6篇，主编著作2部，协编著作2部。获省级科研成果奖5项，国家专利2项。先后主持承担过国家95攻关课题，河北省重大科研课题等。

刘殿武，男，1956年6月生，1977年9月毕业于河北医学院医学系，毕业后留本校微生物学教研室任教。1982年9月考入本校微生物学教研室免疫学专业硕士研究生。1985年7月获硕士学位后分到本校流行病学教研室任教。1986年7月晋升为讲师。1992年1月赴日本信州大学医学部攻读博士学位。1996年3月获医学博士学位后回国继续在河北医科大学流行病学教研室工作，同年破格晋升为教授。1998年11月被批准为中西医结合基础博士生导师。现任河北医科大学公共卫生学院院长，流行病与卫生统计学教研室主任，流行病学博士生导师。

刘教授兼任中华预防医学会理事、中华预防医学会流行病分会委员、河北省预防医学会副会长、河北省流行病学会主任委员，河北省微生物学会副会长；《中华流行病学杂志》《中华全科医学杂志》《中华疾病控制杂志》《卫生研究》《中国卫生检验杂志》《中国预防医学杂志》《现代预防医学杂志》编委，*Archives of Virology* 和 *Journal of Gastroenterology and Hepatology* 两本英文杂志的特约审稿人。河北省第九届、第十届政协委员。河北省有突出贡献中青年专家、河北省省管优秀专家。刘教授长期在教学第一线，从事流行病学、临床流行病学和全科医学概论等课程的教学工作，主要研究方向为肝病的分子流行病学。近年来承担国家和省级科研课题 10 余项，在国内外杂志发表论文 140 余篇；获河北省科技进步二等奖 1 项、三等奖 6 项。主编、参编著作和教材 23 余部。

王亚利，男，1955 年 10 月出生，河北省黄骅市人，中共党员，医学博士，教授，主任医师，博士生导师。1978 年毕业于河北医学院，毕业后留校任教。1986 年考取辽宁中医学院中医基础专业研究生。2002 年，考取河北医科大学中西医结合专业博士研究生。2005 年毕业并获医学博士学位。1992 年、1993 年先后任河北中医学院基础部副主任、主任。1996 年、2001 年先后任河北医科大学中医学院副院长、院长。2006 年任河北工程大学副校长。2010 年任河北医科大学副校长。2011 年任河北医科大学副校长，兼任河北省中医院院长。兼任全国中医基础理论委员会委员，河北省中医学会常务理事，中华中医药学会科学技术奖评审专家，国家中医考试命审题专家，《中华中医药学刊》等 4 家杂志社编委会委员或副主任委员。

中西医结合临床博士生导师

赵玉庸　杨牧祥　姚树坤　杜惠兰　吴以岭　张英泽

李　勇　李佃贵

赵玉庸，男，1940年11月25日出生，汉族，天津市人，中共党员。河北医科大学中西医结合学院内科教授、主任医师、博士生导师。学术专长为中医肾病临床、教学及科研。曾任河北中医学院中西医结合系主任、中西医结合医院院长，河北医科大学中西医结合学院内科教研室主任，中西医结合博士后科研流动站导师组成员。兼任中华中医药学会第四、五届理事，中华中医药学会内科专业委员会委员，中华中医药学会肾病分会顾问，中华中医药学会临床药物评价专家委员会委员，世界中医药学会联合会肾脏病专业委员会学术顾问，国家中医药管理局科技成果鉴定专家，第二、三届河北省中医药学会秘书长，第四、五届河北省中医药学会副会长，河北省中医药学会内科专业委员会主任委员，河北省中医药学会肾病专业委员会主任委员，《中国中医基础医学杂志》编委、《河北中医》副主编、《疑难病杂志》副主编，第二、三、四批全国中医药专家学术经验继承工作指导教师，并荣获中华中医药学会首届中医药传承特别贡献奖。享受国务院政府特殊津贴，河北省首届十二大名中医，河北省优秀教师，石家庄市十一届人大代表。

赵教授主要致力于中医内科教学、临床和科研工作，早于70年代提出"不荣则痛"的观点，为国内同道所重视和应用。在肾脏病的治疗上积累了丰富的经验，提出慢性肾脏病"肾络瘀阻"共有病机学说，并创立了"肾络通""慢肾消""肾毒清"等系列方剂。培养指导中西医结合临床硕士生 12 人、博士生 9 人、博士后 4 人，指导全国老中医药学术经验继承人 6 名，承担省科技厅、卫生厅、教育厅课题多项，已获河北省科学技术三等奖三项，河北省中医药学会科技进步奖一等奖 6 项、二等奖 3 项。主编 21 世纪全国医学院校规划教材《中西医结合内科学》（第一版），参编《内科学》（全国中医统编教材第四版），主编和参编《内科临床指南》《中医临床学》等 20 余部，发表论文 50 余篇。

杨牧祥，男，1940 年 2 月 24 日生，汉族，天津市人，中共党员。1962 年毕业于天津中医学院（现天津中医药大学）。现为河北医科大学教授、博士生导师、主任医师。学术专长为急性支气管炎、慢性支气管炎、支气管哮喘、支气管扩张等疑难杂病的治疗与研究。主要学术职务：国家级科技成果鉴定评审专家，中华中医药学会科学技术奖评审专家，中华中医药学会第四、五届理事会理事，河北省中医药学会第四、五届理事会副会长，中华中医药学会中医诊断学专业委员会首届委员，现为顾问，河北省中医药学会中医诊断学专业委员会首届主任委员，现为名誉主任委员，河北省中医药学会中医基础理论专业委员会第三届主任委员，现为名誉主任委员，《河北中医》杂志第四、五届编辑委员会副主任委员，《疑难病杂志》第一、二届编辑委员会副总编辑等。

杨教授曾先后任河北中医学院教务处长、中医诊断学教研室主任、教授、主任医师。河北医科大学任中医诊断学教研室主任、教授、博士生导师、主任医师。培养国内外博士研究生 11 名、硕士研究生 21 名。

2008 年，经国家中医药管理局评为"全国老中医药专家学术经验继承工作优秀指导老师"，同年被河北省卫生厅、河北省人事厅、河北省中医药管理局授予"河北省首届十二大名中医"荣誉称号。

张英泽，主任医师，教授，博士生导师。河北医科大学第三医院院长，河北省骨科研究所所长。1975 年毕业于河北医学院，分别于 1985 年至 1986 年、1991 年至 1992 年两次赴日本信州大学留学。1993 年 4 月任河北医科大学第三医院骨科第二住院部副主任。1993 年 12 月至 1999 年 3 月，历任河北医科大学第三医院副院长、河北省骨科研究所副所长、骨伤科主任。1999 年 3 月任河北医科大学第三医院院长、党委副书记、河北省骨科研究所所长。2000 年 1 月兼任河北医科大学第三医院骨科创伤急救中心主任。2006 年 2 月任河北医科大学副校长。2013 年 11 月，当选中华医学会骨科学分会第十届委员会候任主任委员，是首位当选中华医学会骨科分会候任主委的地方医院专家。2016 年 11 月，当选中华医学会骨科学分会第十一届委员会主任委员。

张教授为中国工程院院士，中华医学会骨科学分会第十一届委员会主任委员，中国医师协会副会长，河北省医师协会会长，美国科罗拉多大学医学院客座教授，华南理工大学兼职教授，2016 年国家高层次人才特殊支持计划（"万人计划"）教学名师。

李勇，1983 年 7 月毕业于河北医学院医学系，在河北医大第四医院外科工作至今。2005 年 6 月获医学博士学位。1999 年，被聘为河北医科大学中西医结合临床（外科学）博士生导师。

2001 年，被聘为临床医学（外科学）博士生导师。现任河北医科大学第四医院副院长、河北省肿瘤研究所副所长、外三科主任，外科教授、主任医师、硕士及博士研究生导师、临床医学（外科学）博士后导师、普外专业省级医学重点学科带头人、河北医科大学学术带头人、中国医师学会外科分会委员、中国医学工程学会委员、中国抗癌协会胃癌专业委员会委员、省临床医学工程学会理事长、省抗癌协会副理事长、省抗癌协会胃癌专业委员会主任委员、省中西医结合外科专业委员会常务副主任委员、河北省医学会外科分会副主任委员、省医师学会外科医师分会副主任委员、省医学会营养学分会副主任委员、省医学会微循环－血液流变学分会副主任委员、省医学会理事。担任核心期刊《中国肿瘤临床》《河北医科大学学报》《河北医药》《中国实用医刊》编委，《中国医疗设备》杂志社河北分社社长、《环境·肿瘤·防治》常务编委。SCI 期刊 "Tumor Biology" "Histology and Histopathology" "African Journal of Biotechnology" 审稿专家。

从事医疗、教学、科研工作 29 年，在胃肠道恶性肿瘤、外科急腹症诊治方面居国内先进水平。发表论文 214 篇，主编、参编专著 13 部，获国家专利 1 项，获省教学成果一等奖 1 项；省科技进步奖 8 项；河北省优秀医学科技成果奖共 14 项。承担国家级、省部级科研课题 33 项。培养硕士、博士、博士后研究生 153 名。多次获院级、校级先进工作者、优秀教师等荣誉称号。获河北省医德医风标兵、河北省有突出贡献中青年专家、全国优秀教师、卫生部有突出贡献中青年专家、全国优秀医生、河北省新世纪"三三三"人才工程人选等荣誉称号。

李佃贵，男，汉族，中共党员，1950 年 8 月出生，河北省蔚县人，教授，主任医师，博士生导师，第三、四批国家老中医药专家学术经验继承工作指导老师，第三届国医大师。

先后任河北中医学院副院长兼教务处长、教授、主任医师，河北医科大学党委副书记、副校长。河北省职工医学院党委书记、院长。河北省中医院院长、河北省中医药研究院院长、河北省胃肠病研究所所长。

兼任中华中医药学会常务理事，中国中西医结合学会理事，中华中医药学会李时珍研究分会主任委员，中华中医药学会脾胃病分会副主任委员，河北省中西医结合学会会长，河北省中医药学会副会长，河北省医师学会副会长，国家中医药管理局"慢性胃炎浊毒证"重点研究室主任，国家中医药管理局重点专科（脾胃病科）主任，国家药物临床实验基地主任，河北省第六、七届青联副主席，全国青联常委，河北省第六、七、八、十届政协委员，河北省第九届人大代表。担任 20 个国家、省级学术团体及社会团体的理事、常务理事、副理事长职务，及 17 个国家、省级著作及杂志的副主任委员、主编、副主编、编委等职务。

李教授先后获得全国先进工作者（全国劳动模范），国务院政府特殊津贴专家，第五批河北省省管优秀专家，河北省有突出贡献中青年专家，河北省首届十二大名中医，全国中医院优秀院长。

他先后培养出 14 名博士研究生和 40 多名硕士研究生，5 名全国高徒及 4 名省内高徒，培养 7 名全国优秀临床人才。在核心期刊上发表文章 100 余篇，著有 27 部学术专著，主编了 11 部大专院校《中医学》《中医内科学》《中西医结合内科学》等教材。先后主持和完成了 20 多项国家、省自然科学基金、省科技厅、省教育厅等科研项目，并获省部级科技进步奖 10 项，市厅级一、二等奖 18 项。

中西医结合博士后科研流动站负责人和导师组组长：李恩。

二、中西医结合概念、模式和地位

中西医结合医学是一门研究中医和西医在形成和发展过程中思维方式、对象内容、观察方法，比较两者的异同点，吸取两者之长，融会贯通，创建医学理论新体系，服务于人类健康和疾病防治的整体医学，简称为中西医结合（医学）。

中西医结合医学发展模式：

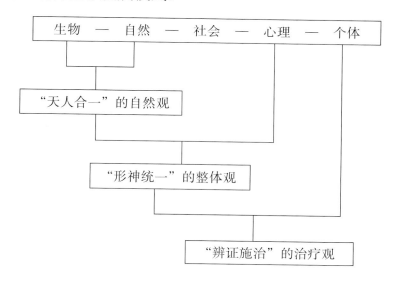

说明：

1．生物的进化和演变，首先受自然环境的影响，适者生存。代谢类型决定物种的生存和进化。

2．人类具有生物属性和社会属性。

3．同一种疾病在不同人身上，具有不同的表现，中医提出了"同病异治"和"异病同治"的个体医学。

4．随着人口谱与疾病谱的转变，自然环境的变化和社会的进步，运用"天人合一"的自然观，"形神统一"的整体观和"辨证施治"的治疗观（三观），指导医学研究，必将促进整体医学的发展。

表 附 −1 "三个医学"形成和发展的比较

	中医学	西医学	中西医结合医学
产生时代	经验医学时代	实验医学时代	整体医学时代
思维方式	形象思维	逻辑思维	辩证思维
医学模式	自然哲学医学模式	生物医学模式	生物—自然—社会—心理—个体医学模式
研究内容	阴阳五行、藏象气血、四诊、八纲、经络、七情等	解剖、生理、病例、诊疗技术等	研究中西医对人体和疾病的认识进行比较研究
研究方法	观察法、直接领悟、取类比象	实验的分析方法	分析与综合统一的研究方法
特点	注重天人合一、整体性、心理因素、治疗个体化	注重局部和微观研究	宏观整体、微观分子水平相结合

三、河北医科大学中西医结合医学学科形成

和发展历史沿革

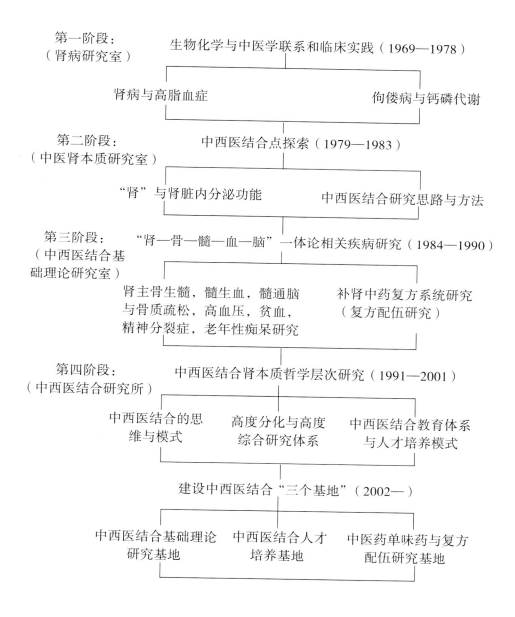

第一阶段：
（肾病研究室）

生物化学与中医学联系和临床实践（1969—1978）

肾病与高脂血症　　　　　　　佝偻病与钙磷代谢

第二阶段：
（中医肾本质研究室）

中西医结合点探索（1979—1983）

"肾"与肾脏内分泌功能　　　中西医结合研究思路与方法

第三阶段：
（中西医结合基
础理论研究室）

"肾—骨—髓—血—脑"一体论相关疾病研究（1984—1990）

肾主骨生髓，髓生血，髓通脑
与骨质疏松，高血压，贫血，
精神分裂症，老年性痴呆研究

补肾中药复方系统研究
（复方配伍研究）

第四阶段：
（中西医结合研究所）

中西医结合肾本质哲学层次研究（1991—2001）

中西医结合的思
维与模式

高度分化与高度
综合研究体系

中西医结合教育体系
与人才培养模式

建设中西医结合"三个基地"（2002—）

中西医结合基础理论
研究基地

中西医结合人才
培养基地

中医药单味药与复方
配伍研究基地

四个突破性进展：

1．中西医结合博士学科点（1990年国务院学位委员会批准）

2．中西医结合博士后科研流动站（2001年6月国家人事部批准）

3．中西医结合七年制专业（1999年国家教育部批准）

4．中西医结合基础国家重点学科（2002年国家教育部批准）

四、中西医结合医学学科研究领域和方向

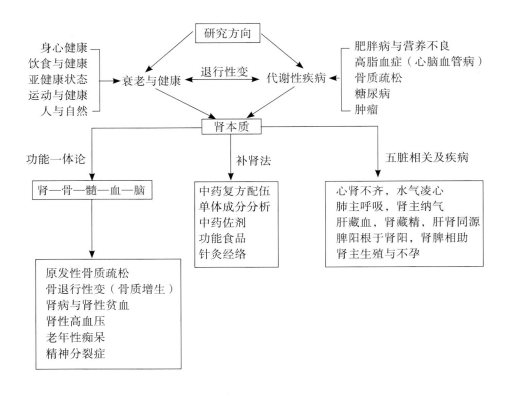

五、创建中西医结合医学教育体系

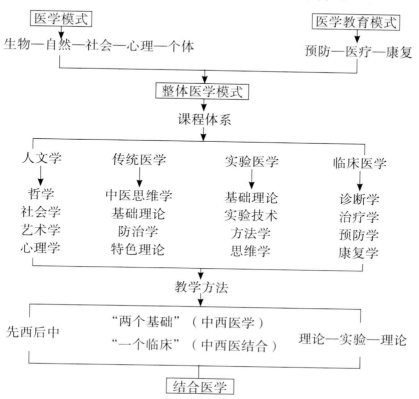

医学模式

生物—自然—社会—心理—个体

医学教育模式

预防—医疗—康复

整体医学模式

课程体系

人文学	传统医学	实验医学	临床医学
哲学	中医思维学	基础理论	诊断学
社会学	基础理论	实验技术	治疗学
艺术学	防治学	方法学	预防学
心理学	特色理论	思维学	康复学

教学方法

先西后中

"两个基础"（中西医学）

"一个临床"（中西医结合）

理论—实验—理论

结合医学

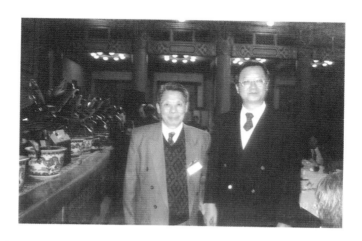

原卫生部张文康部长非常关心中西医结合教育，在他到河北省视察工作时，专门到河北医科大学听取了李恩教授的汇报。

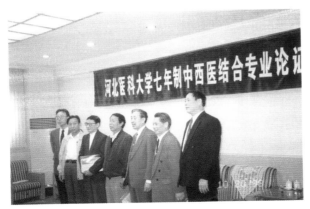

河北省教委于 1998 年邀请省人事厅、计委、卫生厅及上海医科大学沈自尹院士，中山医科大学侯灿教授，天津医科大学吴咸中院士组成论证小组参加论证会。

李恩教授在会上汇报了中西医结合专业筹备情况。

聘上海医科大学沈自尹院士、中山医科大学侯灿教授为我校名誉教授。

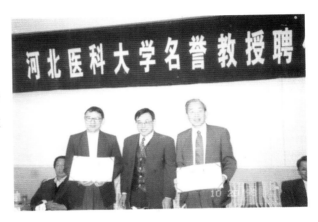

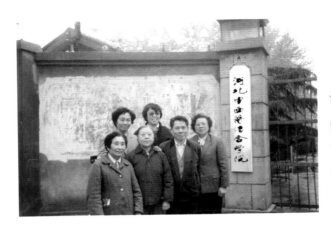

1988 年 9 月 1 日协助河北省中西医结合学会创办了我国第一所中西医结合学院，卫生部老部长钱信忠为学校题写了校名。

六、承担国家和省级中西医结合科研项目及著作

自 1980 年至 2011 年，我校先后承担国家和省级中西医结合科研项目 88 项。

表 附 -2 承担国家级科研项目

负责人	项目名称	课题来源	年度
李 恩	中医肾本质研究	国家自然科学基金委	1988—1990
李 恩	肾主骨与原发性骨质疏松发病机制	国家自然科学基金委	1992—1995
李 恩	防治老年性骨质疏松新型药物研究	国家自然科学基金委	1995—1997
李 恩（华北组）	全国原发性骨质疏松流行病学调查	国家科委"九五"攻关课题协作组	1997—2000
李 恩 吴咸中	全国中西医结合现状流行病调查	国家中医药管理局	1994—1996
李 恩	高效优质治疗骨质疏松中药复方药物研究	国家中医药管理局	1997—1999
李 恩	中西医防治骨质疏松千题解	国家自然科学基金委	2010—2012
李 恩 李志华（华北组）	中国中老年骨关节炎现状研究	国家科技部（"十五"攻关课题）	2004—2006
刘殿武	慢性肝纤维化发病机制探讨	省自然基金	2002—2004

（续表）

刘殿武	大鼠肝硬化机制探讨及中药治疗观察	省科技厅	1999—2000
刘殿武	中药对慢性丙型肝炎患者肝纤维化发展的影响	省卫生厅重大课题	2005—2007
吕占军	大小鼠肿瘤质控动物模型的建立	国家科技部	1996—1999
李　勇	大蒜素对人胃癌细胞分化和凋亡的影响及作用机制研究	河北省自然基金项目	1999—2000
杜惠兰	HO 在无排卵大鼠卵巢的表达	教育部留学回国人员科研启动基金	2004
杜惠兰	月经不调病证的标准化研究	"十一五"支撑计划中医药技术标准示范研究	2006
杜惠兰	补肾法和疏肝法对生殖功能影响特征的比较研究	国家自然科学基金	2008—2010
杜惠兰	月经病实寒证盆腔微血管功能调节及相关因素的研究	教育部高等学校博士学科点专项科研基金	2009—2011
杜惠兰	补肾法、疏肝法提高卵母细胞质量与 OSFs 及其 Smads 信号通路的关系	国家自然科学基金	2012—2015
杜惠兰	ZYYS-20090003 中医妇科诊疗指南	国家中医药管理局	2008—2010

杜惠兰	ZYYS-20090003-29 月经先期中医诊疗指南	国家中医药管理局	2008—2010
杜惠兰	ZYYS-20090003-32 月经过多中医诊疗指南	国家中医药管理局	2008—2010
杜惠兰	ZYYS-20090003-30 经期延长中医诊疗指南	国家中医药管理局	2008—2010
杜惠兰	ZYYS-20090003-28 月经后期中医诊疗指南	国家中医药管理局	2008—2010
杜惠兰	ZYYS-20090003-27 月经量少中医诊疗指南	国家中医药管理局	2008—2010
杜惠兰	ZYYS-20090003-31 月经先后不定期中医诊疗指南	国家中医药管理局	2008—2010
吴以岭	络病学说与针灸理论的基础研究	国家973计划	2005—2010
吴以岭	基于微血管病变性疾病的营卫"由络以通、交会生化"研究	国家973计划	2012—2016
吴以岭	强心力胶囊治疗充血性心力衰竭的开发研究	国家863计划	2002—2005
吴以岭	通心络对心血管系统的保护作用及分子机制研究	科技部国际科技合作计划	2006—2009

吴以岭	连花清瘟胶囊高技术产业化示范工程	国家发改委现代医药专项	2007—2008
吴以岭	芪苈强心胶囊高技术产业化示范工程	国家发改委现代医药专项	2007—2009
陈志强	芪参益气滴丸对心肌梗死二级预防的临床试验（MISPS–TCM）研究（子课题）	"十五"国家科技攻关计划课题	2004—2006
陈志强	糖尿病及其主要慢性并发症中医药防治综合方案的研究／中医全程干预糖尿病肾病进程综合方案研究（子课题）	"十一五"国家科技支撑计划项目	2006—2009
陈志强	基于临床的内毒损伤络脉创新病因学研究（子课题）	科技部国家重点基础研究发展计划	2006—2008
陈志强	鳖甲煎丸对大鼠肾脏纤维化进程及其相关因子 GTGF 和 TIMP-1 蛋白和基因表达的影响	国家中医药管理局中医药科学技术研究专项课题	2008—2010
陈志强	化瘀通络法对肾脏纤维化过程中分子调控网络的影响	教育部高等学校博士学科点专项科研基金	2009—2011
陈志强	糖尿病肾病瘀血阻络证与 RAS 的相关性及化瘀通络中药的干预作用	国家自然科学基金	2012—2015

杨牧祥	河北省中西医结合治疗SARS临床疗效回顾性研究	国家中医药管理局	2003—2004
杨牧祥	乙肝泰胶囊治疗慢性乙型肝炎临床研究	国家中医药管理局	2002—2003

我校中西医结合研究所参与完成了国家科技部"十五"攻关课题"中国中老年骨关节炎现状研究"华北地区的抽样调查研究，取得优异成果。

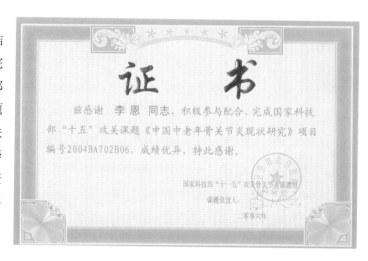

表　附-3　承担省级科研项目

负责人	项目名称	课题来源	时间
李　恩	肾性高血压中医分型与前列腺素、肾素、血管紧张素Ⅱ、环核苷酸的研究	河北省卫生厅	1980—1982
李　恩 尹永诎	肾脏病中医辨证与继发性高脂血症表型的关系	河北省卫生厅	1992—1984

李　　恩	补肾填精方药对类精神分裂症大鼠的实验研究	河北省科委	1985—1987
李　　恩	滋阴补肾方药对鸡佝偻病钙磷代谢的影响	河北省科委	1986—1988
赵玉庸 丁英钧	糖尿病肾病内皮细胞损伤及肾消通络方干预作用机制研究	河北省自然科学基金	2011—2014
李佃贵	增生消胶囊治疗慢性萎缩性胃炎的临床实验研究	河北省科技厅	2001
李佃贵	粉防己碱对 PTCA 术后血管壁增生会内皮素诱导平滑肌细胞增殖对影响	河北省科技厅	2001
李佃贵	新清肝饮防治酒精性脂肪肝的临床与实验研究	河北省科技厅	2003
李佃贵	抗内皮素中药对实验性心肌缺血／再灌注损伤的保护作用	河北省自然科学基金	2004
李佃贵	化浊降逆法治疗非溃疡性消化不良的临床实验研究	河北省科技厅	2004
李佃贵	康胃胶囊（增生消）治疗萎缩性胃炎癌前病变实验与临床研究	河北省科技厅	2004
李佃贵	肝复健胶囊逆转慢性乙型肝炎肝硬化对临床及实验研究	河北省科技厅	2006

李佃贵	解毒化浊法治疗慢性萎缩性胃炎癌前病变的临床与实验研究	河北省科技厅	2006
李佃贵	化浊解毒活血方治疗子宫内膜异位症的实验研究	河北省科技厅	2007
李佃贵	解毒化浊和胃方对萎缩性胃炎大鼠胃肠激素和胃肠动力影响的研究	河北省自然科学基金	2008
李佃贵	解毒化浊法对免疫性肝纤维化的临床及实验研究	河北省科技厅	2008
李佃贵	解毒化浊法对萎缩性胃炎癌前病变的临床与实验研究	河北省科技厅	2008
李佃贵	浊毒学之"浊"的现代诠释	河北省科技厅	2009
李佃贵	以浊毒理论的中药复方对肝星状细胞内主要信号通路的影响	河北省科技厅	2010
李佃贵	中医药治疗常见病、多发病优势病种研究	河北省科技厅	2010
杜惠兰	补肾固冲汤治疗脾肾虚损型功能失调性子宫出血的临床研究	河北省科委	1997—1999
杜惠兰	温经汤对妇科寒证致痛物质及性腺轴功能的影响	河北省科委	2000—2002

杜惠兰	无排卵的发生与卵巢血管舒缩的关系及补肾调经方对其影响	河北省科技厅	2006—2008
吴以岭	中医络病学说的整理与实验研究	国家中医药管理局	2000—2002
吴以岭	芪黄明目胶囊治疗糖尿病视网膜病变的开发研究	河北省院士科研启动	2010—2012
吴以岭	通心络胶囊中动物药有效成分和新制剂研究	河北省科技厅	2005—2007
吴以岭	芪苈强心胶囊治疗充血性心力衰竭的开发研究	河北省科技厅	2005—2007
吴以岭	连花清瘟胶囊防治传染性非典型肺炎的开发研究	河北省科技厅科技攻关计划	2003—2004
吴以岭	强心力胶囊开发	河北省发改委	2004
吴以岭	河北省中药新药研发及成果产业化中心	河北省发改委	2005
陈志强	肾络通胶囊对糖尿病肾病血管紧张素系统的影响	河北省科技攻关课题	2006—2008
陈志强	肾络通胶囊对肾间质纤维化的干预治疗	河北省科技攻关课题	2004—2005
陈志强	肾络通冲剂对肾间质纤维化的干预治疗	河北省科技攻关课题	2003—2004
陈志强	化瘀通络中药对肾小球硬化进程的影响	河北省博士基金课题	2003—2006

陈志强	活血化瘀消癥通络中药防治糖尿病肾病的临床试验及其基础研究	河北省科技攻关课题	2007—2010
陈志强	糖尿病肾病 nephrin 表达与尿蛋白排泄率的关系及中药干预作用	河北省自然科学基金资助项目	2008—2010
陈志强	中医全程干预糖尿病肾病进程综合方案研究	河北省科技厅科技支撑计划重大项目	2009—2011
王亚利	血管性痴呆的中医治法和方药作用机制比较研究	河北省科技厅	2004—2007
王亚利	从天人相应理论研究季节气候影响呼吸道感染发病学机制	国家中医药管理局	2006—2007
王亚利	祛瘀生络法对实验性心肌梗死大鼠血管新生的影响及作用机制研究	河北省基金委	2008
王亚利	卫气生理节律及相应物质基础变化规律的研究	国家自然基金	2011—2012
王亚利	基于代谢组学的肺卫证候变化规律及中药复方的干预研究	河北省科技厅	2012—2014
杨牧祥	酒速愈冲剂治疗急性酒精中毒作用机制研究	河北省自然科学基金资助项目	2005—2007
杨牧祥	酒康颗粒治疗急性酒精中毒的实验与临床研究	河北省科技厅	2003—2005

杨牧祥	脂肝泰胶囊治疗高脂血症性脂肪肝的实验与临床研究	河北省科技厅	2002—2004
杨牧祥	柔肝消癥颗粒治疗肝硬化的实验与临床研究	河北省科技厅	2003—2005
杨牧祥	醒脑启智胶囊治疗血管性痴呆的作用机制研究	河北省科技厅	2001—2002
杨牧祥	《内经大辞典》	河北省教委	1999
杨牧祥	咳喘宁胶囊治疗支气管哮喘作用机制研究	河北省科技厅	2006—2007

表　附-4　中西医结合著作

书　名	出版社	字数（万）	主编人	年度
中国中西医结合临床全书（上、下册）	中医古籍出版社	700	李　恩 陈敏章 （名誉主编）	1996
骨质疏松鉴别诊断与治疗	人民卫生出版社	95	李　恩 薛　延 王洪复 杨定焯 李景学	2005
中医肾藏象理论传承与现代研究	人民卫生出版社	45	李　恩	2007

中医学问答（上、下册）	人民卫生出版社	120	杨医亚 李　恩 （副主编）	1985
临床医学问答（上、下册） （汉语、维吾尔文）	人民卫生出版社	396	李　恩	2000
中西医结合执业助理医师资格考试全真模拟试题荟萃解析	北京科学技术出版社	42	李　恩 赵玉庸 杜惠兰	2007
中西医结合执业医师资格考试全真模拟试题荟萃解析	北京科学技术出版社	51	李　恩 赵玉庸 杜惠兰	2007
中西医结合内科学（第一版）	中国中医药出版社		赵玉庸	2005
实用中医肝胆病学	中国科学技术出版社	42	李佃贵	1994
当代临床医学理论与实践	中国科学技术出版社	43	李佃贵 徐延香 郑英洲	1998
中医学（第二版）	人民军医出版社	55	李佃贵	2003
中医学	人民卫生出版社	54	李佃贵	2003
中医学学习指导	人民卫生出版社	44	李佃贵	2004

（续表）

中西医结合内科学	高等教育出版社	87	李佃贵	2005
中医（中西医结合）执业医师（含助理医师）通关宝典——实践技能	人民军医出版社	35	李佃贵	2006
中医执业医师（含助理医师）通关宝典——习题精选与模拟试卷	人民军医出版社	56	李佃贵	2006
中医与中西医结合执业医师（助理医师）通关宝典——实践技能（第二版）	人民军医出版社	60	李佃贵	2007
中医执业医师通关宝典——考点精讲与考题解析	人民军医出版社	150	李佃贵	2007
中医执业助理医师通关宝典——考点精讲与考题解析	人民军医出版社	118	李佃贵	2007
络病学	中国科学技术出版社	185	吴以岭	2004
脉络论	中国科学技术出版社	210	吴以岭	2010

Collateral Disease Theory in Practice	人民卫生出版社		吴以岭	2008
新世纪全国高等中医药院校创新教材——络病学	中国中医药出版社	56	吴以岭	2006
中医络病学说与心脑血管病	中国科学技术出版社	68	吴以岭	2001
络病理论科学求证	科学出版社	248	吴以岭	2007
衰老逆转、分化控制和肿瘤治疗	人民军医出版社		吕占军	2002
中医妇科学	中国中医药出版社	4	杜慧兰（副主编）	1999
全国中医专业自学考试应试指南丛书——中医妇科学	中国中医药出版社	4	杜慧兰（副主编）	2001
全国硕士研究生入学考试中医学试题丛书中医妇科学试题	中国中医药出版社		杜慧兰	2003
银发母亲天天读	河北科学技术出版社		杜慧兰	2003
中西医结合妇产科学	中国中医药出版社		杜慧兰	2006
妊娠期中西药物用药禁忌	人民卫生出版社		杜慧兰	2007

中医妇科学	上海科学技术出版社		杜慧兰（副主编）	2006
中医妇科名家经验心悟	人民卫生出版社	3	杜慧兰（副主编）	2009
中医妇科学（第2版）	上海科学技术出版社		杜慧兰（副主编）	2011
中医执业助理医师通关宝典	人民军医出版社		陈志强（副主编）	2007
中医肾藏象理论传承与现代研究	人民卫生出版社		陈志强（副主编）	2007
怎样保养你的肾	河北科技出版社		陈志强	2006
中华独特疗法大成	河北科学技术出版社		陈志强（副主编）	1997
历代中医名著文库——中医妇科名著集成	华夏出版社		陈志强（副主编）	1997
新编中医学	天津科学技术出版社		陈志强（副主编）	1996
脉学心悟	中医古籍出版社	5	李士懋	1994
濒湖脉学解索	中医古籍出版社	9.4	李士懋	1994

温病求索	中医古籍出版社	6.5	李士懋	1996
相濡医集	人民军医出版社	65.1	李士懋	2005
冠心病中医辨治求真	人民卫生出版社	18.3	李士懋	2007
中医临证一得集	人民卫生出版社	37	李士懋	2008
李士懋田淑霄脉学心得	人民军医出版社	14.4	李士懋	2009
溯本求源平脉辨证	人民卫生出版社	13.8	李士懋	2011
汗法临证发微	人民卫生出版社	15.1	李士懋	2011
平脉辨证传承实录100百例	中国中医药出版社	18.4	李士懋	2012
中医单药奇效真传	学苑出版社		王亚利（副主编）	1998
中医基础理论	中国中医药出版社		王亚利（副主编）	2001
中医自学丛书（第二分册）·诊断（专著）	河北科学技术出版社		杨牧祥	1987
中医诊断学（华北地区高等教育）	中医古籍出版社		杨牧祥（副主编）	1988

中医护理学	武汉大学出版社		杨牧祥	1995
中医诊断学（普通高等教育）	上海科学技术出版社		杨牧祥（副主编）	1995
中医应试指南丛书	中国中医药出版社		杨牧祥	1997
中医诊断学学习指导	上海科学技术出版社		杨牧祥（副主编）	1997
全国中医院校各科课题习题集：中医诊断学	上海中医药大学出版社		杨牧祥（副主编）	1999
中医药学高级丛书：中医诊断学	人民卫生出版社		杨牧祥（副主编）	1999
全国中医专业自学考试应试指南丛书	中国中医药出版社		杨牧祥	2001
中西医防治骨质疏松千题解	北京科学技术出版社	36	李恩	2014
黄帝内经理论传承与现代研究	中国中医药出版社	338.1	李恩	2016
中国中西医结合开拓者	中国中医药出版社	108	吴咸中 李恩 陈士奎	2018

七、中西医结合科研及著作成果

自 1984 年以来，我校获得省科委、全国中西医结合学会、中华中医药学会以上的中西医结合范围内的科技进步奖，主要有 60 项，著作奖 4 项。

表　附 –5　中西医结合科研成果奖

成果名称	授奖单位及等级	获奖者主研人	年度
中国药学发展奖——康辰骨质疏松医药研究奖	中国科学技术发展基金会药学发展基金委员会（三等奖）	李　恩	2001
骨质疏松发病机制与补肾方药防治研究	河北省科委（三等奖）	李　恩	1989
中医肾本质："肾主骨生髓"实验研究	河北省科委（三等奖）	李　恩	1994
"肾—骨—髓—血—脑"一体论研究	河北省人民政府 中华中医药学会（二等奖）	李　恩	2006 2007
博士论坛会优秀论文奖	国家科学技术委员会	李芳芳	1997
肾性高血压中医分型与前列腺素、肾素、血管紧张素Ⅱ、环核苷酸的研究	河北省卫生厅（代省）省乙级医药卫生科研成果奖	李　恩	1984
肾脏中医辨证与继发性高脂血症表型关系	河北省卫生厅（代省）省乙级医药卫生科研成果奖	李　恩	1986

慢肾消口服液治疗慢性肾小球肾炎的临床及实验研究	省科技进步三等奖	赵玉庸	2002
癸水清治疗慢性肾衰竭的临床及实验研究	河北省科学技术三等奖	赵玉庸	2003
肾络通抗肾脏组织硬化的试验及临床研究	河北省科技进步三等奖	赵玉庸	2006
脂肝泰胶囊治疗高脂血症性脂肪肝的实验与临床研究	河北省科技进步三等奖	杨牧祥	2003
脂调康胶囊治疗高脂血症的实验与临床研究	河北省科技进步三等奖	杨牧祥	2004
新清肝饮防治酒精性脂肪肝的临床与实验研究	河北省政府三等奖	李佃贵	2003
抗内皮素中药对实验性心肌缺血／再灌注损伤的保护作用	河北省政府三等奖	李佃贵	2005
抗内皮素中药对实验性心肌缺血／再灌注损伤的保护作用	中华中医药学会三等奖	李佃贵	2006
康胃胶囊治疗萎缩性胃炎癌前病变实验与临床研究	河北省政府三等奖	李佃贵	2004
胃痛宁胶囊的药理实验研究	河北省政府三等奖	李佃贵	2006
肝复健胶囊逆转慢性乙型肝炎肝纤维化的临床及实验研究	河北省政府三等奖	李佃贵	2007
肝复健胶囊逆转慢性乙型肝炎肝纤维化的临床及实验研究	中华中医药学会二等奖	李佃贵	2007

解毒化浊益气法抗免疫性肝纤维化的实验研究	中华中医药学会一等奖	李佃贵	2010
解毒化浊法治疗慢性萎缩性胃炎癌前病变的临床与实验研究	河北省政府三等奖	李佃贵	2009
解毒化浊法治疗慢性萎缩性胃炎癌前病变的临床与实验研究	中华中医药学会二等奖	李佃贵	2011
凉润通络法对糖尿病大鼠胃肠运动与胃肠内分泌细胞影响的研究	河北省政府三等奖	李佃贵	2010
虫类药超微粉碎（微米）技术及应用	国家技术发明二等奖	吴以岭	2007
参松养心胶囊治疗心律失常应用研究	国家科技进步二等奖	吴以岭	2009
络病理论及其应用研究	国家科技进步二等奖	吴以岭	2006
通心络胶囊治疗冠心病的研究	国家科技进步二等奖	吴以岭	2001
中药连花清瘟治疗流行性感冒研究	国家科技进步二等奖	贾振华	2011
超微粉碎技术在含虫类动物药中的产业化示范研究	中华中医药学会科技进步一等奖	吴以岭	2007
中药津力达口服液治疗糖尿病的实验与临床研究	河北省科技进步三等奖	吴以岭	2003
脾虚型胃癌腹膜转移的生物学特性以及中西医结合治疗的基础与临床研究	河北省科技进步三等奖	李　勇	2004

胆胰和胃冲剂对大鼠急性胰腺炎早期小肠黏膜抗氧化损伤的保护	河北省科技进步三等奖	李　勇	2003
活血化瘀中药治疗肝纤维化作用靶点和机制的研究	河北省科技进步二等奖	刘殿武	2005
治疗慢性肝病的活血化瘀中药细胞内信号转到机制的研究	河北省科技进步三等奖	刘殿武	2009
补肾固冲调经法周期治疗功能失调性子宫出血的止血及调经作用研究	河北省科学技术进步三等奖	杜惠兰	2004
月经病实寒证与血清致痛和镇痛物质、生殖激素的关系及加减温经汤对其影响	河北省科学技术进步三等奖	杜惠兰	2006
补肾调经法治疗无排卵性疾病的基础与临床应用研究	中华中医药学会科学技术二等奖	杜惠兰	2007
无排卵的发生机制及补肾调经法对其影响	河北省科技进步三等奖	杜惠兰	2008
祛瘀汤降低药物流产后不全流产率及减少阴道出血的作用及其机制	中华中医药学会科学技术三等奖	杜惠兰	2009
慢肾消口服液治疗慢性肾小球肾炎的临床与实验研究	河北省科技进步三等奖	陈志强	2003
活血化瘀消癥通络中药防治糖尿病肾病临床实验及基础研究	河北省科技进步二等奖 中国中西医结合学会科学技术三等奖	陈志强	2009

姜黄素抗动脉粥样硬化作用机制的实验研究	中国中西医结合学会科学技术三等奖	陈志强	2009
高等中医院校教学管理软件的开发研究	国家教委全国优秀软件奖	王亚利	1994
中医经典通释	河北省教委科技进步一等奖 河北省科委科技进步三等奖	王亚利	1997
蜈蚣有效成分抗心肌缺血作用的研究	河北省中医药学会科学技术一等奖 河北省科技进步三等奖	王亚利	2003
再障饮治疗慢性再生障碍性贫血实验研究与临床研究	河北省中医药学会科技进步一等奖 河北省科技进步三等奖	王亚利	2005
肾络通抗肾脏组织硬化的实验及临床研究	河北省科技三等奖	王亚利	2006
血管性痴呆中医治法的比较研究	河北省科技进步三等奖	王亚利	2008
肺气虚血瘀证实验与临床研究	河北省科技进步三等奖	杨牧祥	1998
救坤丹治疗子宫发育不良的临床研究	河北省科技进步二等奖	杨牧祥	1999
智能化《中医诊断学》题库微机管理系统研究与应用	河北省科技进步二等奖	杨牧祥	2000
解酒护肝饮治疗酒精性肝损伤的实验与临床研究	河北省科技进步三等奖	杨牧祥	2001

咳喘宁胶囊治疗慢性支气管炎实验与临床研究	河北省科技进步三等奖	杨牧祥	2002
脂肝泰胶囊治疗高脂血症性脂肪肝的实验与临床研究	河北省科技进步三等奖	杨牧祥	2003
脂调康胶囊治疗高脂血症的实验与临床研究	河北省科技进步三等奖	杨牧祥	2004
河北省中西医结合治疗 SARS 临床疗效回顾性研究	河北省科技进步三等奖	杨牧祥	2005
醒脑启智胶囊治疗血管性痴呆的作用机制研究	河北省科技进步三等奖	杨牧祥	2006
中风康治疗脑梗塞的作用机制研究	河北省科技进步三等奖	杨牧祥	2007
酒速愈治疗急性酒精中毒作用机制研究	河北省科技进步三等奖	杨牧祥	2008
咳喘宁方治疗支气管哮喘作用机制研究	河北省科技进步三等奖	杨牧祥	2009

"肾—骨—髓—血—脑"一体论研究获中华中医药学会科学技术二等奖。

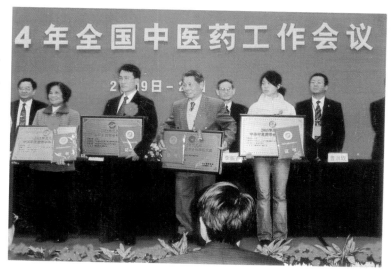

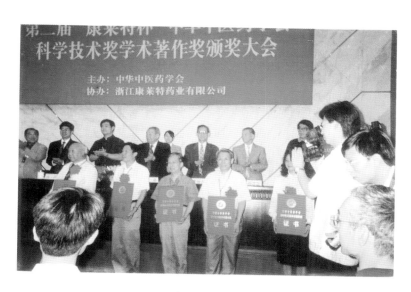

中国中西医结合临床全书获中华中医药学会、河北省科学技术委员会科技著作三等奖。

表 附 –6 中西医结合著作奖

成果名称	授奖单位及等级	获奖者主编	年度
临床医学问答	河北省科委（三等奖）	李 恩	1997
中国中西医结合临床全书	河北省科委 中华中医药学会（三等奖）	李 恩	1999
络病学	中华中医药学会科学（著作）奖（一等奖）	吴以岭	2005
中西医结合妇产科学	新世纪全国高等中医学优秀教材	杜惠兰	2008

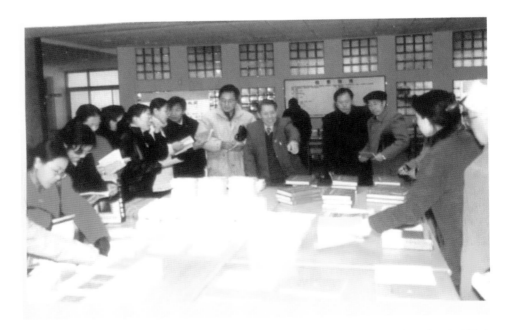

　　2001 年 12 月由河北医科大学基础医学院、科教处、人事处、中西医结合学院和图书馆联合举办"李恩教授学术报告会暨著作书展"。

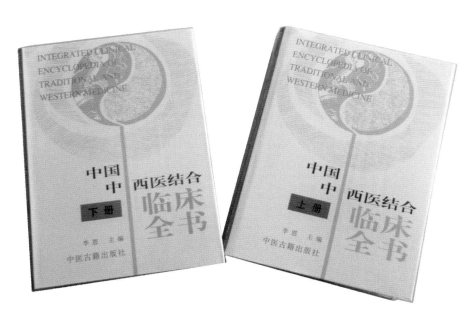

中国中西医结合临床全书

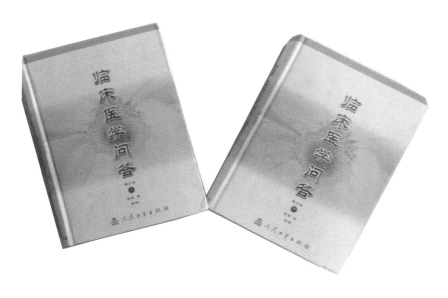

《临床医学问答》（上、下册）
由北京人民卫生出版社出版（第二版）

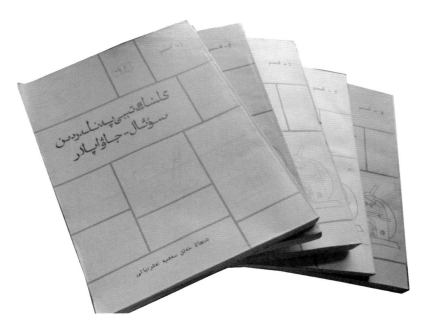

《临床医学问答》
由新疆人民卫生出版社翻译成维吾尔文出版发行

八、主持和参加国内外中西医结合学术会议

我校为中国中西医结合学会基础理论研究专业委员会第一届挂靠单位，配合省和全国中西医结合学会主持召开的省和全国中西医结合学术会议、培训班等 11 次，参加国内外主要学术会议 11 次；应邀参加访问日本、韩国、美国并做学术报告。

主持召开省和全国学术会议

1. 探讨我国医学发展的模式（全国性会议），1982 年，石家庄。

2. 王清任学术思想研讨会。

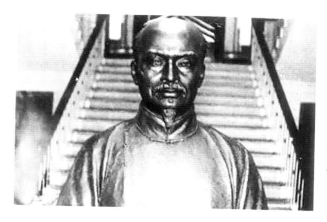

1984年，我校主持河北省中西医结合学会、中医学会等，在唐山召开了全国王清任学术思想研讨会，并给王清任塑像。该像存于唐山煤矿医学院。

3．中国中西医结合基础理论研究专业委员会。

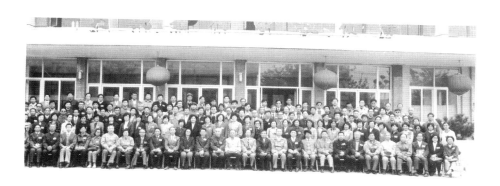

1988年，在石家庄主持召开了"中国中西医结合基础理论研究专业委员会成立大会第一次学术研讨会"，并挂靠在河北医科大学。

4．整体医学学术研讨会。

中西医结合基础理论研究专业委员会于1992年在张家界召开了整体医学学术思想研讨会。

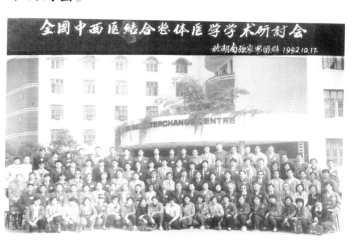

5．中西医结合研究回顾与反思学术研讨会（1994年，大庸）。

中西医结合基础理论研究专业委员会于1994年在大庸召开了"中国中西医结合研究回顾与反思"，总结了经验，提出了问题。为进一步开展中西医结合研究提供了新的思路，并出版了论文集。

中西医结合研究回顾与反思

临床荟萃

临床荟萃杂志社出版

6．全国中西医结合中医脏象古今论学术研讨会。

1996年，中西医结合基础理论专业委员会于宜昌召开了"全国中西医结合中医脏象古今论及药物归经学术会"。从中医功能学研究了中西医结合的结合点。

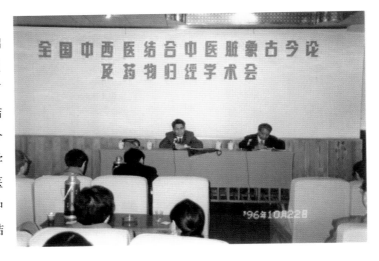

7. 首届全国中西医结合教育体系研讨会。

1998年，中国中西医结合学会教育工作委员会在石家庄召开了"首届全国中西医结合教育体系研讨会"。由我校承办，李恩教授作为教育工作委员会主任委员在会上做了主题报告。

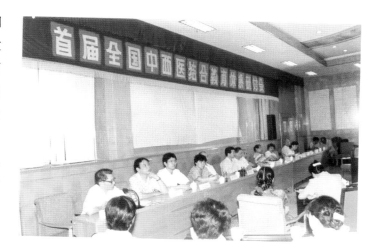

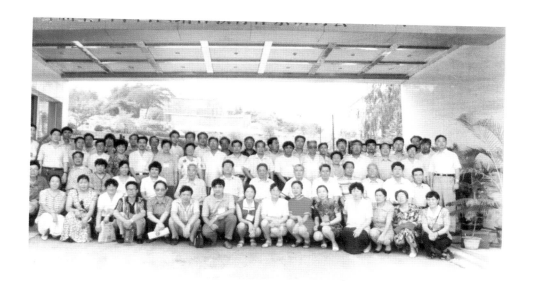

参加会议的代表来自全国48所高等中医药院校和西医院校以及新闻单位100余人。教育部高教司医药处林惠菁处长就我国医学教育改革总体思路、人才培养模式和目标做了专题讲话。中国中西医结合学会名誉会长季钟朴教授做了专题报告。

8．21世纪中西医结合创新学术思想专家座谈会暨《李恩论中西医结合思路与方法》首发式（1999年12月26日，石家庄）。

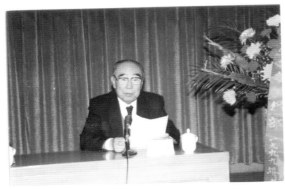

中国中西医结合学会名誉会长、中国工程院院士、天津医科大学外科学教授吴咸中致开幕词

李恩教授做主题报告

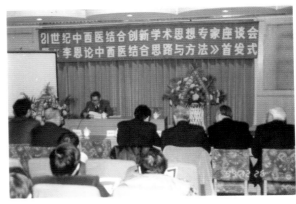

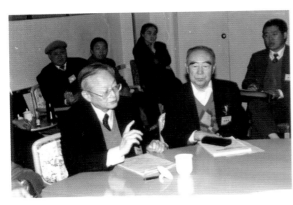

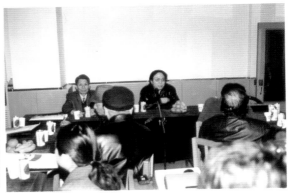

在专家座谈会上，北京友谊医院院长王宝恩教授谈中西医结合创新学术思想。

吴以岭教授在专家座谈会的招待会上致欢迎词。

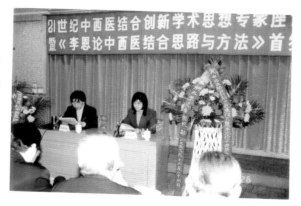

河北省科协副主席刘秀华主持会议，孔德娟博士代表学生发言

9. 河北省中西医结合学会纪念毛泽东关于西医离职学习中医班批示50周年及表彰会（2008年，石家庄）。

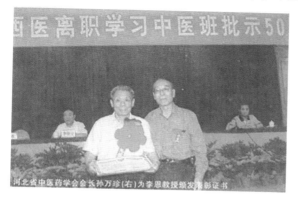

会议表彰了李恩等10名对中西医结合有突出贡献的专家。

10. 中国中西医结合高端论坛暨《李恩中西医结合学术思想研究》首发式（2009年12月12日，北京人民大会堂）。

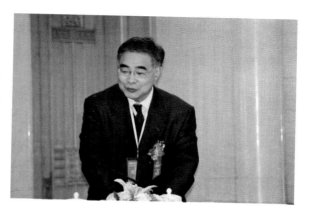

中国中西医结合学会副会长、中国工程院院士、天津中医药大学校长张伯礼主持会议

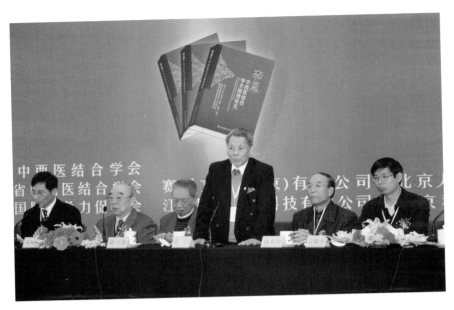

李恩教授发言

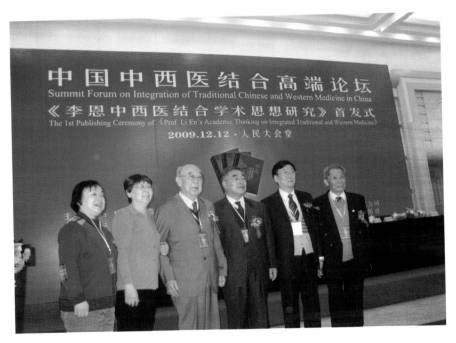

中西医结合学会名誉会长吴咸中院士（左起第三人），中西医结合学会会长陈凯先院士（左起第五人），中西医结合学会副会长张伯礼院士（左起第四人）与代表合影。

11. 全国中西医结合高级讲习班（2011年，北戴河）。

2011 年 7 月 25—31
日，于北戴河举办了全国
中西医结合高级讲习班，
来自全国的80多位代表
参加了会议。李恩教授就
中西结合思路与方法进行
了八个专题的讲座。

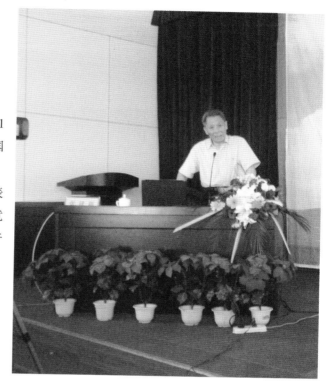

12. 纪念毛主席号召西学中60周年暨《中国中西医结合开拓
者》首发式（2018 年 10 月 11 日，北京人民大会堂）。

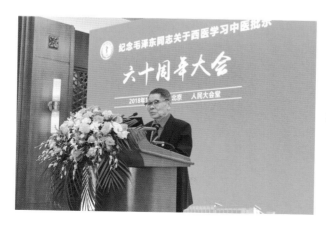

六十周年大会李恩教
授发言。

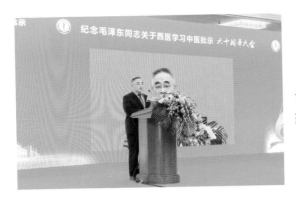

中国中西医结合学会副会长、中国工程院院士、天津中医药大学校长张伯礼主持会议

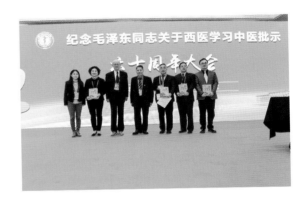

主编及相关学者合影。

参加国内外重要学术交流会议

1.1981年2月参加"全国中西医结合研究会筹备会扩大会议"。

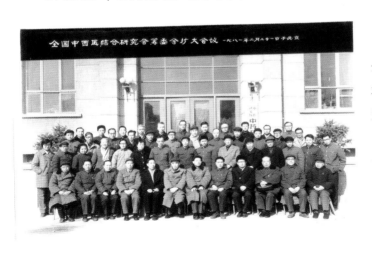

1981年2月21日，李恩教授作为全国最早成立的河北省中西医结合研究会代表参加了全国中西医结合研究会筹备会扩大会议，为11月份全国中西医结合研究会的成立做了准备工作。

2．国际传统医药大会（1991 年，北京）。

3．第一届国际骨矿研究学术会议（2001 年，北京）。

2001 年，在北京
召开"第一届国际骨
矿研究学术会议"。
李恩、孔德娟参加会
议并获得优秀论文奖。

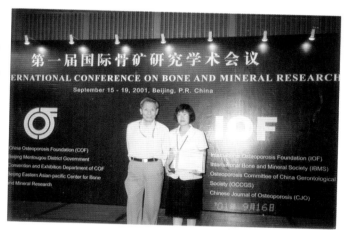

4．首届世界传统医学大会（1994 年，美国）。

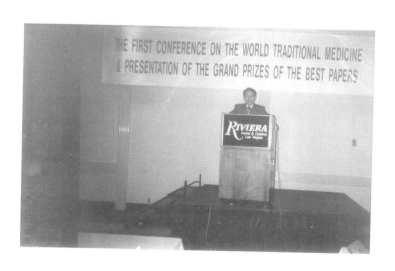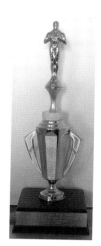

1994 年 4 月，随中国医学代表团吴阶平院士、卫生部副部长胡熙明教授赴
美国拉斯维加斯参加世界传统医药大会。

李恩教授做学术报告，并获得大会授予的功勋奖（右上）。

5. 世界中西医结合学术会议（1996年，美国）。

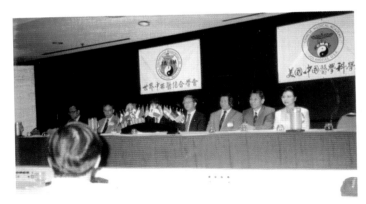

1996 年，李恩教授参加在美国洛杉矶召开的"世界中西医结合会议"。

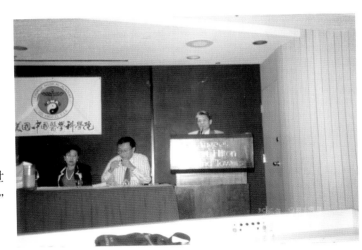

李恩教授在"世界中西医结合会议"做学术报告。

6. 世界中西医结合大会（1997年，北京）。

1997年，李恩教授参加在北京召开的"世界中西医结合大会"，会议期间与中国中西医结合学会创始人、中国中医研究院院长季钟朴教授，美国加州大学东西医学中心主任许家杰教授，中国中医药报陈贵廷社长，广州暨南大学医学院院长张大钊教授，北京医科大学精神病学专家罗和春教授及学生合影。

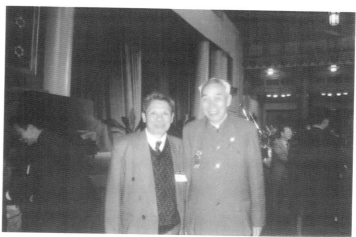

李恩教授与季钟朴教授

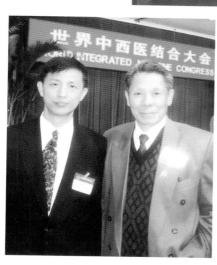

李恩教授与许家杰教授

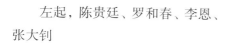

左起，陈贵廷、罗和春、李恩、张大钊

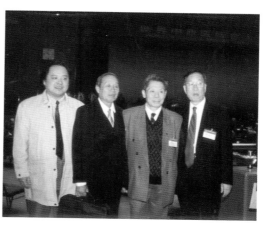

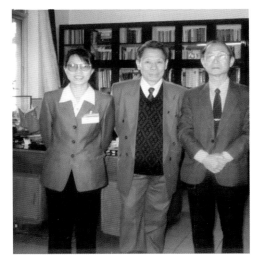

在参加世界中西医结合大会期间
访问卫生部陈敏章部长

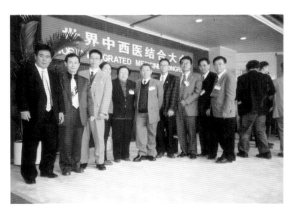

李恩教授与韩国留学生和
国内学生

7．首届国际骨与矿物质学会与欧洲钙组织学会联合学术会议
（2001年，西班牙）。

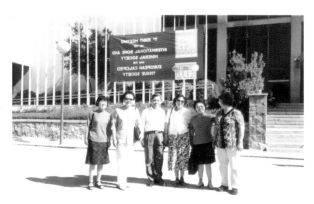

李恩、孔德娟与参会
人员合影

8．参加第三届中医药现代化国际科技大会，并主持中医药传承创新与基础理论研究分会场。

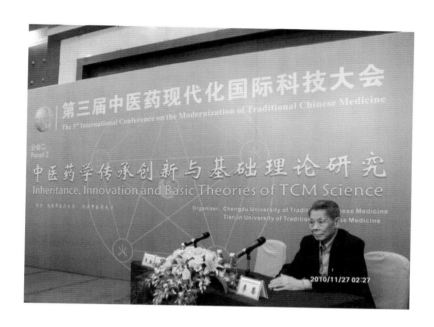

9．应邀参加在湖北武当山召开的"武当山道教中医药研究会成立大会"，李恩教授被聘为顾问。

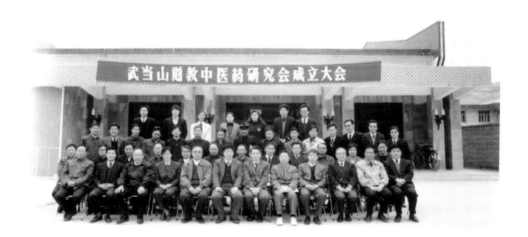

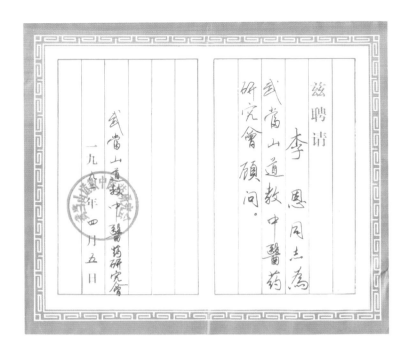

应邀访问日本、韩国、美国并做学术报告

1. 1988 年，应长野县河北友好医学会邀请，李恩教授与李振东教授、黄朝南教授赴日本信州大学访问并做专题讲演。

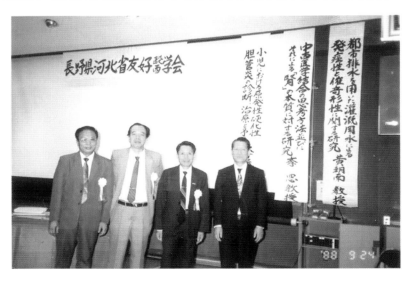

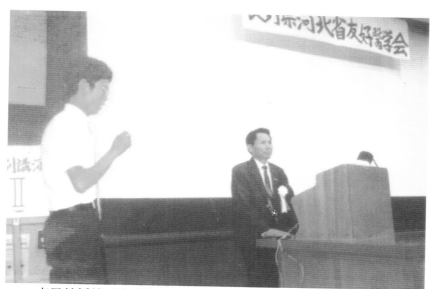

李恩教授就"中医肾本质的内涵与现代研究"做特别讲演。

2. 1992年，李恩教授随同吴兴书记、孙士彬副校长访问韩国园光大学，并做讲演。

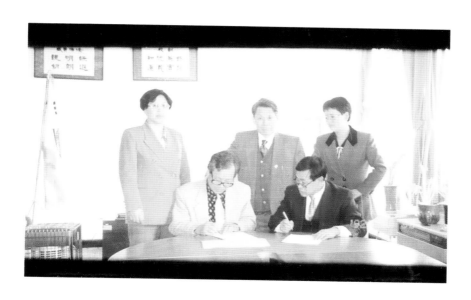

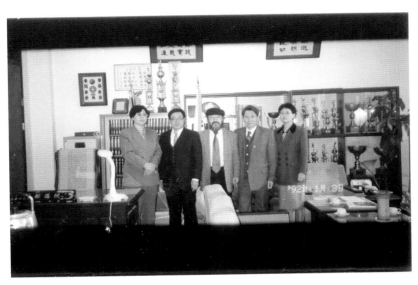

1992 年，李恩教授随从吴兴书记、孙士彬副校长参观韩国
园光大学校韩医大学与校长合影。

3．2008 年 6 月 29 日至 7 月 31 日，李恩教授应美国加州大学东西医学中心许家杰教授之邀请，赴美国洛杉矶加州大学就中西医结合概念、医学模式、研究方法；中医"肾—骨—髓—血—脑"一体论，进行了三天的讲学和访问。

许家杰教授在李恩教授报告后做总结讲话。

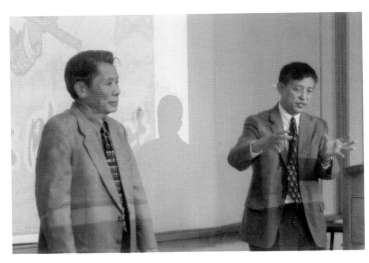

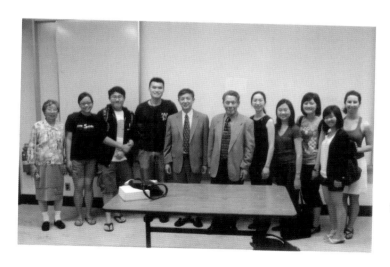

报告后与部
分学生合影。

李恩教授在东西医学
中心许家杰教授门诊部。

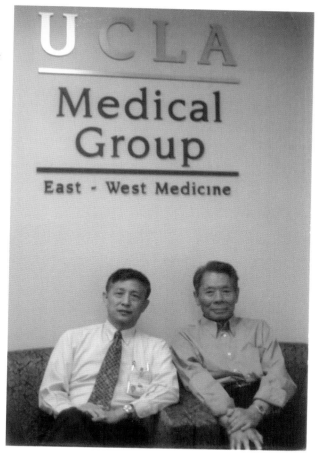

4．参观访问美国 Wake Forest University。

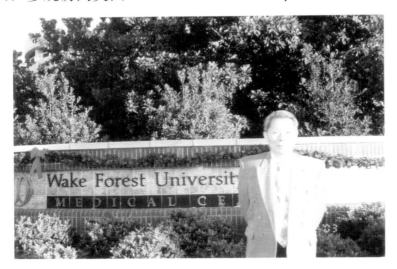

5．李恩教授参观访问美国哈佛大学。

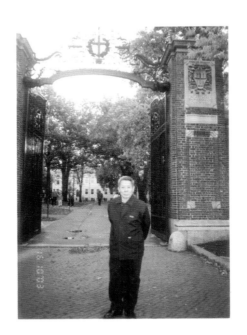

九、中西医结合人才培养

国务院学位委员会于 1990 年批准我校为中西医结合基础理论博士学科点，开始招收中西医结合基础硕士和博士，到 2011 年先后担任博士生导师共 17 人，培养博士生 102 人，其中韩国留学生 24 人。2001 年国家人事部博士后管理委员会批准为博士后科研流动站，先后进站的博士后已达到 4 人。

表 附 -7 培养中西医结合博士生（1992—2011）

姓 名	课 题	导 师	毕业年度
屈 宁	1. 补肾生血方药对慢性肾衰贫血 EPO 基因表达影响的实验研究。 2. 应用 DDRT-PCR 技术从大鼠前列腺分离差异表达序列片段及雄激素对其基因表达调控的分子机制探讨。	李 恩	1995
刘和娣	补肾方药对实验性骨质疏松大鼠的影响。	李 恩	1995
赵晓林	大鼠慢性激怒应激状态和滋补肝肾的调整作用。	李 恩	1996
李芳芳	补肾方剂抗实验性骨质疏松作用机制及其有效成分研究。	李 恩	1997
刘静芳	益气活血补肾方药对肾小球系膜细胞增殖的影响及其治疗实验性系膜增殖性肾炎的分子机制	温进坤	1997
林富山	补肾方药对骨质疏松作用的基础与临床研究	李 恩	1998

武密山	抗骨松穴位贴剂对大鼠骨质疏松神经激素运行通路的调节	李　恩	1998
韩　梅	益气活血补肾方药治疗高血压的分子机制的研究	温进坤	1998
柴锡庆	益气活血健脾祛湿方药抗动脉粥样硬化的分子机制	温进坤	1998
乔亚明	补肾益气凉血方药及清热解毒方药治疗大鼠内毒素温病营血分证机制比较研究	温进坤	1998
金赫执（韩国）	益气健脾祛痰方药防治高脂血症和动脉粥样硬化的研究	李　恩 文永会（韩国）	1998
高洛杉（韩国）	白英诱发巨噬细胞 NO 产生及其机制的实验研究	李　恩 文永会（韩国）	1998
金建民（韩国）	黄芩诱发巨噬细胞 NO 产生及其机制的实验研究	李　恩 文永会（韩国）	1998
车铉燮（韩国）	益气补肾活血方药对大鼠肾性贫血生化及组织形态学的影响	李　恩 文永会（韩国）	1998
安相浩（韩国）	补肾益气活血方药对实验性大鼠肾性贫血的研究	李　恩 文永会（韩国）	1998
孔德娟	晚期糖化终末产物在骨质疏松发病中作用及补肾中药对骨质疏松防治的研究	李　恩	1999

高 博	肾阳虚大鼠下丘脑信号传导系统的变化和补肾方药的调整作用	尹桂山	1999
石 缨	益气补肾活血化瘀方药治疗大鼠动脉粥样硬化的分子机制研究	温进坤	1999
杨学辉	去卵巢骨质疏松大鼠骨基质变化的分子机制及补肾方药防治机制的研究	李 恩	2000
安胜军	雌激素及受体在绝经后骨质疏松发病中分子生物学机制及补肾方药的调节作用	李 恩	2000
周秀霞	益气活血化瘀方药防治大鼠血管成形术后再狭窄的分子机制研究	温进坤 韩 梅	2000
宋春风	肾阳虚大鼠下丘脑－垂体－靶腺轴超微结构和 $Ca_2 \cdot cAMP$ 信号系统的改变及补肾中药的调整作用	尹桂山	2000
安载业（韩国）	补肾方药对影响骨质疏松大鼠相关激素的调节作用	李 恩	2000
金成泰（韩国）	非酶糖化在糖尿病血管并发症中的作用及滋阴补肾方药的治疗作用	李 恩	2000
姜基植（韩国）	化疗导致实验肿瘤动物外周血细胞凋亡及中西医结合扶正祛邪治疗的实验研究	李 恩	2000
金汉洙（韩国）	化疗对荷瘤动物免疫功能的影响及中西医结合扶正祛邪治疗的实验研究	李 恩	2000
支会英	雌激素受体在骨质疏松发病中的变化及补肾方药的调整作用	李 恩	2001

刘素彩	补肾方药预防地塞米松诱导大鼠骨质疏松的分子机制	李　恩	2001
李尚烈 （韩国）	补肾方药对地塞米松诱发大鼠骨质疏松及睾丸功能异常的预防作用	李　恩	2001
李　奇	黄芪、当归防治血管内皮剥脱后内膜增生的实验研究	温进坤 韩　梅	2001
刘虹彬	益气活血化瘀中药治疗动脉粥样硬化的分子机制研究	温进坤 韩　梅	2001
赵长安	铝致阿尔茨海默病大鼠的效应及补肾填精方的防治机制	李　恩 孔德娟	2002
杨长春	黄芪、当归防治血管再狭窄的作用机制	温进坤 韩　梅	2002
张　梅	冠心Ⅱ号和丹参注射液治疗动脉粥样硬化的实验研究	温进坤 韩　梅	2002
彭彦辉	中药和硒对慢性肝纤维化的预防和治疗作用	刘殿武	2002
王振瑞	中国中西医结合史论	李士懋	2002
宋淑霞	益气补肾方药对自然衰老和肾虚致衰老小鼠免疫衰老的防治研究	吕占军	2002
方朝义	咳喘宁胶囊对慢性支气管炎的治疗作用及其机制的研究	杨牧祥	2002
王淑玲	补肾化痰中药对慢性支气管炎动物模型神经－内分泌－免疫网络的影响	宗全和	2002

许庆友	活血化瘀中药抗肾间质纤维化的实验及临床研究	赵玉庸	2002
殷 飞	肝瘀口服液含药血清对 TGFa 诱导 SMMG-7721 细胞 Raf-MEK-ERK 信号传导影响	姚树坤	2002
朱 冰	抗纤Ⅰ号方药抗实验性大鼠肝纤维化作用及其分子机制研究	刘殿武	2003
李春香	关木通及其复方配伍对肾毒性的影响和作用机制	赵玉庸	2003
柳春一（韩国）	化瘀通络中药对肾衰大鼠肾功能的保护作用	赵玉庸	2003
赵恩卿（韩国）	肾络通对肾小管间质纤维化大鼠的干预治疗	赵玉庸	2003
李必在（韩国）	活血化瘀中药治疗乙酸致大鼠胃溃疡及抗乙醇再损伤的机制研究	宗全和	2003
张一昕	脂肝泰胶囊治疗高脂血症性脂肪肝的临床观察及其作用机制研究	杨牧祥	2003
赵 群	脾虚型胃癌腹膜转移的生物学特性以及中西医结合治疗的基础与临床研究	李 勇	2003
丁奇峰	姜黄素对血管内皮损伤和内皮细胞黏附及凋亡的影响	陈志强	2003
尹智炜	化瘀通络中药对肾脏纤维化进程及相关调控因子的影响	陈志强	2003
张一昕	脂肝泰胶囊治疗高脂血症性脂肪肝的临床观察及其作用机制研究	杨牧祥	2003

全相彦（韩国）	脂乐胶囊治疗高脂血症的实验研究	杨牧祥	2003
贺宇彤	抗纤Ⅰ号方剂和硒抗实验性大鼠肝纤维化的配伍机制、免疫调节及其分子机制的研究	刘殿武	2004
刘秋燕	雷公藤内酯调控树突状细胞的功能和抑制肿瘤生长的实验研究	吕占军	2004
丁跃玲	肾络通对肾小管上皮细胞表型转化及其相关调控因素的影响	赵玉庸	2004
朴钟镐（韩国）	红花防治肾间质纤维化的机制研究	赵玉庸	2004
刘建平	胃喜康提高大鼠胃溃疡愈合质量及抗复发的实验研究	宗全和	2004
池荣子（韩国）	健脾益气中药治疗乙酸致大鼠胃溃疡及抗消炎痛再损伤的机制研究	宗全和	2004
卢春得（韩国）	柴苓归芪汤对阿霉素肾病大鼠病理及细胞外基质的影响	宗全和	2004
赵成浩（韩国）	大黄蟅虫丸对腺嘌呤肾衰大鼠肾脏的保护作用	宗全和	2004
李湛军	海狗油的精制及对脂肪肝和前列腺增生的防治作用及其作用机制	宗全和	2004
田元祥	醒脑启智胶囊及药物血清对反复脑缺血再灌注小鼠及嗜铬细胞瘤 PC12 细胞的影响	杨牧祥	2004

李训远（韩国）	调脂饮治疗高脂血症的机制研究	杨牧祥	2004
朴东周（韩国）	调脂胶囊治疗高脂血症临床疗效及作用机制研究	杨牧祥	2004
都映昊（韩国）	柔肝消癥饮治疗肝硬化的机制研究	杨牧祥	2004
范焕芳	鳖甲煎丸对人肾小球系膜细胞增殖及相关基因表达的影响	陈志强	2004
韩 琳	肾上腺髓质素抑制细胞增殖的作用及鳖甲煎丸对其表达的影响	陈志强	2004
田元祥	醒脑启智胶囊及药物血清对反复脑缺血再灌注小鼠及嗜铬细胞瘤 PC12 细胞的影响	杨牧祥	2004
都映昊（韩国）	柔肝消癥饮治疗肝硬化的机制研究	杨牧祥	2004
李训远（韩国）	调脂饮治疗高脂血症的机制研究	杨牧祥	2004
朴东周（韩国）	调脂胶囊治疗高脂血症临床疗效及作用机制研究	杨牧祥	2004
吴正国	通心络对实验性脑缺血保护作用的理论探讨和机制研究	吴以岭	2005
郭登洲	益气养阴消癥通络中药对糖尿病肾病的干预作用及对肾素—血管紧张系统的影响	陈志强	2005
苏风哲	中风康对局灶性脑缺血大鼠血脑屏障保护作用的研究	杨牧祥	2005

成秀梅	加减温经汤对寒凝血瘀大鼠卵巢 HO/CO 系统及相关因素的影响	杜惠兰	2006
李汶梽	补肾调经方对雄激素致无排卵模型大鼠下丘脑—垂体—卵巢轴及子宫的影响	杜惠兰	2006
徐皖洣	加减温经汤对寒凝血瘀大鼠免疫－神经－生殖内分泌系统的调节和影响	杜惠兰	2006
朱昭明	从络病学说论治糖尿病肾病的理论探讨和实验研究	吴以岭	2006
许凤全	重肌灵片治疗重症肌无力免疫调节作用的理论探讨与临床研究	吴以岭	2006
施光其	加味桂芍知母汤治疗类风湿性关节炎的实验与临床研究	吴以岭	2006
王月华	益气养阴消癥通络中药对糖尿病肾病的干预作用及对 TGFβ/Smad 信号传导系统的影响	陈志强	2006
于文涛	中风康对局灶性脑缺血大鼠神经元保护作用机制研究	杨牧祥	2006
武长生	醒脑启智胶囊对血管性痴呆小鼠治疗作用机制研究	杨牧祥	2006
胡金宽	酒速愈对急性酒精中毒小鼠解酒作用及其保护机制研究	杨牧祥	2006
赵雯红	益气养阴消癥通络中药对糖尿病肾病的干预及其对氧化应激和 p38MAPk 信号传导通路的影响	陈志强	2007

孙玉凤	益气养阴消癥通络中药对糖尿病肾病大鼠胃动力障碍的干预作用及其对胃肠激素及SCF-Kit信号系统的影响	陈志强	2007
张江华	益气养阴消癥通络中药防治早期糖尿病肾病的实验研究	陈志强	2007
陈冬梅	虚寒证的证候规律及代谢组学的研究	杜惠兰	2008
金在福	加味柴平颗粒剂治疗糖尿病胃轻瘫的研究	杜惠兰	2008
贾振华	冠心病心绞痛中医证候量化辨证标准及络气虚滞型动脉粥样硬化大鼠模型病理生理学基础研究	吴以岭	2008
刘彦卿	和血生络法对心肌梗死大鼠血管新生及血管舒张功能的影响及机制探讨	王亚利	2008
高怀林	血管内皮功能障碍中医辨证分型标准的建立与络气虚滞型血管内皮功能障碍的病理生理机制及通络药物干预研究	吴以岭	2008
边文会	子宫内膜异位症乏氧紧张状态及补肾温阳化瘀法对其影响	杜惠兰	2009
袁国强	络气虚滞（过逸伤气）型血管内皮功能障碍病生理学机制及通络方药的干预研究	吴以岭	2009
魏运湘	和血生络方对脑缺血再灌注损伤大鼠血管新生的影响及机制研究	王亚利	2009
张志慧	老年性痴呆脑微血管发病机制及通心络干预研究	吴以岭	2010

卢志刚	季节变化对呼吸系统免疫调节机制影响的研究	王亚利	2010
段彦苍	补肾法、疏肝法对促性腺激素预处理小鼠排卵机制影响的比较研究	杜惠兰	2011
常秀峰	补肾调经方提高卵母细胞质量与颗粒细胞凋亡及 OSFs 的关系	杜惠兰	2011
吴相春	通络干预提高机体缺氧自适应调节能力作用研究	吴以岭	2011
魏 聪	基于代谢组学的络气虚滞／郁滞证候病生理基础及通络干预研究	吴以岭	2011
侯仙明	和血生络法对实验性心肌梗死大鼠的促血管新生作用及机制研究	王亚利	2011

参考文献

[1] 王立石.疾患的起源.日本：日本侨报社，2008.

[2] 袁水.复杂性科学视野下的精准医学.医学与哲学，2015，36（12A）：
3-6.

[3] 董尔丹，胡海，洪徽.浅谈转化医学与医学实践.科学通报，
2013，58（1）：53-62.

[4] 李琰，李幼平，兰礼吉，等.循证医学的认识论探究.医学与哲学，
2014，35（4A）：1-4.

[5] 卢继传.中国当代思想宝库.北京：中国工人出版社，2004：681-
682.

[6] 陈可冀.中国传统医学发展的思考.北京：人民卫生出版社，
1997：52-58.

[7] 斯蒂芬·申弗著，杨进刚译.医疗大趋势——明日医学.北京：科
学出版社，2009：195-210.

[8] 张文彦.科学技术史概要.北京：科学技术文献出版社，1989.

[9] 梁浩材.社会医学.长沙：湖南科学技术出版社，1988.

[10] 钱学森，等 . 论人体科学 . 北京：人民军医出版社，1988.

[11] 李伯淳 . 中华文化与 21 世纪 . 北京：中国言实出版社，2003.

[12] 李伯淳 . 著作《大医道术概论——意宗诊治法的理论与实践及介绍》.（中华文化复兴系列活动组委会出品－内部）

[13] 孔德娟，杨学辉，安胜军，等 . 李恩学术论文选——论中西医结合思路与方法 . 北京：中国医药科技出版社，2000：4-5.

[14] 李恩 . 三论在医学中应用 . 疑难病杂志，2007：4-5.

[15] 李恩，李照国，李振江 . 黄帝内经理论与现代研究 . 北京 . 中国中医药出版社，2016.

[16] 何裕民 . 差异、困惑与选择——中西医比较研究 . 沈阳：沈阳出版社，1990.

[17] 李想 . 中西方文化特点及其对父母教养方式的影响 . 当代教育论坛，2007，（12）：18-20.

[18] 张茂泽 . 论中国文化的特点及世界价值 . 西安交通大学学报（社会科学版），2016，36（5）：55-59.

[19] 杜治政 . 医学在走向何处 . 南京：江苏科学技术出版，2014.